D1669793

Innovation spielt eine entscheidende Rolle im Gesundheitswesen. Sie hilft, Krankheiten früher und sicherer zu entdecken, Diagnosen genauer zu machen und Therapien zielgerichteter durchzuführen. Kurz: Innovation hilft, die Qualität der Gesundheitsversorgung zu verbessern und Kosten zu senken.

Um wegweisende Innovationen entwickeln zu können, ist die enge Zusammenarbeit zwischen unseren Kunden, den Leistungserbringern, der Forschung und der Industrie wichtig. Eine solche Zusammenarbeit hilft, innovative Ideen effektiver und schneller auszutauschen und weiterzuentwickeln.

In diesem Sinne freuen wir uns bei Siemens Medical Solutions, Ihnen dieses Buch überreichen zu können.

Wir wünschen Ihnen eine informative und anregende Lektüre!

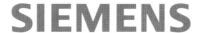

SIEMENS

medical

Praxiskurs MRT

Anleitung zur MRT-Physik
über klinische Bildbeispiele

Wolfgang R. Nitz
Val M. Runge
Stuart H. Schmeets
William H. Faulkner
Nilesh K. Desai

485 Abbildungen

Georg Thieme Verlag
Stuttgart · New York

*Bibliografische Information
der Deutschen Nationalbibliothek*

Die Deutsche Nationalbibliothek verzeichnet diese Publikation in der Deutschen Nationalbibliografie; detaillierte bibliografische Daten sind im Internet über http://dnb.d-nb.de abrufbar.

1. englische Auflage 2005

© 2007 Georg Thieme Verlag KG
Rüdigerstraße 14
70469 Stuttgart
Deutschland
Telefon: +49/(0)711/8931-0
Unsere Homepage: www.thieme.de

Printed in Germany

Umschlaggestaltung: Thieme Verlagsgruppe
Satz: OADF, Holzgerlingen
gesetzt in InDesign CS2 auf Apple Macintosh
Druck: Sommer Druck, Feuchtwangen

ISBN 978-3-13-139721-8   1 2 3 4 5 6

Vorwort

Ziel dieses Buches ist es, über klinische MR-Bildbeispiele zum Verständnis der ihr zugrunde liegenden Physik beizutragen. Im Gegensatz zu anderen Fachbüchern, die sich mit der MR-Physik beschäftigen, liegt der Schwerpunkt in diesem Buch auf den klinischen Bildern und nicht auf Formeln. In diesem praxisorientierten Ansatz wird das notwendige Wissen über ausgewählte Bildbeispiele aufgebaut. Auf Sequenzdiagramme wurde nicht verzichtet, auch wenn sie für manchen Leser im ersten Anschein schwierig zu verstehen sind. Der Leser sei ermutigt, bei dem Studium dieses Buches ab und zu einen Blick auf diese Sequenzdiagramme zu werfen. Mit der Zeit werden dem Leser der Wert dieses Buches und das damit verbundene Wissen offensichtlich und die Diagramme werden leichter zu verstehen sein.

Der Text ist in kurze Kapitel unterteilt, in welchem jeweils ein wichtiger, für die klinische MR-Bildgebung relevanter Punkt abgehandelt wird. Die Kapitel sind mit Patientenbildern aus der klinischen Routine illustriert. Die Themen umfassen das gesamte Spektrum von den Grundlagen der Bildgebung über die Struktur der Bildgebungssequenzen bis hin zu fortgeschrittenen Themen wie der kontrastmittelgestützten MR-Angiographie, der Spektroskopie, der Perfusion und der Diffusion. Als aktuelle Entwicklungen auf dem Gebiet der Hard- und Software werden z. B. die Mehrkanalspulentechnologie und die parallele Bildgebung vorgestellt, um sowohl derzeitigen als auch zukünftigen Anwendungen Rechnung zu tragen.

Nicht nur das Anwendungsspektrum der MR wird sich in Zukunft erweitern, die Methode wird auch an Komplexität zunehmen. Fortschritte in der MR-Bildgebung haben die diagnostische Radiologie über die letzten zwanzig Jahre dominiert. Die MR hat sich als eine wichtige Modalität in der Diagnostik etabliert. Die Optimierung bestehender diagnostischer Möglichkeiten und die zu erwartenden kontinuierlichen Fortschritte werden in nächster Zukunft dazu führen, dass die MR auch weiterhin eine dominierende Rolle in der klinischen Medizin spielen wird.

Den Mitarbeitern der MR-Abteilung der Radiologie der Scott & White Klinik in Temple, Texas, die mit ihrer hervorragenden Unterstützung dieses Projekt erst möglich gemacht haben, sei an dieser Stelle ausdrücklich gedankt.

Erlangen, im Frühjahr 2007
Wolfgang R. Nitz

Meinen Töchtern
Alexandra und Raphaela,
meiner Frau Angelika,
meinen Eltern,
in Liebe, Zuneigung und Dankbarkeit.

Die Autoren

Wolfgang R. Nitz, PD Dr. rer. nat.
Applikationsentwicklung
MR-Geschäftsbereich Siemens Medical
Solutions
Karl-Schall-Straße 6
91052 Erlangen, Deutschland

Institut für Röntgendiagnostik
Klinikum der Universität Regensburg,
Franz-Josef-Strauß-Allee 11
93053 Regensburg, Deutschland

Val M. Runge, M.D.
Robert and Alma Moreton Centennial
Chair in Radiology
Department of Radiology,
Scott and White Clinic and Hospital
Texas A&M University
Health Science Center,
2401 South 31st Street
Temple, Texas, 76508

Stuart H. Schmeets, B.S., R.T.
Advanced Specialist, MRI Applications
Siemens Medical Solutions USA, Inc.
51 Valley Stream Parkway
Malvern, Pennsylvania 19355-1406

William H. Faulkner, Jr., B.S., R.T.
William Faulkner & Associates, L.L.C.
Director of Education, Chattanooga
Imaging
9005 Jenny Lynn Drive
Chattanooga, Tennessee 37421

Nilesh K. Desai, M.D.
University of Texas Southwestern
Medical Center
Department of Radiology
5323 Harry Hines Boulevard
Dallas, Texas 75390

Geleitwort zur 1. englischen Auflage

Magnetic resonance imaging (MRI) has proven itself to be the premiere imaging technique of the last two decades. Its soft tissue contrast between exceeds that of computed tomography (CT) and ultrasound, based largely on the many tissue parameters that can be brought out by a well–designed pulsing sequence. These include not only the well–known fundamental parameters such as T1, T2, and proton density but also diffusion, chemical shift, susceptibility, and flow effects.

MRI physics has traditionally been taught through mathematical models such as the Bloch equation. While having a fundamental understanding of MRI at the mathematical level certainly offers considerable insight into MRI processes, most radiologists and physicians who rely on MRI do not have the mathematical sophistication to understand MRI in this manner. Most of us understand MRI through the effect of changing sequence parameters on image contrast.

Dr. Nitz and Dr. Runge have done an excellent job of teaching "how MRI works" using MR images. His approach is very intuitive and easily grasped by those without a particularly strong mathematical background. Considering the complexity of the MR process, he should be lauded for conceiving and carrying out this simplifying approach.

This text should be useful for all radiologists who read MR studies, even on an occasional basis. In fact such radiologists are likely to benefit the most from this book as their understanding of MRI and their confidence in MR–based diagnosis increases.

It is an ideal text for medical students who are frequently baffled by the complex physics of MRI, often to the point of avoiding radiology altogether and going into other specialities such as surgery or internal medicine. This is a perfect text for radiology residents when they are first exposed to MRI. This book will help them gain from their early clinical experience as they acquire additional depth of understanding from the more traditional physics approach. Finally, this book is also ideal for nonradiologists who want to increase their working knowledge of MRI without spending a lot of time studying the physics.

I congratulate Dr. Runge on this book, which clearly fills a large void in the MR educational literature.

William G. Bradley, Jr.
University of California, San Diego

Inhalt

Abkürzungsverzeichnis

2D-FT	zweidimensionale Fouriertransformation (two-dimensional Fourier Transform)
2D-ToF-MRA	zweidimensionale Flugzeit-MR-Angiographie (two-dimensional Time-of-Flight Magnetic Resonance Angiography)
3D-MP-RAGE	schnelle dreidimensionale Gradienten-Echo-Sequenz mit Vorbereitung der Magnetisierung (three-dimensional Magnetization Prepared Rapid Gradient Echo)
2D-PC-MRA	zweidimensionale Phasenkontrast-MRA
3D-TOF-MRA	dreidimensionale Flugzeit-MR-Angiographie (three-dimensional Time-of-Flight Magnetic Resonance Angiography)
$\alpha°$	Anregungswinkel
ADC	scheinbarer Diffusionskoeffizient (Apparent Diffusion Coefficient)
B_0	statisches Magnetfeld (eines MR-Scanners)
B_1	magnetische Komponente des Hochfrequenzfeldes zur Spinanregung und -refokussierung
bFFE	balanced Fast Field Echo (Synonyme: FIESTA, trueFISP)
BOLD	Bildgebung der Sauerstoffkonzentration im Blut (Blood Oxygen Level Dependent Imaging)
ceMRA	kontrastmittelgestützte MR-Angiographie (contrast-enhanced MR-Angiography)
CISS	Steady State Sequenz mit konstruktiver Interferenz (Constructive Interference in Steady State; Synonym: 3D-PC-FIESTA)
CNR	Kontrast-Rausch-Verhältnis (Contrast-to-Noise-Ratio)
CP	zirkular polarisiert (Circularly Polarized)
CSI	spektroskopische Bildgebung (Chemical Shift Imaging)
DESS	Doppelechokombination aus FISP- und PSIF-Echo (Double Echo Steady State)
DRIVE	Synonyme: FRFSE, RESTORE
DTI	Diffusionstensor-Bildgebung (Diffusion Tensor Imaging)
DWI	diffusionsgewichtete Bildgebung (Diffusion-Weighted Imaging)
ED	enddiastolische Phase
EPI	echoplanare Bildgebung (Echo Planar Imaging)
ERCP	endoskopische retrograde Cholangiopankreatographie (Endoscopic Retrograde Cholangiopancreatography)
ES	endsystolische Phase
ETL	Echozuglänge (Echo Train Length)
FFE	Gradienten-Echo-Sequenz ohne Spoiler (Fast Field Echo; Synonyme: FISP, GRASS)
FFT	schnelle Fouriertransformation (Fast Fourier Transformation)
FID	freier Induktionszerfall (Free Induction Decay)
FIESTA	Fast Imaging Employing Steady State Acquisition (Synonyme: bFFE, trueFISP)
FISP	Gradienten-Echo-Sequenz ohne Spoiler (Fast Imaging with Steady Precession; Synonym: FFE, GRASS)

FLAIR	Fluid Attenuated Inversion Recovery
FLASH	Gradienten-Echo-Sequenz mit Spoiler (Fast Low Angle Shot; Synonyme: T1-FFE, SPGR)
FOV	Bildfeld (Field of View)
FRFSE	schnelle Spin-Echo-Sequenz mit schneller Erholung (Fast Recovery Fast Spin Echo; Synonyme: DRIVE, RESTORE)
FS FLAIR	fett- und liquorsignalunterdrückendes Protokoll (Fat-suppressed Fluid Attenuated Inversion Recovery)
FSE	schnelle Spin-Echo-Sequenz (Fast Spin Echo; Synonyme: RARE, TSE)
FSPGR	Fast Spoiled GRASS (Synonyme: TFL [turbo FLASH], TFE [Turbo Field Echo])
GA	Auslesegradient
Gd-EOB-DTPA	Gadoliniumethoxybenzyl-diethylenetriamine pentaacetic acid
GMN	Flusskompensation (Gradient Moment Nulling; Synonym: GMR)
GMR	Gradient Motion Rephasing (Technik zur Unterdrückung von Fluss- und Bewegungsartefakten)
GP	Phase Encoding Gradient, Phasenkodiergradient
GP(P)	Phasenkodiergradient in der Bildebene
GRAPPA	k-Raum basierte Methode der parallelen Bildgebung (Generalized Autocalibrating Partially Parallel Acquisition)
GRASE	Gradienten-Spin-Echo (Kombination von Gradienten-Echo- und schnellen Spin-Echo-Sequenzen; Synonym: TGSE)
GRASS	Gradienten-Echo-Sequenz ohne Spoiler (Gradient-Recalled Acquisition in the Steady State; Synonyme: FFE, FISP)
GRE	Gradienten-Echo
GS	magnetischer Feldgradient in Schichtselektionsrichtung (Slice-selective Gradient)
GS(P)	Phasenkodiergradient in Schichtselektionsrichtung
HASTE	schnelle Spin-Echo-Sequenz, die nur eine Hälfte des symmetrischen k-Raums misst (Half Fourier Acquired Single Shot Turbo Spin Echo)
HF	Hochfrequenz
HP-DO3A	Ligand für ProHance, T1-verkürzendes, paramagnetisches Kontrastmittel
iPAT	Integrierte parallele Akquisitionstechnik
IR	phasensensitive Sequenz mit einem vorgeschalteten Inversionspuls (Inversion Recovery)
IRM	IR-Sequenz, die nur das Absolutsignal (Magnitude) verwendet (Inversion Recovery with Magnitude Reconstruction)
k-Wert	Index jedes Datenpunktes einer Fourierzeile
LP	linear polarisiert
MAST	Motion Artifact Suppression Technique; Akronym wird auch im Zusammenhang mit ferromagnetischen Implantaten verwendet (Metal Artifact Suppression Technique; Synonyme: GMN, GMR)
MIP	Projektion der maximalen Intensität (Maximum Intensity Projection)
MPR	multiplanare Rekonstruktion
MP-RAGE	s. 3D-MP-RAGE
MR, MRT	Magnetresonanz, Magnetresonanztomographie/-tomogramm

MRCP	Magnetresonanzcholangiopankreatographie
MT	Magnetisierungstransfer
MTT	mittlere Verweildauer (Mean Transit Time)
N	Hintergrundrauschen (Background Noise)
N/2	Nyquist Ghosting (methodisch bedingter Artefakt)
NEX	Number of Excitations; als Maß für die Anzahl der Akquisitionen oder Mittelungen
NSA	Number of Signals Averaged; als Maß für die Anzahl der Akquisitionen oder Mittelungen
PACE	prospektive Bewegungskorrektur (Prospective Acquisition Correction)
PC-MRA	Phase Contrast MRA, Phasenkontrast-MRA
PD	Protonendichte
PILS	Parallel Imaging of Localized Sensitivities; Bildrekonstruktionsmethode bei paralleler Bildgebung
PSIF	rückwärts ablaufende FISP (Umkehrung des Akronyms FISP; T2-betonte Gradienten-Echo-Sequenz; Synonyme: SSFP, T2-FFE)
rCBF	relativer zerebraler Blutfluss (relative Cerebral Blood Flow)
rCBV	relatives zerebrales Blutvolumen (relative Cerebral Blood Volume)
recFOV	rechteckiger Bildbereich (rectangular Field of View)
ROI	Interessierende/ausgewählte Region (Region of Interest)
RR	Dauer eines Herzschlags
SAR	spezifische Absorptionsrate
SE	Spin-Echo
SENSE	Sensitivity Encoding; Bild basierte Rekonstruktionsmethode der parallelen Bildgebung
SE-SVS	Spektroskopie eines Volumenelements (Spin Echo Single Voxel Spectroscopy)
SI	Signalintensität
SMASH	Simultaneous Acquisition of Spacial Harmonics; Methode der parallelen Bildgebung
SNR	Signal-Rausch-Verhältnis (Signal-to-Noise Ratio)
SPGR	Spoiled GRASS (GRASS-Sequenz mit Spoiler; Synonyme: FLASH, T1-FFE)
SR	Saturation Recovery
SSD	Oberflächenrekonstruktion (Shaded Surface Display)
SSFP	Gradienten-Echo-Sequenz ohne Spoiler (Steady State Free Precession)
STEAM	stimulierte Echo-Akquisitionsmethode (Stimulated Echo Acquisition Method)
STIR	Short Tau Inversion Recovery; Sequenz zur Fettunterdrückung
SVS	Analyse eines einzelnen Raumelements (Single Voxel Spectroscopy)
T	Tesla
T1	Longitudinale oder Spin-Gitter-Relaxationszeit
T2	transversale oder Spin-Spin-Relaxationszeit
T2*	effektive transversale Relaxationszeit
T1-FFE	FFE-Sequenz mit Spoiler (T1-Fast Field Echo, Synonyme: FLASH, SPGR)
TE	Echozeit

TFE	schnelle Gradienten-Echo-Sequenz (Turbo Field Echo; Synonyme: Snapshot-, turboFLASH)
TFL	turboFLASH
TGSE	Turbo-Gradienten-Spin-Echo
TI	Inversionszeit
TIRM	schnelle IRM-Sequenz (Turbo Inversion Recovery; Synonym: IR-TSE)
TR	Repetitionszeit
TRAPS	Übergänge zwischen Pseudo-Gleichgewichtszuständen (Transitions between Pseudo Steady State)
trueFISP	True Fast Imaging with Steady Precession (Synonyme: bFFE, FIESTA)
TSE	Turbo-Spin-Echo (schnelle Spin-Echo-Sequenz; Synonym: FSE, RARE)
TTP	Time to Peak, Zeit bis zum Kontrasthöhepunkt
turboFLASH	Turbo Fast Low Angle Shot (TFL, schnelle FLASH-Sequenz, Synonyme: FSPGR [Fast Spoiled Gradient-Recalled Acquisition in the Steady State], TFE [Turbo Field Echo])
TGSE	Turbo-Gradienten-Spin-Echo (Kombination von Gradienten-Echo- und Spin-Echo-Sequenzen; Synonym: GRASE)
TRACE	Spur eines Diffusionstensors; entspricht der Mittelwertbildung aus den 3 zueinander orthogonalen Diffusionsrichtungen im Raum
VFL	Fourier-Zeilen-Akquisitionen mit variablen Refokussierungs- winkeln (Variable Flip Angle Imaging)
VIBE	Volume Interpolated Breathhold Examination (3D-Gradienten-Echo-Sequenz mit Fourierinterpolation)
VRT	Volume Rendering Technique, Volumendefinition

1 Komponenten eines Magnetresonanztomographen

Magnet

Der Kern des Wasserstoffatoms zeigt eine Eigenschaft, die man als Spin bezeichnet. Verknüpft mit diesem Spin ist ein magnetisches Moment. In Gegenwart eines starken äußeren Magnetfeldes kommt es zur Ausbildung einer Magnetisierung, da sich mehr magnetische Momente parallel zum Feld ausrichten als antiparallel. Die Stärke des Magnetfeldes B_0 wird in Tesla (T) gemessen. Ein 1,5-T-System (Abb. 1.1) erzeugt ein Magnetfeld, das näherungsweise 30000-mal größer ist als das des Erdmagnetfeldes. Es hat scheinbar keinen permanenten Effekt auf die menschliche Physiologie und vernachlässigbare temporäre Einflüsse. Das magnetische Feld wird erzeugt, indem man ~400 Ampere (A) durch die Windungen eines Supraleiters fließen lässt. Ein Supraleiter hat keinen Widerstand, man kann das Netzgerät abhängen und Anfang und Ende der Spule miteinander verbinden, der Strom fließt kontinuierlich und nahezu verlustfrei weiter. Das Magnetfeld ist immer gegenwärtig, auch im Falle eines Stromausfalls.

Hochfrequenz-Sendespule

Kippt man die Magnetisierung aus der Parallelausrichtung, so präzidiert sie wie ein Kreisel mit einer nach Larmor bezeichneten Frequenz von ~42 MHz/T. Diese rotierende Magnetisierung induziert in einer in der Nähe befindlichen Spule eine Spannung, das sog. MR-Signal. Um die Magnetisierung zu kippen, ist ein rotierendes magnetisches Feld B_1 erforderlich, welches mit der gleichen Frequenz rotiert wie die Magnetisierung. Nur jene Magnetisierungen, die sich in Resonanz mit der gewählten Frequenz befinden, werden beeinflusst. Daher auch der Ausdruck Magnetresonanz. Ein Hochfrequenzfeld (HF) besteht aus einer elektrischen und einer magnetischen Komponente. Letztere ist das benötigte rotierende B_1-Feld (Abb. 1.2). Z. B. erzeugt ein 90°-HF-Anregungspuls mit einer Einstrahlungsdauer von 2,5 ms ein B_1-Feld von ~2,3 µT. Man beachte, dass die verwendeten Hochfrequenzen zwar wesentlich energieärmer sind als jene, die in einer Mikrowelle Anwendung finden, trotzdem wird dem Patienten Energie zugeführt, die in Körperwärme umge-

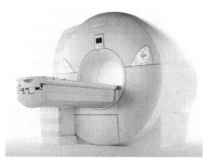

Abb. 1.1

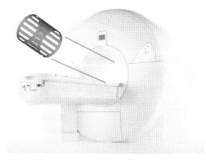

Abb. 1.2

setzt wird. Die spezifische Absorptionsrate (SAR) ist ein Maß für die übertragene elektromagnetische Energie pro Zeiteinheit und beträgt im Normalmodus maximal 2 W/kg.

Gradientenspule

Eine Ortsabhängigkeit der Resonanzfrequenz wird dadurch erreicht, dass man das Magnetfeld in einer Richtung verändert. Dies geschieht über sog. Gradientenspulen, durch die man kurzzeitig einen elektrischen Strom fließen lässt. Ein HF-Puls kann aus mehreren Frequenzen zusammengesetzt sein und nur die Magnetisierungen, deren Larmor-Frequenz mit einer dieser Frequenzkomponenten in Resonanz ist, werden angeregt. Dies ist die Grundlage der schichtselektiven Anregung.

Nach erfolgreicher Anregung der Magnetisierung ermöglichen weitere Magnetfeldgradienten über die damit verbundene Ortsabhängigkeit der Resonanzfrequenzen eine räumliche Kodierung des Signals. Magnetfeldgradienten werden dadurch erzeugt, dass man ~400 A durch entsprechend gewickelte Kupferwindungen einer Gradientenspule fließen lässt (Abb. 1.3). Für die begrenzte Zeitdauer von z. B. 7 ms wird so eine räumliche Magnetfeldvariation von 40 mT/m erzeugt. Die Slew Rate, gemessen in T/m/s, ist ein Maß dafür, wie schnell der maximale Feldgradient etabliert werden kann. Alle Anwendungen profitieren von einem schnellen und starken Gradientensystem. Mechanische Kräfte, die ihre Ursachen in der elektromagnetischen Wechselwirkung zwischen den Windungen einer Gradientenspule und dem Magnetfeld haben, verursachen eine geringfügige Deformation dieser Spule und sind die Ursache für das klopfende Geräusch während einer MR-Untersuchung.

Die Technologie ist inzwischen soweit fortgeschritten, dass der Patient zum limitierenden Faktor wird. Magnetfeldänderungen können mittlerweile so schnell und so hoch geschaltet werden, dass sie im Patientenkörper einen elektrischen Strom induzieren, der Nervensignale simuliert und zu unfreiwilligen Muskelkontraktionen führt. Ein Stimulationsmonitor analysiert eine solche Situation im Vorfeld und verhindert die Ausführung eines solchen Protokolls.

Empfangsspulen

Die dominierende Quelle für das Signalrauschen in der MR-Bildgebung ist der Patient selbst. Je kleiner der Durchmesser der Empfangsspule ist, umso geringer ist das aufgenommene Rauschen (Abb. 1.4). Je näher die Spule an der Signalquelle ist, umso größer ist das induzierte Signal.

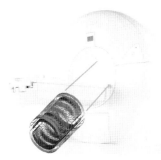

Abb. 1.3

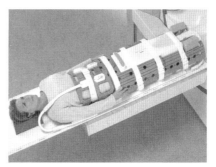

Abb. 1.4

2 MR-Sicherheit im statischen Magnetfeld

Die Magnetresonanztomographie (MRT), auch Kernspintomographie genannt, ist zu einem elementaren Instrument in der diagnostischen Radiologie geworden. Fachgerecht verwendet ist diese Technik sicher und effektiv. Sie ist aber auch die einzige Bildgebungsmodalität, bei der es augenblicklich zu einer Verletzung oder sogar zum Tod des Patienten kommen kann. Sicherheitsrelevante Fragen beziehen sich auf das verwendete statische Magnetfeld (B_0), die verwendeten Gradientenfelder für die räumliche Kodierung (dB/dt) sowie die elektrischen und magnetischen Felder der verwendeten Hochfrequenz (E-Feld und B_1-Feld). In diesem Abschnitt liegt der Schwerpunkt auf den Gefahren, die von dem statischen Magnetfeld ausgehen.

In der Nähe eines Magneten wird auf ein ferromagnetisches Objekt eine signifikante Anziehungskraft sowie eine Rotationskraft ausgeübt. Die Anziehungskraft ist am Punkt der größten Feldänderung maximal, d.h. i.d.R in der Nähe der Patientenöffnung. Der Ort der maximalen Rotationskraft auf ein ferromagnetisches Objekt liegt dagegen im Isozentrum des Magneten. Diese Kraft bewirkt dabei eine Ausrichtung der Längsachse eines ferromagnetischen Objekts parallel zum Feld.

Die Anziehungskraft auf ein ferromagnetisches Objekt ist im Isozentrum des Magneten gleich Null, da diese Kraft das Objekt immer von einem Ort mit niedriger Feldstärke zu einem Ort mit hoher Feldstärke zieht. Die MR-Bildgebung erfordert innerhalb eines definierten Bildgebungsvolumens ein homogenes Magnetfeld. Aufgrund dieser Homogenität bestehen innerhalb des Bildgebungsvolumens keine Anziehungskräfte auf ferromagnetische Materialien. In der Nähe der Patientenöffnung bewirken große Änderungen in der Feldstärke eine große Anziehungskraft. Je größer die Änderung des Mag-

netfeldes in Abhängigkeit des Ortes ist, umso stärker ist die Anziehungskraft auf ferromagnetische Objekte. Als Streufeld bezeichnet man den Bereich um einen Magneten, in dem das Magnetfeld von z.B. 1,5 T auf 0,5 mT abfällt. Die meisten MR-Systeme mit horizontalem Magnetfeldverlauf (zylindrische Systeme) haben eine sog. aktive Schirmung, um das Streufeld so nah wie möglich an das MR-System heranzubringen. Damit lässt sich das MR-System besser in ein Gebäude einplanen, da die kritische 0,5-mT-Linie nicht in den Patientenwarteraum oder -flur hineinreichen darf. Nachteil der aktiven Schirmung ist, dass sich die Feldstärke in der Nähe der Patientenöffnung sehr viel stärker ändert, mit der Konsequenz einer erhöhten Anziehungskraft auf ferromagnetische Objekte.

Das Einbringen eines ferromagnetischen Objekts in den MR-Untersuchungsraum ist extrem gefährlich und sollte vermieden werden. In den meisten Fällen ist es bereits zu spät, wenn man die Anziehungskraft des Magneten zu spüren beginnt. Man muss als Maximum der Anziehungskraft mit etwa dem 20-fachen der Gewichtskraft und mit einem extrem nichtlinearen Verhalten in Abhängigkeit des Ortes rechnen. So wird z.B. eine 6-kg-Sauerstoffflasche in einem Abstand von 1 m zur Magnetöffnung mit einer horizontalen Zugkraft von 6 kg in den Magneten hineingezogen, während in einem Abstand von 85 cm diese Kraft schon bei 120 kg liegt. Abb. 2.1 zeigt einen elektrischen Bohnerbesen, der versehentlich in den MR-Untersuchungsraum gebracht worden war. Es gab Verletzungs- und sogar Todesfälle von Patienten, die dadurch verursacht wurden, dass ferromagnetische Sauerstoffflaschen in den Untersuchungsraum gebracht und dort zu Projektilen wurden.

Systeme mit vertikalen Feldern wie z. B. Niederfeldsysteme, sog. offene MR-Systeme oder C-Bogen-Magnete sind in Bezug auf ihre Anziehungskräfte nicht sicherer als zylindrische Systeme mit horizontalen Feldern. Auch wenn das Feld eines Niederfeldsystems im Isozentrum schwächer ist als in einem Hochfeldsystem mit horizontalem Feld, die Anziehungskräfte sind abhängig vom Verlauf des Streufeldes. Dieser Verlauf ist in der Nähe der Pole solcher Magneten sehr extrem und geht innerhalb von 1 bis 2 m von nahezu Null auf die Maximalfeldstärke. Vorsichtsmaßnahmen, die bei zylindrischen Hochfeldsystemen (1,5-T-System) getroffen werden, sollten auch bei allen anderen Systemen Anwendung finden, unabhängig von Feldorientierung und Feldstärke.

Bei MR-Systemen, die aus Permanentmagneten aufgebaut sind, sollte man sich stets bewusst sein, dass es keine Möglichkeiten gibt, dieses Feld auszuschalten.

---

personal. Die meisten orthopädischen Implantate sind glücklicherweise aus nichtferromagnetischem Material, sind somit keinen Anziehungskräften ausgesetzt und gelten damit weitgehend nicht als Kontraindikation für eine MR-Untersuchung. Wenn ein Patient ein Implantat oder einen Stimulator besitzt, benötigt der diensthabende Arzt weitere Informationen, um entscheiden zu können, ob eine MR-Kontraindikation vorliegt und dem Patienten damit der Zugang zum MR-Raum verwehrt werden muss. Es liegt letztlich in der Verantwortung des Arztes, zu entscheiden, ob die Patientensicherheit für eine MR-Untersuchung gewährleistet ist. Mit der Tendenz zu höheren Feldstärken ($\geq 3,0\,T$) sollte man beachten, dass Implantate oder Stimulatoren, für die eine Unbedenklichkeit bei einer Feldstärke von 1,5 T festgestellt wurde, nicht notwendigerweise auch bei 3,0 T risikofrei sind.

Aktuelle Informationen über die Sicherheit von Implantaten liefert die Internetadresse **www.MRISafety.com**.

Bei allen supraleitenden MR-Systemen ist das Magnetfeld auch im Fall eines Stromausfalls immer gegenwärtig. Für alle MR-Typen sollte deshalb der Zugang für Nicht-MR-Personal eingeschränkt sein und es sind zwingend Warnschilder aufzustellen, mit dem Hinweis auf ein starkes Magnetfeld. Ferromagnetische oder leitende Implantate, magnetisch oder elektrisch aktivierte Stimulatoren stellen eine ernst zu nehmende Gefährdung für jeden dar, der mit einem solchen Implantat oder Stimulator den Untersuchungsraum betritt. Jeder, der den Untersuchungsraum über die 0,5-mT-Linie hinaus betritt, sollte von ausgebildetem MR-Personal auf solche Implantate oder Stimulatoren überprüft werden. Das bezieht sich nicht nur auf den Patienten selbst, sondern auch auf begleitende Familienangehörige oder Hilfspersonal.

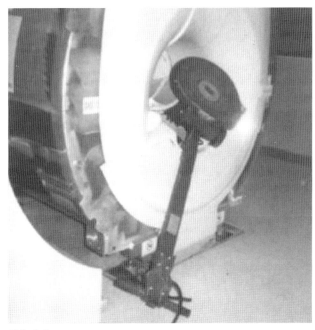

Abb. 2.1

3 MR-Sicherheit – Magnetfeldgradienten

Magnetfeldgradienten werden vor allem für die schichtselektive Anregung und die räumliche Kodierung des MR-Signals verwendet. Gradientenspulen sind zusätzliche Kupferwindungen innerhalb des Magnettunnels. Sie befinden sich hinter der Verkleidung und sind für Patient und Personal unsichtbar.

Bei der MR-Bildgebung werden Ströme durch die Gradientenspulen geschickt, welche das Magnetfeld entsprechend örtlich verändern. Es gibt in erster Linie 4 Leistungskriterien, welche ein Gradientensystem kennzeichnen:

- Slew Rate. Wie schnell lässt sich das Gradientenfeld auf welche Maximalamplitude bringen?
- Maximalamplitude. Welchen maximalen Magnetfeldgradienten kann man überhaupt erzielen?
- Räumliche Linearität. Bis zu welcher Distanz vom Isozentrum ändert sich das Magnetfeld kontinuierlich mit dem Abstand?
- Duty Cycle. Wie oft und wie lange kann man die Gradientenspule mit maximaler Leistung ansteuern?

Alle vier Kriterien sind relevant für die klinische Leistungsfähigkeit. Eine höhere Slew Rate erlaubt kürzere Echozeiten und kürzere Echozuglängen und führt damit zu einer Verbesserung der Bildqualität von z.B. schnellen Spin-Echo-Aufnahmen oder der kontrastmittelgestützten MR-Angiographie. Hohe Gradientenamplituden erlauben eine höhere räumliche Auflösung – insofern das Signal-Rausch-Verhältnis es erlaubt – und sind notwendig für diffusionsgewichtete Aufnahmen.

Neben den Kosten, die mit der Herstellung eines leistungsfähigen Gradientensystems verbunden sind, gibt es noch eine andere, schon erwähnte Limitierung. In Abhängigkeit von der Slew Rate und der zu erreichenden Maximalamplitude kommt es zu einer Nervenstimulation, welche oberhalb einer bestimmten dB/dt-Schwelle auftritt. Eine hörbare Konsequenz der schnellen Stromänderung in den Gradientenspulen ist das dabei auftretende Geräusch. Elektromechanische Kräfte zwischen den stromdurchflossenen Windungen einer Gradientenspule und dem Magnetfeld erzeugen eine leichte Deformation der Spule und verursachen damit Luftdruckschwankungen, die im Hörbereich liegen und als Klopfen, Knattern oder Kreischen wahrgenommen werden. Allgemein gilt: Je höher die Magnetfeldstärke B_0, je größer die Gradientenfeldamplituden und je schneller die Schaltgeschwindigkeiten sind, desto lauter ist das Geräusch. Erfolge in der Reduzierung des Geräuschpegels zeigen sich dadurch, dass heute stärkere Gradientensysteme zum Einsatz kommen, ohne dass die MR-Untersuchungen signifkant lauter geworden sind.

> Bei vielen Hochfeldsystemen ist ein Hörschutz für Patienten und Bedienpersonal zwingend erforderlich.

Große und schnelle Änderungen des Magnetfeldes (dB/dt) können auch elektrische Ströme in leitenden Drähten oder anderen leitenden Materialien induzieren. Es gibt dokumentierte Vorfälle von Strominduktionen in Zuleitungen von Oberflächenspulen, EKG-Elektroden und auch Implantaten, die zu Verbrennungen geführt haben. Bei der Positionierung von Kabeln sollte darauf geachtet werden, dass diese den Patienten nicht berühren, um zu verhindern, dass Kabel und Patientenkörper eine Induktionsschleife bilden. Die Vorfälle betreffen Wechselwirkungen mit den verwendeten Hochfrequenzfeldern und haben ihre Ursache nicht in den geschalteten Gradientenfeldern.

MR-Sicherheit – Hochfrequenzfeld

Die magnetische Feldkomponente B_1 einer elektromagnetischen Hochfrequenzstrahlung (HF) wird benötigt, um die Magnetisierung aus der Parallelausrichtung zu kippen, d. h. um anzuregen. Die zugehörige elektrische Feldkomponente ist, zumindest im Isozentrum, vernachlässigbar. In der Nähe der Hochfrequenzantenne trägt diese Komponente allerdings zur spezifischen Absorptionsrate bei und kann in Gegenwart von leitenden Drähten oder Implantaten, die als Antennen wirken können, zu einem nicht unerheblichen Risiko werden. Eine lokale Erhöhung der SAR kann zu Verbrennung führen.

Die Grundfrequenz der HF richtet sich nach der Feldstärke des verwendeten MR-Systems. Die Feldstärke ist maßgebend für die Resonanzfrequenz (Larmor-Frequenz) der Wasserstoffprotonen. Die Larmor-Frequenz für die Atomkerne (Protonen) der in einem Wassermolekül an Sauerstoff angelagerten Wasserstoffatome (Wasser) beträgt 42,6 MHz/T. Bei einem 1,5-T-System liegt diese Frequenz damit bei 63 MHz.

Die zur Bildgebung notwendige HF-Leistung ist abhängig von der Konstruktion der Sendespule und dem Zusammenspiel mit dem Patientenkörper (Füllfaktor). Die auf den Patienten übertragene Leistung wird als spezifische Absorptionsrate (SAR) in Watt pro Kilogramm Körpergewicht gemessen. Die SAR ist primär proportional zum Quadrat der verwendeten B_1-Amplitude, proportional zum Quadrat der verwendeten Resonanzfrequenz und ist darüber hinaus davon abhängig, wie groß das von der HF durchsetzte Patientenvolumen ist.

Ein kurzer HF-Puls, der eine kurze Echozeit erlaubt, liefert einen höheren SAR-Wert als ein langer HF-Puls. Unter Beibehaltung derselben Pulsform und desselben Frequenzspektrums verursacht ein 180°-HF-Refokussierungspuls einen 4-fach höheren SAR-Wert im Vergleich zum entsprechenden 90°-HF-Anregungspuls.

Die zulässigen SAR-Grenzwerte sind in der Europäischen Norm EN 60601-2-33 festgelegt, welche sich an der gleichnamigen internationalen Norm IEC orientiert. Danach unterscheidet man einen Normalmodus und einen Modus, bei dem der Patient physiologisch als belastet gilt (kontrolliert erste Stufe) und entsprechend überwacht werden muss. Der Wert für die maximal zulässige SAR bei einer Ganzkörperbelastung liegt derzeit bei 2 W/kg für den Normalmodus und bei 4 W/kg für die kontrolliert erste Stufe (gemittelter Wert über 6 min).

Bildet der menschliche Körper eine natürliche (schlechte) Leiterschleife, z. B. durch Falten der Hände über dem Kopf oder durch gegenseitige Berührung der Waden, so kann es zu HF-Verbrennungen an den Berührungsflächen kommen. Implantate und Zuleitungen zu Elektroden können als Antennen wirken und mit dem HF-Feld koppeln, was zu dokumentierten Verbrennungen geführt hat. An dieser Stelle sind die Sicherheitshinweise strengstens zu befolgen, um eine Gefährdung des Patienten auszuschließen.

5 Lokalspulen

Je dichter die Empfangsantenne an die Quelle des MR-Signals herangeführt werden kann, umso besser ist das Signal-Rausch-Verhältnis (Signal-to-Noise-Ratio, SNR). Es gibt eine bemerkenswerte Anzahl von Spulen, die eine optimale Abdeckung der verschiedenen anatomischen Regionen ermöglicht.

Linear polarisierte Spulen

Eine „einfache" Leiterschleife kann in der MR-Bildgebung als Empfangsantenne dienen (Abb. 5.1). Die rotierende Magnetisierung wird in dieser Schleife Magnetfeldfluktuationen erzeugen und nach den Maxwell-Gleichungen hat dies eine Spannungsinduktion, das Kernspinsignal, zur Folge. Diese wird digitalisiert, analysiert und die Information letztlich zur Bildrekonstruktion verwendet. Um aus dem oszillierenden Signal eine rotierende Magnetisierung zu interpretieren, wird das Signal kopiert, seine Phase um 90° verschoben (entspricht einer zeitlichen Verzögerung) und als „Imaginärteil" verwendet. Ein solches Vorgehen nennt man Quadrature Detection.

Zirkular polarisierte Spulen

Zirkular polarisierte Spulen (CP) (Abb. 5.2) sind eine Kombination zweier linear polarisierter Spulen (LP), die so angeordnet sind, dass sie über die zeitlich versetzte Oszillation der induzierten Spannung die Rotation der Magnetisierung detektieren. Da jede Spule das Signal der gleichen Quelle und damit der gleichen Magnetisierung detektiert, verbessert sich das SNR um etwa den Faktor $\sqrt{2}$ im Vergleich zur linear polarisierten Spule.

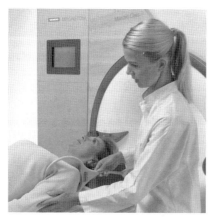

Abb. 5.1

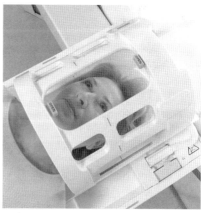

Abb. 5.2

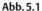

Sende- und Empfangsspulen

Die zwischen Verkleidung und Gradientenspule montierte HF-Spule wird auch Körperspule genannt. Sie dient in der Regel als Sendespule und erzeugt im Fall einer 90°-HF Anregung ein rotierendes B_1-Feld von z.B. 2,3 µT für 2,5 ms. Für einige Anwendungen ist es besser, ein kleineres Volumen anzuregen, wie z.B. bei Knieuntersuchungen (Abb. 5.3). Bei Verwendung einer Kniespule, die sowohl den HF-Anregungspuls sendet als auch das Kernspinsignal empfängt (Sende-/Empfangsspule) wird weniger HF-Leistung benötigt, die SAR-Belastung des Patienten wird damit signifikant reduziert und man vermeidet die Anregung der im benachbarten Knie vorliegenden Magnetisierung, letzteres andernfalls eine potenzielle Quelle von Einfaltungsartefakten. Sendespulen sind üblicherweise zirkular polarisiert, weil sie damit im Vergleich zur linear polarisierten Spule weniger Sendeleistung benötigen, um das gleiche rotierende B_1-Feld zu erzeugen.

CP-Phased-Array-Spulen

Eine kleine Spule fängt weniger Rauschen ein als eine große Spule. Sie deckt jedoch auch nur einen kleinen anatomischen Bereich ab. Möchte man größere Regionen untersuchen, verwendet man eine Kombination vieler kleiner Spulen. Für eine Konstruktion aus mehreren kleinen Spulen und mit mehreren separaten Empfangskanälen, unter Verwendung der zirkularen Polarisation, wurde der Begriff CP-Phased-Array etabliert (Abb. 5.4). Einige Hersteller erlauben das Kombinieren mehrerer Spulen und das Aktivieren und Deaktivieren von Spulenelementen beim Aufsetzen des Messprotokolls, was Patientenumlagerungen vermeidet. Aktuelle Spulenentwicklungen erlauben hier zusätzliche Kombinationsmöglichkeiten, wobei zur Unterscheidung zur bisherigen Spulentechnologie der Begriff der Bildgebungsmatrix eingeführt wurde. Die angebotenen Kombinationsmöglichkeiten ermöglichen z.B. eine Maximierung des SNR oder erlauben eine bessere Erkennbarkeit der örtlichen Verteilung der Spulenelemente. Diese Information kann zur Messzeitreduktion verwendet werden. Da die Spulen zeitlich parallel betrieben werden spricht man in dem Fall auch von paralleler Bildgebungstechnik.

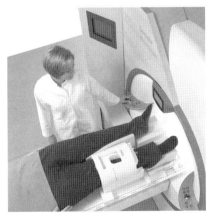

Abb. 5.3

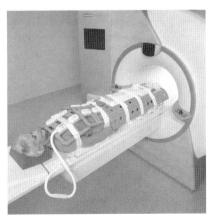

Abb. 5.4

6 Mehrkanaltechnologie

Die zunehmende Anforderung an die MR-Bildgebung nach größerer Volumenabdeckung und höherer räumlicher Auflösung bei gleichzeitig reduzierter Messzeit führt zur Entwicklung und Umsetzung einer Hardware, die ein ausreichendes Signal-Rausch-Verhältnis (SNR) zur Verfügung stellt und eine effiziente Datenverarbeitung ermöglicht.

Das Signal-Rausch-Verhältnis eines MR-Bildes hängt von einer Reihe von Faktoren ab:

- Bildgebungssequenz und Bildgebungsparameter,
- Magnetfeldstärke,
- Größe der Empfangsspulen,
- Distanz zwischen Empfangsspulen und dem zu untersuchenden Gewebe.

Die Anzahl der Hochfrequenzkanäle bestimmt darüber hinaus Bildqualität und Messzeit. Die ersten MR-Systeme haben das Signal über linear polarisierte Einzelspulen empfangen und über einen schmalbandigen Hochfrequenzempfänger dem Rechner zur Fourier-Transformation zugeführt. Um ein ausreichend hohes SNR zu erhalten, wurden die Daten mit einer groben Bildgebungsmatrix und vielen Mittelungen über entsprechend lange Messzeiten akquiriert. Zusätzlich war das Volumen der abzudeckenden Region begrenzt, da das SNR umgekehrt proportional zur Größe des Spulenelements ist.

Die Einführung zirkular polarisierter Spulen führte zu einer Verbesserung von 40 % im SNR, da zwei voneinander unabhängige Spulenelemente verwendet wurden. Damit war gleichzeitig auch eine größere anatomische Abdeckung möglich.

Der Wunsch, Bilder mit einer immer höheren räumlichen Auflösung bei immer kürzeren Messzeiten zu erzeugen, förderte die Entwicklung und Verbesserung der Oberflächenspulen bzw. Bildmatrizen und führte letztlich zur Einführung der Mehrkanal-HF-Technologie. Eine Anwendung der derzeitigen Mehrkanaltechnologie ist in Abb. 6.1 gezeigt. In dieser Implementierung besteht die Spule aus acht Elementen, konfiguriert als CP-Phased-Array-Spulen, welche das gesamte Bildgebungsvolumen abdecken. Jedes Spulenelement hat dabei seinen eigenen HF-Empfangskanal und empfängt Signale aus allen Bereichen des Gehirns, wobei die Signalstärke für Gehirnregionen, die in Spulennähe liegen, am größten ist. Abb. 6.2 zeigt die für jedes Spulenelement rekonstruierten Bilder, mit dem kombinierten Bild in der Mit-

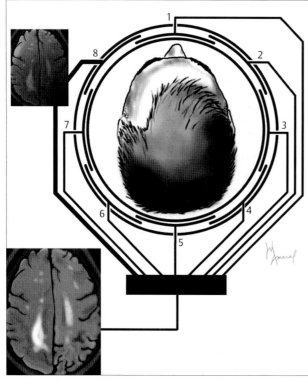

Abb. 6.1

te, wie es letztlich vom Radiologen gesehen wird.

Diese Aufnahme zeigt eine fett- und flüssigkeitsunterdrückte FLAIR-Aufnahme (Fluid Attenuated Inversion Recovery mit Fettsignalunterdrückung) eines Patienten mit Gehirnmetastasen. Die mit den Metastasen verbundenen perifokalen Ödeme erscheinen superior und posterior der Seitenventrikel. Stehen weniger Empfangskanäle zur Verfügung (im Gegensatz zu den acht Kanälen für diese Spule), so lassen sich zwar Spulenelemente miteinander

kombinieren, was jedoch zu einer Beeinträchtigung der SNR führt. Aus diesem Grund wird nach Möglichkeit das Signal jedes einzelnen Spulenelements über einen eigenen breitbandigen HF-Kanal einem eigenen Vorverstärker und einem eigenen Analog-Digital-Konverter zugeführt. Bei der Bildrekonstruktion wird jeder Kanal separat bearbeitet, bevor die Signale für die Erstellung des fertigen Bildes kombiniert werden. Nur durch fortschrittliche Bildrekonstruktion und moderne Speichermedien kann dieser Informationsfluss bewäl-

Abb. 6.2

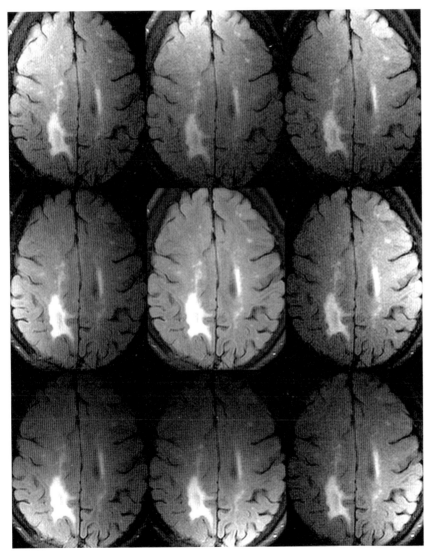

tigt werden ohne dass es zu relevanten Einschränkungen hinsichtlich des zu bearbeitenden Datenvolumens kommt.

Abb. 6.3 zeigt eine handelsübliche 12-Kanal-Kopfspule der Firma Siemens Medical Solutions (Erlangen, Deutschland). Die in Abb. 6.2 und 6.4 dargestellten Bilder wurden mit einer 8-Kanal-Kopfspule der Firma MRI Devices Corporation (Waukesha, USA) akquiriert.

Die MR-Bildgebung des Kopfes verlangt ein gutes SNR bei einer guten räumlichen Auflösung in einer akzeptablen Messzeit. Das mit der Mehrkanaltechnologie erreichbare höhere SNR erlaubt eine größere Flexibilität bei der Wahl der Sequenzparameter, wie z.B. die Verwendung einer höheren räumlichen Auflösung oder die Reduktion der Messzeit, die auch gleichzeitig zu einer Abschwächung bewegungsbedingter Artefakte führt.

Der dargestellte Fall in Abb. 6.4 zeigt axiale T1- und T2-gewichtete Bilder des Gehirns auf der Ebene des Cornu frontale des rechten Seitenventrikels und der Sylvischen Fissur, akquiriert mit einer zweikanaligen, zirkular polarisierten Kopfspule (Abb. 6.4a u. c) bzw. einer 8-Kanal-Phased-Array-Kopfspule (Abb. 6.4b u. d). Das MR-System war mit acht breitbandigen HF-Empfangskanälen ausgestattet. Alle Bildaufnahmeparameter wurden sowohl in den T1- als auch in den T2-gewichteten Aufnahmen beibehalten, um die Verbesserung im SNR als Folge unterschiedlicher Spulentechnologien zu demonstrieren. Dieser Vergleich zeigt die Vorteile der Mehrkanaltechnologie, die eine Messzeitreduktion ermöglicht, ohne Kompromisse bei der räumlichen Auflösung eingehen zu müssen. Die T1-gewichteten Aufnahmen zeigen eine deutliche Signalverstärkung mit einer entsprechenden Reduktion des Signalrauschens bei Verwendung der 8-Kanal-Kopfspule, was zu einer besseren Differenzierung zwischen grauer und weißer Hirnsubstanz in der Großhirnrinde führt. Generell ist eine verbesserte anatomische Auflösung zu erkennen, wie man es hier an den kortikalen Gehirnwindungen und der Sylvischen Fissur erkennen kann (Abb. 6.4b). Das höhere SNR führt bei den T2-gewichteten Turbo-Spin-Echo-Aufnahmen zu einer besseren Differenzierbarkeit zwischen grauer und weißer Hirnsubstanz. Es zeigt sich eine gute Abgrenzbarkeit der kortikalen grauen Hirnsubstanz, wie auch eine bessere Erkennbarkeit der Basalganglien wie dem Nucleus caudatus, dem Putamen und dem Globus pallidus (Abb. 6.4d).

> Die Mehrkanaltechnologie bietet mehrere zusätzliche Vorteile. Das höhere SNR erlaubt die Wahl einer höheren räumlichen Auflösung und eine Reduktion der Messzeit.

Auch Anwendungen, die eine Menge Bilddaten beinhalten, welche in sehr kurzer Zeit akquiriert werden, wie z.B. in der funktionellen Bildgebung, profitieren von einem höheren SNR. Fortschritte in der Mehrkanaltechnologie mit z.B. 32 oder mehr Elementen wer-

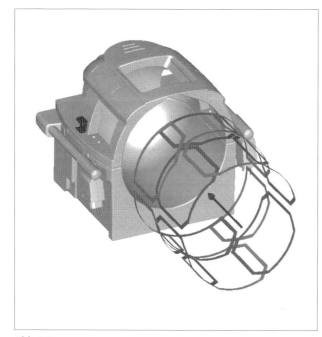

Abb. 6.3

den auch in Zukunft bei der Entwicklung von Bildgebungstechniken mit höherer räumlicher Auflösung, kürzerer Messzeit und verbesserter diagnostischer Qualität der MR-Bilder eine Rolle spielen.

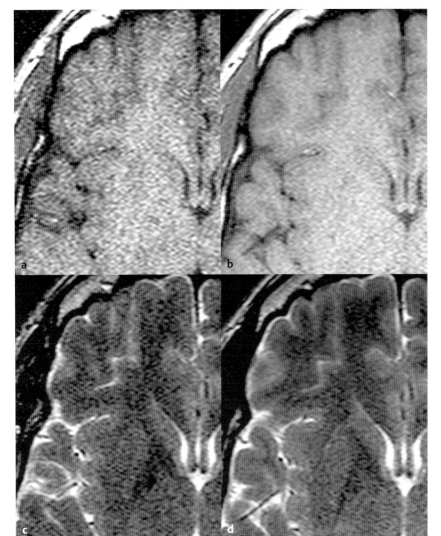

Abb. 6.4 a–d

7 Mehrkanaltechnologie – Herz und Abdomen

Die grundlegende Motivation zur Einführung von Oberflächenspulen Mitte der 80er Jahre war eine Reduktion des Hintergrundrauschens durch das Einschränken des Bereichs der Spulensensitivität auf die zu untersuchende Region. Zwangsläufig ist eine Volumeneinschränkung auch mit einer Reduktion der anatomischen Abdeckung verbunden. Um dies zu kompensieren, wurden kombinierte Oberflächenspulen oder Phased-Array-Spulen eingeführt. Die Weiterführung dieses Konzepts führte zu der Entwicklung der aktuellen Mehrkanaltechnologie. Abb. 7.1 (s. S. 224) zeigt die Darstellung einer 12-Komponenten-Spule, von denen im illustrierten Fall sechs Spulenelemente angewählt wurden. Jede dieser nummerierten Spulenelemente akquiriert das Signal aus der anatomischen Region in Spulennähe, mit einer niedrigen Sensitivität für das elektromagnetische Rauschen außerhalb des Spulensensitivitätsprofils. Das aus dem Signal der Spulenelemente kombinierte Bild profitiert von der niedrigen Sensitivität gegenüber diesem Rauschen und dem hohen Signal eines jeden Spulenelements als Konsequenz der Nähe zur Signalquelle, dem angrenzenden Gewebe. Ein solches Mehrfachspulen-Mehrkanal-System lässt sich, wie dargestellt, zur parallelen Bildgebung verwenden. Das zusammengesetzte Bild ist farbkodiert, um die dominierenden Beiträge der einzelnen Spulenelemente zu zeigen.

Abb. 7.1

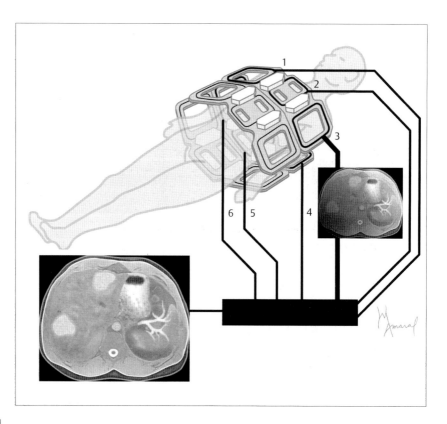

In Abb. 7.**2** sind im Außenbereich die Einzelbilder dargestellt, wie sie von den jeweiligen Spulenelementen akquiriert wurden, mit dem zusammengesetzten Bild in der Mitte. Die angewendete Sequenz war eine trueFISP-Sequenz (true Fast Imaging with Steady Precession) mit spektraler Fettsättigung. Deutlich zu sehen sind zwei große Leberhämangiome. Bei den derzeitigen Mehrkanalsystemen wird routinemäßig nur das zusammengesetzte Bild gezeigt, die Zwischenschritte bleiben dem Anwender verborgen.

Abb. 7.**2** und 7.**3** verdeutlichen die räumliche Information, die in den Spulensensitivitätsprofilen enthalten ist. Die Grobstruktur des Objekts, welche üblicherweise mit niedrigen Phasenkodierschritten akquiriert wird, kann über diese Spulensensitivitätsprofile ermittelt werden. Einzige Voraussetzung ist, dass sich die Sensitivitätsprofile der Spulen in Phasenkodierrichtung verteilen. Abb. 7.**3** illustriert den Austausch der räumlichen Information (k-Raum-Zeile, s. Kap. 10), die in der konventionellen Bildgebung mit einem Phasenkodierschritt gemessen wird, durch die Information, die über das Spulensensitivitätsprofil zur Verfügung gestellt wird.

> Die dynamische Bildgebung am Herzen wird üblicherweise mit einer trueFISP-Sequenz durchgeführt, wobei mehrere Fourier-Zeilen pro Herzschlag pro Herzphase akquiriert werden, um eine Datenaufnahme innerhalb eines Atemanhaltezyklus zu ermöglichen. Die parallele Bildgebungstechnik erlaubt eine Reduktion der zu messenden Fourier-Zeilen, und damit der Messzeit, ohne Verlust an räumlicher Auflösung.

Abb. 7.**4** zeigt einen einzelnen Vierkammerblick, der mit einer trueFISP-Sequenz aufgenommen wurde. Abb. 7.**4a** zeigt das Resultat einer Messung über sieben Herzschläge, Abb. 7.**4b** zeigt das Ergebnis des gleichen Protokolls unter Verwendung eines Messzeitverkürzungsfaktors von 2, unter Einsatz der parallelen Bildgebung, mit einer Verkürzung der Messzeit auf vier Herzschläge.

Jede gemessene Fourier-Zeile beinhaltet Informationen über das gesamte Objekt und kann somit auch als zusätzliche Akquisition interpretiert werden. Der Verzicht auf die Messung einer Fourier-Zeile führt also nicht nur zu potentiellen Artefakten, sondern verschlechtert auch das Signal-Rausch-Verhältnis (SNR) der Messung. Die Artefakte werden in der parallelen Bildgebung unter Verwendung der räumlichen Informationen eliminiert,

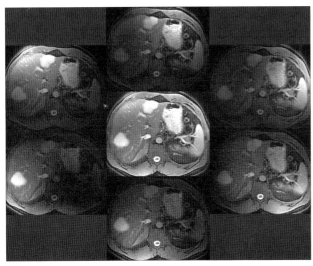

Abb. 7.**2**

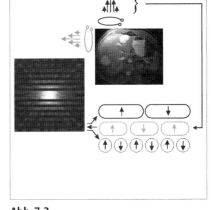

Abb. 7.**3**

Abb. 7.4 a, b

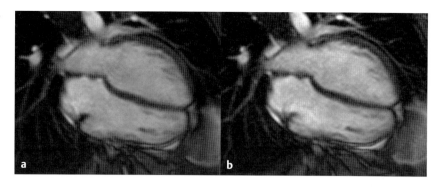

die sich in den Sensitivitätsprofilen der Oberflächenspulen finden.

> Die Reduzierung des SNR ist charakteristisch für parallele Akquisitionstechniken. Die Anwendung der parallelen Bildgebung ist nur sinnvoll bei Anwendungen, bei denen eine solche SNR Reduktion die diagnostische Sicherheit nicht beeinträchtigt.

Abb. 7.5 zeigt trueFISP-Aufnahmen einer Kurzachsendarstellung der rechten und linken Herzkammer. Abb. 7.5 a wurde innerhalb von vier Herzschlägen akquiriert, Abb. 7.5 b zeigt die gleiche Aufnahme ebenfalls in Atemanhaltetechnik, jedoch innerhalb von nur drei Herzschlägen akquiriert.

Die morphologische Bildgebung des Herzens wird meistens mit einer schnellen Spin-Echo-Sequenz durchgeführt, mit einem vorgeschalteten Magnetisierungspräparationsschema (s. Kap. 87), welches zu einer hypointensen Darstellung des Blutes führt. Eine Ver-

kürzung der Messzeit erhält man, wenn man die Echozuglänge beibehält und die Anzahl der zu messenden Fourier-Zeilen mit Hilfe einer parallelen Akquisitionstechnik reduziert.

Abb. 7.6 a u. b und Abb. 7.6 c u. d zeigen einen Vierkammerblick bzw. eine Kurzachsendarstellung, welche mit einer schnellen Spin-Echo-Sequenz in Kombination mit einer Dark-Blood-Vorbereitung (s. Kap. 87) akquiriert wurden. Abb. 7.6 a u. c wurden innerhalb von 14 Herzschlägen ohne Anwendung einer parallelen Akquisitionstechnik erzeugt, Abb. 7.6 b u. d innerhalb von nur acht Herzschlägen, unter Anwendung einer parallelen Akquisitionstechnik.

Abb. 7.7 a, b zeigt transversale Bilder durch Leber und Gallenblase, akquiriert mit einer schnellen Spin-Echo-Technik in Kombination mit spektraler Fettsättigung. Erst die Einführung der schnellen Spin-Echo-Bildgebung ermöglichte die T2-gewichtete abdominelle Bildgebung bei angehaltenem Atem. Die Anwendung einer parallelen

Abb. 7.5 a, b

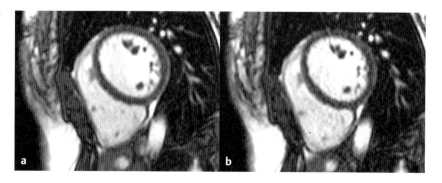

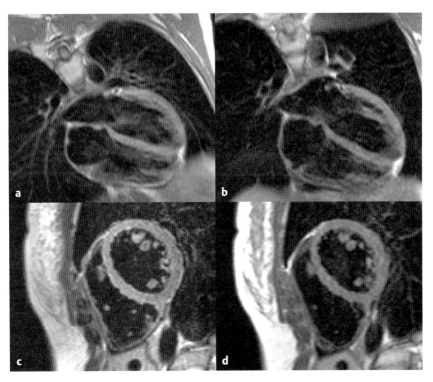

Abb. 7.6 a–d

Akquisitionstechnik ermöglicht eine weitere Reduktion der Messzeit und ist mittlerweile gängige Praxis. Alternativ lässt sich in der schnellen Spin-Echo-Bildgebung bei gleichbleibender Messzeit die Echozuglänge (s. Kap. 17) mit Hilfe einer parallelen Akquisitionstechnik verkürzen. Ein Vorteil der Verkürzung der Echozuglänge liegt darin, dass mehr Schichten in der gleichen Messzeit gemessen werden können. Abb. 7.7a zeigt eine T2-gewichteten Akquisition bei angehaltenem Atem für eine Messzeit von 17 s. Während für Abb. 7.7a eine Echozuglänge von 29 Spin-Echos verwendet wurde, sind für Abb. 7.7b nur 19 Spin-Echos notwendig gewesen (s. Kap. 17). Abb. 7.7b repräsentiert die gleiche Akquisition in der gleichen Messzeit, aber mit reduzierter Echozuglänge unter Verwendung einer parallelen Akquisitionstechnik.

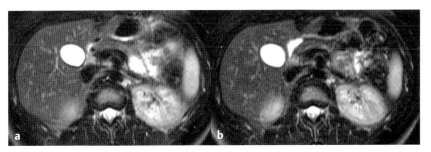

Abb. 7.7 a, b

8 EKG-Triggerung – Funktionelle Bildgebung

Obwohl es eine Vielzahl von Bildgebungsprotokollen gibt, welche für die Akquisitionsdauer nur einen Bruchteil eines Herzschlages benötigen, ist i.d.R. ein längeres Messprotokoll notwendig, um eine adäquate räumliche Auflösung und ein ausreichend hohes SNR zu erzielen. Für das schlagende Herz oder andere Organe, die sich mit der Atmung bewegen, ist es meist notwendig, die Aufnahme der Bilddaten mit Hilfe einer physiologischen Überwachung zu synchronisieren. Die Aufnahme des Herzschlages erfolgt entweder über ein EKG-Signal oder über einen peripheren Pulsfühler.

Prospektive EKG-Triggerung

Bei der prospektiven EKG-Triggerung wird die Bilddatenakquisition über die Detektion des QRS-Komplexes gesteuert. Für eine Bewegungsaufnahme des schlagenden Herzens wird z.B. eine Gradienten-Echo-Sequenz mit kurzer Repetitionszeit genutzt, die mehrere Bil-

der der gleichen anatomischen Schicht zu unterschiedlichen Zeitpunkten im Laufe eines Herzzyklus akquiriert. Ein üblicher Ansatz ist dabei die Messung multipler Fourier-Zeilen pro Herzschlag und Herzphase, wie in Abb. 8.1 dargestellt.

> Die Anzahl der für eine Messung notwendigen Herzschläge ergibt sich aus der Anzahl der geforderten Phasenkodierschritte dividiert durch die Anzahl der gemessenen Fourier-Zeilen pro Herzschlag.

Die Messung mehrerer Fourier-Zeilen pro Herzschlag für das gleiche Zeitfenster im Herzzyklus bezeichnet man auch als Segmentierung des k-Raums. Die zeitliche Auflösung ist vorgegeben durch die Zeit, die gebraucht wird, um die Fourier-Zeilen eines k-Raum-Segments zu messen. Die zeitliche Auflösung lässt sich verbessern, indem man das Zentrum des k-Raumes zwischen zwei Messungen ein weiteres Mal misst und sich die Fourier-Zeilen aus den äu-

Abb. 8.1

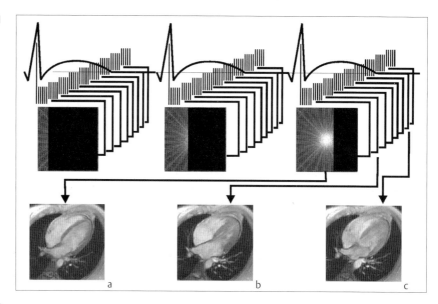

ßeren k-Raum-Segmenten von benachbarten Zeitfenstern heranzieht, um mit dem so gefüllten k-Raum ein neues Bild zu berechnen. Eine solche Vorgehensweise nennt sich Echo-Sharing oder View-Sharing.

Die in Abb. 8.1 dargestellten Aufnahmen eines Vierkammerblicks wurden mit einer Gradienten-Echo-Sequenz (Fast Low Angle Shot, FLASH) gemessen. Der Kontrast zwischen Myokard und Blut wird dabei dominiert durch die volle Magnetisierung des einfließenden ungesättigten Blutes. Matrixgröße und Segmentierung waren so gewählt, dass 15 Herzschläge für die Aufnahme notwendig waren, eine Zeit über die man bequem den Atem anhalten kann. Abb. 8.1a zeigt den Vierkammerblick in der Enddiastole. Zu diesem Zeitpunkt liegt ein hoher Kontrast zwischen Blut und Herzmuskel vor, weil gerade frisches ungesättigtes Blut eingeflossen ist. Abb. 8.1b zeigt die gleiche anatomische Schicht zum Zeitpunkt der Endsystole. Die Mitralklappe ist geschlossen und das Blut im linken Ventrikel ist gesättigt, wohingegen der linke Vorhof schon wieder mit ungesättigtem Blut versorgt wurde. Abb. 8.1c wurde zu Beginn der Diastole aufgenommen. Die Mitralklappe ist geöffnet und das ungesättigte Blut fließt vom linken Vorhof in die linke Herzkammer.

Es gibt prospektiv getriggerte Protokolle, die kontinuierlich HF-Anregungspulse senden, auch wenn keine Daten mehr akquiriert werden, um das MR-Signal für alle Herzphasen konstant zu halten. Werden zwischen dem letzten, in der Enddiastole akquirierten Bild und dem ersten zu Beginn der Systole akquirierten Bild keine HF-Anregungspulse gesendet, so hat die longitudinale Magnetisierung eine längere Erholzeit und das erste Bild erscheint signalstärker.

> Prospektiv getriggerte Protokolle haben den Nachteil, dass sie nicht den gesamten Herzzyklus aufzeichnen. Es bleibt eine sog. Totzeit in der Enddiastole, während der das System auf die Detektion des nächsten QRS-Komplexes wartet.

Eine prospektive EKG-Triggerung wird auch bei der Akquisition von T1- oder T2-gewichteten Bildern mit Hilfe schneller Spin-Echo-Techniken eingesetzt, wobei i.d.R. vor der eigentlichen Bildgebungssequenz ein Dark-Blood-Vorbereitungsschema ausgeführt wird. Die eigentliche Bilddatenakquisition wird in die Enddiastole gelegt, um Bewegungsartfakte zu minimieren.

Prospektive Triggerung mit peripherem Pulssensor

Alternativ zur EKG-Triggerung kann auch ein peripherer Pulssensor verwendet werden. Es sollte jedoch bedacht werden, dass der detektierte arterielle Puls zu einem Herzschlag gehört, der längst Geschichte ist (Abb. 8.2). Bei signifikanten Variationen der Herzrate besteht die Gefahr, dass der Herzzyklus nicht korrekt zugeordnet wird und es aus diesem Grunde zu einer leicht unscharfen Bilddarstellung kommt.

Abb. 8.2

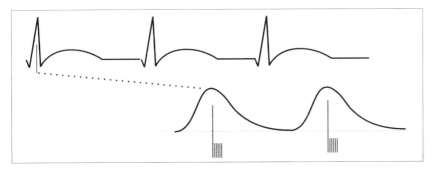

Retrospektive Datenzuordnung

Bei der retrospektiven Datenzuordnung (Cardiac Gating) wird dieselbe Fourier-Zeile oder dasselbe k-Raum-Segment so lange gemessen, wie es der Benutzer vorgegeben hat oder bis ein weiterer QRS-Komplex detektiert wurde (Abb. 8.**3**). Jeder Fourier-Zeile wird ein Zeitstempel aufgeprägt, der den Abstand zur letzten QRS-Detektion enthält. Sind alle k-Raum-Daten akquiriert, werden alle Fourier-Zeilen retrospektiv in die Zeiträume einsortiert, die der Benutzer vorgegeben hat. Die zeitliche Auflösung ist gegeben über die Anzahl der Bilder pro Herzzyklus.

Datenverwurf bei Arrythmien

Einige Bildgebungsprotokolle erlauben den Verwurf von Daten für den Fall einer Arrhythmie (Arrhythmia Rejection). Hierbei wird während der Messung die durchschnittliche Länge eines Herzzyklus ermittelt und die Daten retrospektiv verworfen, die innerhalb eines außergewöhnlich kurzen Herzzyklus gemessen wurden (Abb. 8.**4**).

Abb. 8.3

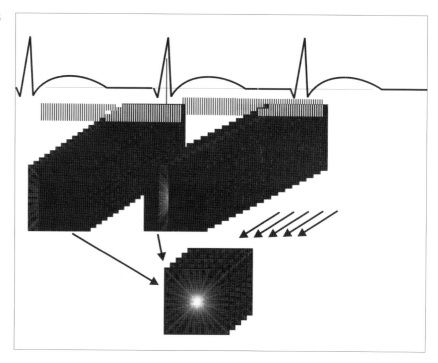

Das Messsystem wird parallel dazu davon in Kenntnis gesetzt, dass diese Daten noch zu akquirieren sind.

Externe Triggerung

Die meisten MR-Systeme erlauben den Anschluss einer physiologischen Überwachung, die dem System einen externen Trigger zur Verfügung stellt. Die Triggerung funktioniert analog zur EKG-Triggerung (Abb. 8.**5**). In der Zukunft wird sich möglicherweise die Verwendung einer physiologischen Überwachung zur Triggerung der Aufnahmen

erübrigen, da das MR-Signal selbst eine Bewegungsinformation enthält (Self Gating) und über diese Information eine zeitliche Zuordnung zum Herzzyklus erfolgen kann.

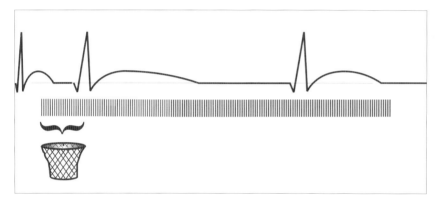

Abb. 8.4

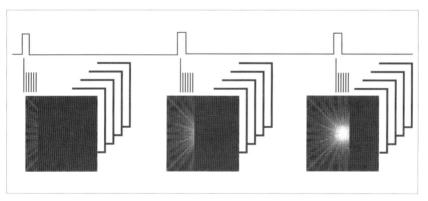

Abb. 8.5

9 EKG-Triggerung – Morphologische Bildgebung

Dark-Blood-Vorbereitung

Für die Beurteilung der Herzmorphologie wurden Dark-Blood-Bildgebungssequenzen entwickelt, welche in ihrer Anwendung weit verbreitet sind. In ihrer Funktionsweise wird nach der Detektion eines QRS-Komplexes ein nichtselektiver Inversionspuls appliziert, dem sofort ein selektiver Re-Inversionspuls für die Schicht folgt, die zur Darstellung kommen soll (Abb.9.1). Innerhalb einer kurzen Wartezeit wird das reinvertierte Blut aus der Schicht herausgewaschen und durch invertiertes Blut ersetzt. Die anschließende Bildakquisition mit einer schnellen Spin-Echo-Sequenz oder einer segmentierten Gradienten-Echo-Sequenz erzeugt Bilder, in denen das Blut hypointens erscheint (Dark Blood). Die Datenakquisition für eine derartige morphologische Bildgebung erfolgt vorzugsweise in der Enddiastole, weil das Herz sich zu diesem Zeitpunkt am geringsten bewegt. Abb.9.2a,b zeigt eine Kurzachsen- und eine Langachsendarstellung des Herzens, akquiriert mit einer

Abb.9.1

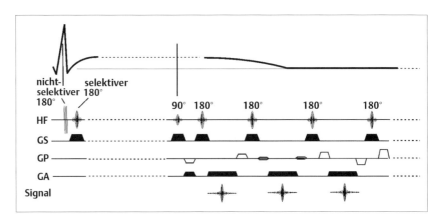

Abb.9.2 a, b

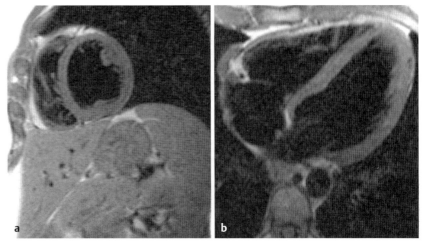

schnellen Spin-Echo-Sequenz in Kombination mit einer Dark-Blood-Vorbereitung. Dieser Protokollansatz in Kombination mit Fettsättigung und einer hohen räumlichen Auflösung wird z.B. zur Diagnose der arrhythmogenen, rechtsventrikulären Kardiomyopathie angewendet, bei der die ausgedünnte Myokardwand durch fetthaltiges Muskelgewebe oder fibröses Gewebe ersetzt wird.

Atemtriggerung

Das Signal eines Atemgürtels (Abb.9.3) kann verwendet werden, um eine Bildgebungssequenz zu starten. Der Triggerzeitpunkt wird dabei vom Benutzer über einen Schwellenwert des Atemgürtelsignals festgelegt (Abb.9.4). Der

Schwellenwert bezieht sich dabei auf einen Zeitpunkt in der Nähe des ausgeatmeten oder des eingeatmeten Zustands. Bildgebungssequenzen, die, bezogen auf ihr Kontrastverhalten, auf einen Gleichgewichtszustand der longitudinalen Magnetisierung angewiesen sind (Steady State), werden kontinuierlich ausgeführt, auch wenn keine Datenakquisition erfolgt. In diesem Fall wird die Datenakquisition erst mit der Aktivierung des Atemtriggers initiiert. Abb.9.5a zeigt eine Gradienten-Echo-Akquisition bei freier Atmung ohne Triggerung. Abb.9.5b zeigt die gleiche Schicht bei freier Atmung, aber mit getriggerter Datenakquisition über den Atemgürtel (20% Schwellenwert vor Erreichen des vollständig ausgeatmeten Zustands).

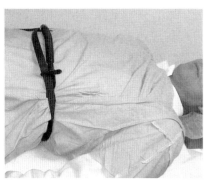

Abb. 9.3

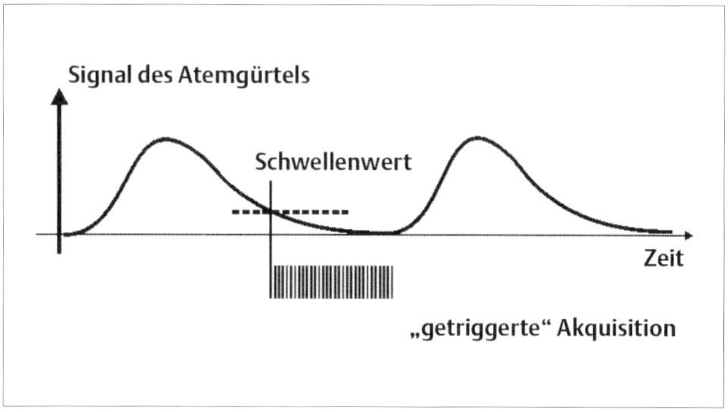

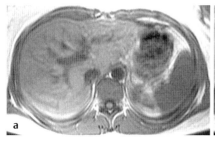

a

b

Abb. 9.4

Signal des Atemgürtels

Schwellenwert

Zeit

„getriggerte" Akquisition

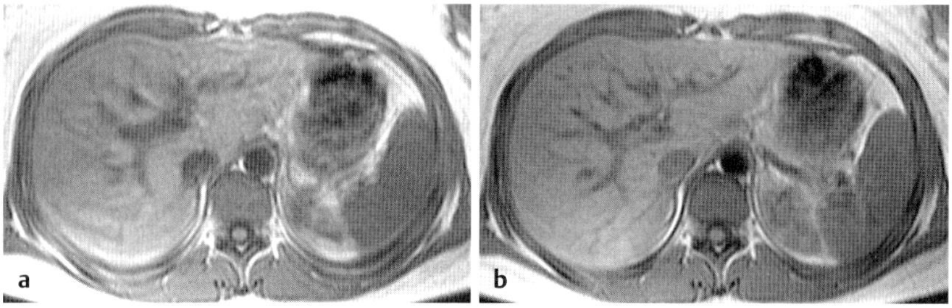

Abb. 9.5 a, b

10 Bildgebungsgrundlagen – k-Raum, Rohdaten, Bilddaten

Das MR-Signal hat seinen Ursprung im Kern eines Wasserstoffatoms. Dieser Kern besteht aus nur einem Proton, welches eine quantenmechanische Eigenschaft besitzt, die man als Kernspin bezeichnet. Dieser besteht aus einem Drehimpuls und einem magnetischen Moment. Ein Kernspin mit einem Wert ½ besagt, dass dieses magnetische Moment sich nur parallel oder antiparallel zu einem externen Magnetfeld ausrichten kann. Bringt man einen Patienten in ein Magnetfeld, so richten sich mehr magnetische Momente dieser Protonen parallel als antiparallel zum Magnetfeld aus. Als Konsequenz ergibt sich eine longitudinale Magnetisierung, die nach den Regeln der klassischen Physik behandelt werden kann. Über die magnetische Komponente eines Hochfrequenzpulses lässt sich diese longitudinale Magnetisierung aus der parallelen Ausrichtung ablenken. Sobald dies geschieht, fängt diese Magnetisierung an, um die Richtung des Magnetfeldes zu präzedieren (analog einem Kreisel). Die Präzessionsfrequenz wird auch als Larmor-Frequenz bezeichnet und ist abhängig von der lokal vorliegenden Magnetfeldstärke. Die Tatsache, dass die longitudinale Magnetisierung nur dann beeinflusst wird, wenn die eingestrahlte Hochfrequenz mit seiner Larmor-Frequenz (Resonanz) übereinstimmt, bildet die Grundlage der schichtselektiven Anregung. Etabliert man einen magnetischen Feldgradienten (GS) in Schichtselektionsrichtung (z.B. in z-Richtung) und strahlt einen HF-Puls mit einer bestimmten Frequenzbandbreite ein, so wird nur eine definierte Schicht angeregt (Abb. 10.1).

Magnetisierungen mit außerhalb des Bandes liegenden Larmor-Frequenzen bleiben unbeeinflusst. Mit dem 90°-HF-Puls wird die longitudinale Magnetisierung in der angeregten Schicht in eine transversale Magnetisierung umgewandelt. Diese wird mit einer Rauminformation versehen und ist letztlich für die Induktion eines MR-Signals verantwortlich.

Abb. 10.1

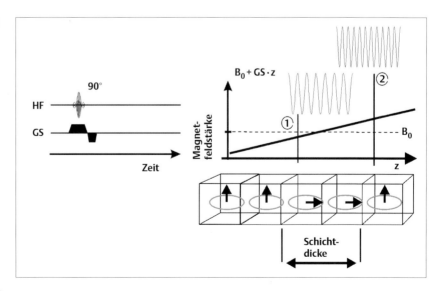

Abb. 10.**1** illustriert die schichtselektive Anregung. Die Larmor-Frequenzen sind eine Funktion der lokal vorliegenden Magnetfeldstärke und eine Anregung erfolgt nur im Resonanzfall. Die Punkte [1] und [2] markieren das untere bzw. das obere Ende des vom schichtselektiven HF-Puls abgedeckten Frequenzbereichs.

Für die räumliche Kodierung wird ebenfalls der Effekt ausgenutzt, dass die Larmor-Frequenz eine Funktion des örtlich vorliegenden Magnetfeldes ist. Etabliert man einen Magnetfeldgradienten entlang der Frequenzkodierrichtung zum Zeitpunkt der Datenakquisition (z.B. in x-Richtung), so werden die MR-Signale mit der aktuell vorliegenden Larmor-Frequenz induziert und können retrospektiv räumlich zugeordnet werden.

Abb. 10.**2** illustriert die Frequenzkodierung mit Hilfe eines Magnetfeldgradienten. Die rotierenden transversalen Magnetisierungen induzieren das MR-Signal in einer benachbarten Spule. Das Signal verschwindet schnell aufgrund der unterschiedlichen Frequenzen. Der frequenzkodierende Magnetfeldgradient wird alternativ auch Auslesegradient (GA) genannt, da er zum Zeitpunkt des Datenauslesens eingeschaltet ist.

Der Benutzer wählt die Bandbreite, d.h. die Differenzfrequenz, die zwei nebeneinander liegende Raumelemente haben sollen. Jedes Raumelement hat damit sein eigenes Resonanzband. Alle transversalen Magnetisierungen, die mit der entsprechenden Larmor-Frequenz rotieren, induzieren ihr MR-Signal in einer angrenzenden Empfangsspule. Die Position einer Magnetisierung in der Transversalebene wird auch Phase oder Phasenlage genannt. Je nach Frequenzbandbreite kommt es zu einer raschen Dephasierung und damit zu einem schnellen Abklingen des MR-Signals, da sich die einzelnen Magnetisierungen auf verschiedene Phasenpositionen verteilen. Der Algorithmus, der aus diesem MR-Signal den Beitrag der Einzelfrequenzen herausfiltert, wird Fourier-Transformation genannt. Eine schnelle Fourier-Transformation (Fast Fourier Transformation, FFT) ist ein optimierter numerischer Algorithmus, der diese Aufgabe besonders schnell durchführen kann. Als Randbedingung für die Signalunterscheidung gilt, dass die transversale Magnetisierung des benachbarten Raumelements innerhalb der Akquisitionszeit eine 360°-Drehung macht. Wählt man einen Auslesegradienten mit negativer

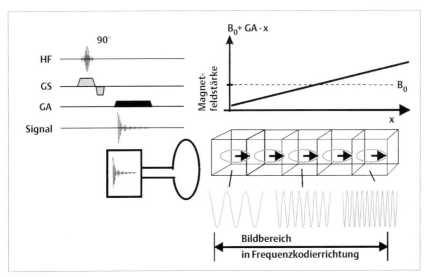

Abb. 10.2

Amplitude und halber Akquisitionszeit vor der eigentlichen Datenakquisition, so lässt sich das Echomaximum in die Mitte des Datenakquisitionsfensters schieben (Abb. 10.3). Zu diesem Zeitpunkt zeigen alle transversalen Magnetisierungen in die gleiche Richtung, haben an dieser Stelle die gleiche Phasenlage. Dieser Vorgang wird als Rephasierung oder auch Refokussierung bezeichnet.

Die Amplitude der Frequenzkomponente wird der Bildpunktintensität der entsprechenden räumlichen Position zugeordnet (Abb. 10.4).

Der Signalverlauf wird auch Echo genannt, und da Gradienten geschaltet wurden, um dieses Echo zu erzeugen, nennt man es auch Gradienten-Echo (GRE). Der Algorithmus der FFT analysiert die gemessenen Daten auf Frequenzkomponenten und da die räum-

Abb. 10.3

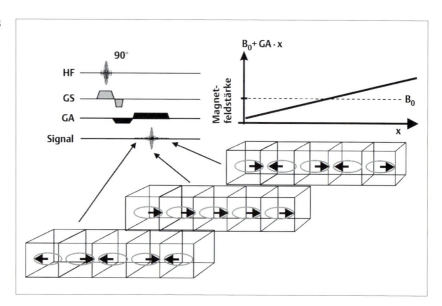

Abb. 10.4

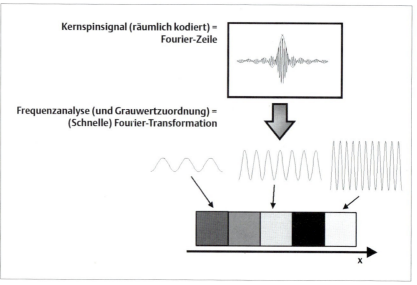

liche Verteilung der Larmor-Frequenzen entsprechend den verwendeten Magnetfeldgradienten bekannt ist, kann die FFT die Frequenzamplitude einem bestimmten Ort zuordnen (Abb. 10.**4**).

Die während einer Ausleseperiode akquirierten Datenpunkte bilden eine Fourier-Zeile. Jeder Datenpunkt dieser Fourier-Zeile hat einen Index, den man auch den k-Wert nennt. Daher nennt man eine Fourier-Zeile auch k-Raum-Zeile und mehrer Fourier-Zeilen bilden einen k-Raum.

Bei einer 2D-Kodierung geht man von der einzelnen Fourier-Zeile zum Fourier-Raum, auch k-Raum genannt. Die Datenstruktur in der zweiten Dimension ist ähnlich der Struktur entlang einer Fourier-Zeile. Die Informationen zu den hohen Raumfrequenzen sind am Anfang und am Ende einer Fourier-Zeile zu finden. Entsprechend enthalten die ersten und die letzten Fourier-Zeilen Informationen zur Feinstruktur in Phasenkodierrichtung.

Die Anzahl der Datenpunkte in jeder Richtung (Auslesegradient und Phasenkodiergradient) muss gleich oder größer sein als die Matrixauflösung des Bildes. Zum Beispiel braucht man für ein Bild mit 256 × 512 Bildpunkten, 256 Phasenkodierschritte und 512 Datenpunkte pro Ausleseperiode. Werden weniger Fourier-Zeilen gemessen, wie es z. B. bei der Half-Fourier-Bildgebung oder auch bei der parallelen Bildgebung der Fall ist, so sind zusätzliche Algorithmen erforderlich, welche die fehlende Information ergänzen. Im Zentrum des k-Raumes liegt nur die Information vor, wie viel Signal die gesamte Schicht gesendet hat (Abb. 10.**5**). In direkter Nachbarschaft zum k-Raum-Zentrum liegt die Information zu den Grobstrukturen in der angeregten Schicht. Die Information zur letztlich geforderten maximalen räumlichen Auflösung findet sich in den Randbereichen des k-Raumes. Die räumliche Auflösung ist gegeben über die Größe des gewählten Bildbereichs (Field of View, FOV) dividiert durch die Matrixauflösung in der jeweiligen Richtung. Die erste und letzte Fourier-Zeile innerhalb eines k-Raumes entsprechen der Situation, in der die transversalen Magnetisierungen benachbarter Raumelemente in Phasenkodierrichtung in entgegensetzte Richtungen ([iii] und [iv]) zeigen.

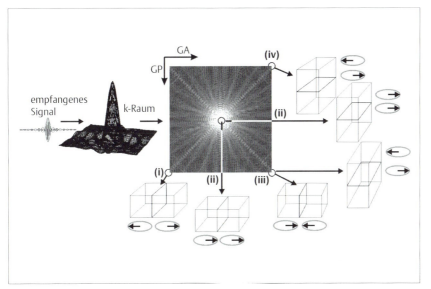

Abb. 10.5

Zusätzlich gilt für den ersten und letzten Datenpunkt einer Fourierzeile, dass die transversalen Magnetisierungen benachbarter Raumelemente in Ausleserichtung in entgegengesetzte Richtungen zeigen ([i] und [iii]). Das Zentrum des k-Raumes beinhaltet den Zustand der maximalen Signalinduktion, bei der die transversalen Magnetisierungen in allen Raumelementen in die gleiche Richtung zeigen (ii).

Abb. 10.6 demonstriert, wie die räumliche Auflösung graduell verbessert wird, je mehr Fourier-Zeilen – vom Zentrum des k-Raumes ausgehend – für die Bildrekonstruktion verwendet werden.

Für alle Bildgebungssequenzen ist die Datenstruktur identisch, sowohl in Frequenzkodierrichtung, als auch in Phasenkodierrichtung. Die Änderung der Phasenposition der transversalen Magnetisierung während der Datenaufnahme wird später verwendet, um eine Frequenzzuordnung durchzuführen. Die gleiche Änderung der Phasenpositionen benachbarter Fourier-Zeilen wird später analysiert, um eine räumliche Zuordnung in Phasenkodierrichtung zu treffen. Mit den verwendeten Magnetfeldgradienten wird die transversale Magnetisierung zum Zwecke einer räumlichen Kodierung dephasiert: Je nach Ort erhält die dort befindliche transversale Magnetisierung eine

charakteristische Phasenposition. Zum Zeitpunkt der Datenakquisition rotieren die transversalen Magnetisierungen mit einer Larmor-Frequenz entsprechend der zu diesem Zeitpunkt an diesem Ort vorliegenden Magnetfeldstärke.

Eine einfache vollständige Messung (Gradienten-Echo-Sequenz) läuft demnach wie folgt ab (Abb. 10.7):

- In Schichtselektionsrichtung wird ein Magnetfeldgradient aufgebaut (GS).
- Sobald der Gradient aufgebaut ist, regt ein HF-Puls die Schicht an, d. h. in dieser wird die longitudinale Magnetisierung ganz oder z. T. in eine transversale Magnetisierung konvertiert.
- Ein Phasenkodiergradient (GP) prägt die gewünschte räumliche Information in Phasenkodierrichtung.
- Ein Auslesegradient (GA) erlaubt eine räumliche Zuordnung in Frequenzkodierrichtung.

In Ausleserichtung wird ein Gradient geschaltet, der die Anfangsbedingung für den ersten Datenpunkt vorbereitet wobei in benachbarten Raumelementen in Frequenzkodierrichtung die transversale Magnetisierung in entgegengesetzte Richtung zeigt. Während der Datenakquisition ist der Auslesegradient (GA) eingeschaltet und in seiner Gegenwart bildet sich ein Gradienten-Echo mit einem Signalmaximum in

Abb. 10.6

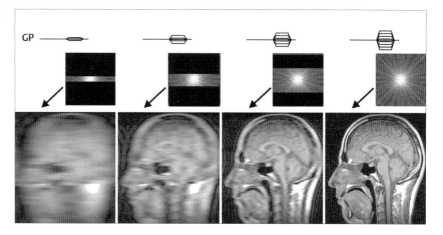

der Nähe des k-Raum-Zentrums. Eine zweidimensionale schnelle Fourier-Transformation (2D-FFT) ordnet entsprechend der zweidimensionalen Frequenzanalyse einem Bildpunkt die entsprechende Intensität zu. Für den fortgeschrittenen Leser: Einige der aufgelisteten Vorbedingungen sind nicht zwingend. Z.B. ist es üblich, bei Gradienten-Echo-Sequenzen das Signalmaximum nicht in die Mitte der Fourier-Zeile zu legen. Auf diese Weise lässt sich die Echozeit verkürzen, was zu einem stärkeren Signal führt. Dieser Vorteil überwiegt die Nachteile der durch diese k-Raum-Asymmetrie erzeugten Artefakte.

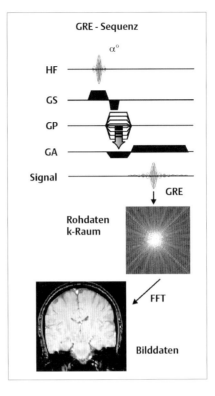

Abb. 10.7

11 *Bildauflösung*

Die räumliche Auflösung in der MR-Bildgebung, also die Unterscheidung benachbarter Strukturen, hängt von der Größe des gemessenen auflösbaren Raumelements ab. Die Größe des Raumelements (Voxel) ist vorgegeben durch

- Bildbereich (Field of View, FOV),
- Akquisitionsmatrix,
- Schichtdicke.

Der Bildpunkt (FOV/Matrix) charakterisiert die Auflösung in der Bildebene. Eine Reduktion des FOV, Vergrößerung der Matrix und/oder Reduktion der Schichtdicke hat eine Reduktion des Raumelementvolumens zur Folge. Kleine Raumelemente bedeuten eine hohe räumliche Auflösung, aber auch ein niedrigeres Signal-Rausch-Verhältnis, da die Anzahl der Protonen pro Raumelement und damit auch die Signalstärke vermindert ist, wohingegen der Rauschanteil gleich bleibt. Die Bilder erscheinen körniger im Vergleich zu den Bildern, die mit größeren Raumelementvolumina aufgenommen wurden.

Die Bilder in Abb. 11.1 zeigen den Effekt bei Änderung der Bildpunkt- und/oder der Raumelementgröße. Alle Bilder stellen T1-gewichtete Aufnahmen dar. Die Abb. 11.1a u. c wurden mit einer 128×128 Bildmatrix akquiriert, und die Abb. 11.1b u. d mit einer Bildmatrix von 256×256. Die 256×256 Bilder haben eine bessere räumliche Auflösung, aber ein niedrigeres SNR.

In Abb. 11.1c ist zusätzlich ein Abbruchartefakt zu identifizieren (Pfeil).

Dieser entsteht als Folge der reduzierten Matrix in Phasenkodierrichtung (von rechts nach links).

> Reduziert man die Bildpunktgröße, erhält man eine höhere räumliche Auflösung aber ein reduziertes SNR (unter der Annahme, dass alle anderen Faktoren konstant gehalten wurden).

Abb. 11.1e u. f wurden mit einer stark T1-gewichteten 3D-Akquisitionstechnik aufgenommen. Bei einer 3D-Akquisition wird das ganze Volumen und nicht nur eine einzelne Schicht angeregt. Eine Phasenkodierung in Schichtselektionsrichtung erlaubt eine weitere Aufteilung des angeregten 3D-Volumens in Partitionen. Im Allgemeinen bestimmt die Anzahl der gewünschten Schichten oder Partitionen die Anzahl der notwendigen zusätzlichen Phasenkodierschritte in Schichtselektionsrichtung. Abb. 11.1e zeigt eine Schicht eines 3D-Datensatzes mit einer Partitionsdicke von 2 mm, während Abb. 11.1f mit einer Partitionsdicke von 1 mm gemessen wurde. Letztere zeigt eine bessere räumliche Auflösung, aber ein schlechteres SNR im Vergleich zu einer Partitionsdicke von 2 mm.

> 3D-Akquisitionen werden verwendet, wenn dünne Schichten ohne Schichtlücke mit hohem SNR verlangt werden. Zusätzlich erlauben 3D-Bilddatensätze eine retrospektive Rekonstruktion anderer Schichtorientierungen.

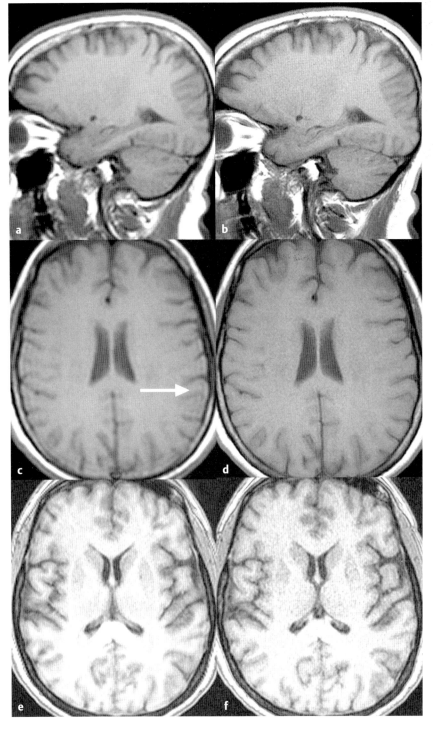

Abb. 11.1 a–f

12 Signal-Rausch-Verhältnis

Die gegenüberliegenden Abbildungen veranschaulichen das Kriterium des Signal-Rausch-Verhältnisses (Signal-to-Noise-Ratio, SNR) in der MR (Abb. 12.1). SNR ist das Verhältnis von MR-Signal zum Hintergrundrauschen, bezogen auf das einzelne Raumelement. MR-Bilder mit einem niedrigen SNR sehen „körniger" aus (Abb. 12.1 a u. c) im Vergleich zu Bildern mit einem höheren SNR (Abb. 12.1 b u. d). Das menschliche Auge nimmt nicht das eigentliche SNR wahr, sondern vielmehr das Kontrast-Rausch-Verhältnis (Contrast-to-Noise-Ratio, CNR). Je höher der Kontrast zwischen zwei Strukturen ist, desto niedriger kann das für die Unterscheidbarkeit der Strukturen geforderte Signal-Rausch-Verhältnis sein. So ist z. B. die graue Hirnsubstanz von der weißen Hirnsubstanz in Abb. 12.1 b durch das höhere SNR besser voneinander abzugrenzen als in Abb. 12.1 a. Bestimmend für die Signalintensität ist die Anzahl der Wasserstoffkerne (Protonen), die am Anregungsprozess beteiligt sind. Da diese Zahl proportional zur Raumelementgröße ist, ist auch die Signalintensität direkt proportional zur räumlichen Auflösung. Je größer das Raumelement und damit die Anzahl der Wasserstoffprotonen, umso stärker ist das Signal. Größere Raumelemente bedeuten gleichzeitig einen Verlust an räumlicher Auflösung (s. Kap. 11). Die Parameter, welche die Raumelementgröße bei einer 2D-Aufnahme bestimmen, sind

- Größe des Bildbereichs (FOV), sowohl in Phasenkodier- als auch Frequenzkodierrichtung,
- Größe der Bildmatrix in Phasenkodierrichtung,
- Größe der Bilddatenmatrix in Frequenzkodierrichtung,
- Schichtdicke.

Mit der Größe des Raumelements nimmt auch das SNR proportional zu. Verdoppelt man z. B. die Schichtdicke, so verdoppelt sich das Raumelementvolumen und damit auch das SNR. Die Änderung des Bildbereichs beeinflusst die Größe des Raumelements in zwei Dimensionen. Reduziert man also das FOV um den Faktor 2, so reduziert sich die Größe des Raumelements und damit auch das SNR um den Faktor 4. Was das Hintergrundrauschen betrifft, so ist in erster Näherung die Annahme gültig, dass das Leistungsspektrum des Frequenzrauschens gleichmässig verteilt ist. Damit ist das Rauschen aus einem Raumelement proportional zur Wurzel der verwendeten Frequenzbandbreite (vom Anwender frei wählbar). Das SNR verbessert sich mit der Wurzel aus der Anzahl der Messungen. Die Anzahl der Messungen bestimmt sich aus

- Anzahl der Phasenkodierschritte,
- Anzahl der Partitionskodierungen (bei einem 3D-Protokoll),
- Anzahl der Akquisitionen (Number of Signals averaged, NSA, oder Number of Excitations, NEX, je nach Hersteller).

NSA gibt an, wie oft die gleiche k-Raum-Zeile gemessen wird. Es ist der Parameter, der in der klinischen Anwendung am häufigsten zur Anwendung kommt, um das SNR zu verbessern. Ein Nachteil der Erhöhung der NSA zwecks Verbesserung des SNR besteht darin, dass die Messzeit direkt proportional zur NSA ist, wohingegen das SNR sich nur in Abhängigkeit von der Wurzel der NSA verbessert. Erhöht man die Anzahl der Akquisitionen um den Faktor 4, so verlängert sich die Messzeit proportional, während das

SNR sich nur um den Faktor 2 (= √4) verbessert (siehe Unterschied zwischen Abb. 12.1 **a** u. **b** oder 12.1 **c** u. **d**).

Wie bereits erwähnt, ist das SNR umgekehrt proportional zur Wurzel der verwendeten Bandbreite bei der Frequenzkodierung. Reduziert man diese Bandbreite z. B. um den Faktor 4, so verbessert sich das SNR um den Faktor 2 (= √4). Während die Frequenzbandbreite die Messzeit nicht beeinflusst, führt eine Reduktion derselben verstärkt zu Artefakten durch chemische Verschiebung (s. Kap. 96), was bei höheren Feldstärken problematisch sein kann.

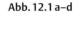

Abb. 12.1 a–d

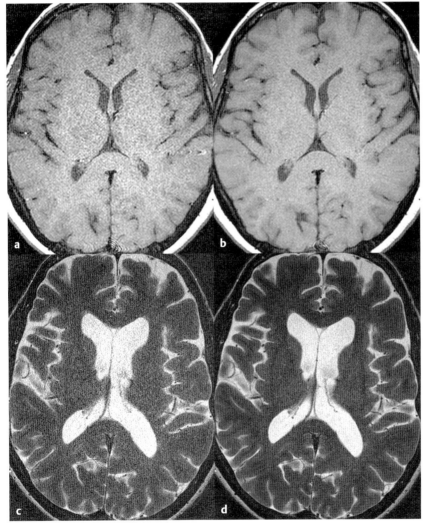

13 Kontrast-Rausch-Verhältnis

Das Kontrast-Rausch-Verhältnis (Contrast-to-Noise-Ratio, CNR) ist definiert als der Unterschied in der Signalamplitude zwischen Objekt und Umgebung, dividiert durch das Hintergrundrauschen (Background Noise, **N**).

Beispielsweise ist der Kontrast zwischen Liquor und weißer Hirnsubstanz durch $(SI_{Liquor} - SI_{WS})/N$ gegeben. Abb. 13.1 zeigt die Verbesserung im CNR für eine protonendichtegewichtete Aufnahme (Proton Density, PD), wie man sie mit einer schnellen Spin-Echo-Bildgebung (Turbo-Spin-Echo, TSE) (13.1 b) im Vergleich zu einer Spin-Echo-Aufnahme (Spin-Echo, SE) erreicht (13.1 a).

Die bei der SE-Sequenz verwendete Repetitionszeit (TR) von 2,8 s ist zu kurz für eine echte protonendichtegewichtete Bildgebung und führt zu einer hypointensen Darstellung des Liquors, da die longitudinale Magnetisierung im Liquor sich noch nicht erholt hat. In der TSE-Bildgebung sind die Messzeiten erheblich kürzer, trotz Verwendung einer langen TR von z.B. 5,6 s wie in diesem Beispiel, welches zu einer hyperintensen Darstellung des Liquors führt, wie man es entsprechend der höheren Protonendichte des Liquors erwarten würde. Die Messzeit für die SE-Aufnahme war 11,6 min im Vergleich zu 2,1 min für die TSE-Aufnahme. Das Kontrast-Rausch-Verhältnis in der TSE-Bildgebung wird nicht nur durch die Wahl von TR und Echozeit (TE) beeinflusst, sondern auch durch den Magnetisierungstransfereffekt über die Verwendung multipler 180°-HF-Pulse. Abb. 13.2 zeigt das Gehirn eines Patienten mit multipler Sklerose, gemessen mit einer SE- und einer TSE-Sequenz (Abb. 13.2 a bzw. b).

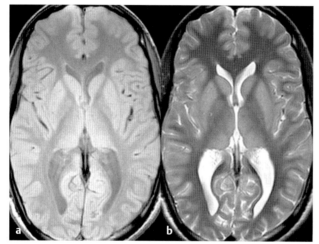

Abb. 13.1 a, b

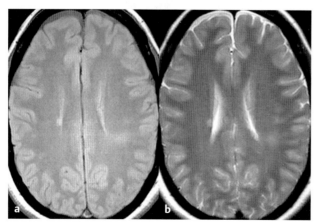

Abb. 13.2 a, b

SNR versus CNR

Abb. 14.1 a u. c zeigen den Verlauf des Signal-Rausch-Verhältnisses (SNR) und des Kontrast-Rausch-Verhältnises (CNR) für weiße (WS) und graue (GS) Hirnsubstanz bei gleicher Messzeit aber unterschiedlichen Repetitionszeiten (TR) (s. Kap. 15). Um die absolute Messzeit konstant zu halten, wurden bei der ersten Messung zwei Akquisitionen, bei der Messung mit der doppelten Repetitionszeit nur eine Akquisition verwendet. Eine Verlängerung der Repetitionszeit von 430 ms (Abb. 14.1 b) auf 860 ms (Abb. 14.1 d) in einem 1,5-T-System führt zu einer ~7%igen Erhöhung des SNR in der weißen Substanz, aber zu einem ~30%igen Verlust an CNR (WS/GS)! Die Wahl der Repetitionszeit von 860 ms erhöht die Signalamplitude sowohl für GS als auch für WS, das Kontrast-Rausch-Verhältnis wird dabei signifikant reduziert. Sowohl die Darstellung von Ödemen als auch die Differenzierung von grauer und weißer Substanz (Pfeile) verbessern sich in gezeigtem Beispiel mit der Wahl einer kürzeren Repetitionszeit aufgrund eines höheren CNR-Wertes.

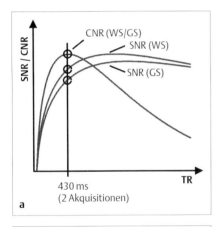

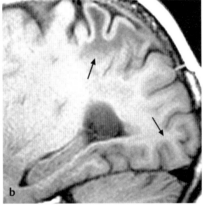

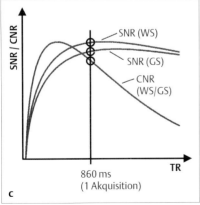

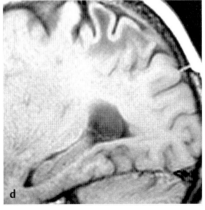

Abb. 14.1 a–d

15 T1, T2 und PD (Protonendichte)

In der CT-Bildgebung gibt es nur einen kontrastbestimmenden gewebespezifischen Parameter: die Elektronendichte des zu untersuchenden Gewebes. Eine Kontrastbeeinflussung durch Ausnutzung der Ordnungszahlabhängigkeit bei Verwendung niederenergetischer Röntgenstrahlung wird in der CT nicht ausgenutzt, die angelegte Spannung bleibt hoch. Im Gegensatz dazu bietet die MR-Bildgebung eine Vielzahl gewebespezifischer Parameter. Die drei wichtigsten sind:

- T1-Relaxationszeit,
- T2-Relaxationszeit,
- Protonendichte (PD).

Die Bildgebung ist i.d.R. so gestaltet, dass der Bildkontrast von einem dieser Parameter dominiert wird. Der Gewebekontrast im Bild wird durch viele intrinsische Kontrastmechanismen bestimmt, ist aber „gewichtet" in Richtung eines bestimmten gewebespezifischen Parameters. Man spricht hier deshalb auch von Wichtung.

> Die Wichtung beschreibt den dominierenden Einfluss eines der drei Parameter (T1, T2 oder PD) auf den Bildkontrast. Diese Wichtung erzielt man durch die Wahl bestimmter Bildgebungssequenzen und Protokollparameter. Für eine Spin-Echo-Sequenz sind das die Repetitionszeit und die Echozeit.

Die Repetitionszeit (TR) kontrolliert primär die Größenordnung der T1-Gewichtung, während die Echozeit (TE) primär für die T2-Gewichtung verantwortlich ist. Für eine T1-gewichtete Bildgebung wählt man eine relativ kurze TR. Die optimale TR für eine T1-gewichtete Bildgebung hängt von den T1-Relaxationszeiten der zu unterschei-

denden Gewebearten ab. Dabei werden i.d.R. praktische Aspekte wie Messzeit und Volumenabdeckung ebenfalls berücksichtigt. T1-Relaxationszeiten sind feldstärkeabhängig und deshalb kürzer bei niedriger bzw. länger bei hoher Feldstärke. Für eine T1-gewichtete Bildgebung des Gehirns bei 1,5 T werden üblicherweise TR zwischen 400 und 550 ms verwendet (Abb. 15.1 a). Eine Verlängerung der TR führt zu einer Verminderung der T1-Wichtung. Wird auch gleichzeitig die TE verlängert, so erhält man eine zunehmende T2-Wichtung.

Wie bereits erwähnt bestimmt TE primär die Größenordnung der T2-Wichtung in einem MR-Bild. Wird eine T1-Wichtung angestrebt, verwendet man eine relativ kurze TE, i.d.R. wird die kürzestmögliche TE gewählt. Bei der Spin-Echo-Bildgebung bedeutet „kurz" eine Zeitspanne von weniger als 25 ms. Ist eine T2–Wichtung erwünscht, verlängert man die TR auf üblicherweise 2,5 s oder länger, um den Einfluss der T1-Relaxationszeit zu reduzieren und wählt zudem eine lange TE zwischen 80 und 120 ms. Abb. 15.1 b zeigt ein T2-gewichtetes Spin-Echo-Bild (lange TR/lange TE).

Um ein protonendichtegewichtetes Bild zu erhalten (Abb. 15.1 c) verlängert man die TR, um die T1-Wichtung zu reduzieren (≥ 2,5 s) und reduziert die TE (≤ 25 ms), um die T2-Wichtung zu vermindern. In der klinischen Routine hat sich bei der Darstellung des Gehirns zusätzlich zur PD-Wichtung die T2-gewichtete FLAIR-Technik (Fluid Attenuated Inversion Recovery, Abb. 15.1 d) etabliert.

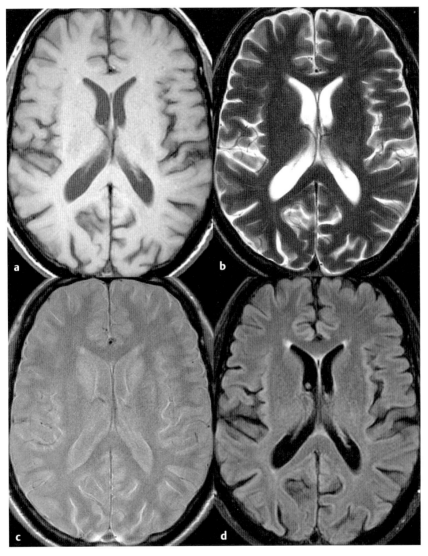

Abb. 15.1 a–d

16 Spin-Echo-Bildgebung

Abb. 16.1 zeigt sagittale bzw. transversale T1-gewichtete Spin-Echo-Aufnahmen vor (Abb. 16.1 a u. c), und koronare bzw. axiale Aufnahmen nach (Abb. 16.1 b u. d) intravenöser Gabe eines Gadoliniumchelats. Die Messung zeigt eine sich heterogen anreichernde Raumforderung in der linken okzipitoparietalen Region, welche sich postoperativ als Glioblastoma mulitiforme herausstellte.

Das mit einer MR-Bildgebungssequenz aufgenommene Signal wird Echo genannt. Das Signal wird mit Hilfe von Magnetfeldgradienten räumlich kodiert. Signalveränderungen als Folge lokaler Feldinhomogenitäten lassen sich durch einen HF-Refokussierungspuls eliminieren. Eine Bildgebungssequenz, die ausschließlich Magnetfeldgradienten dazu verwendet, ein Echo zu erzeugen, wird Gradienten-Echo-Sequenz genannt. Wird ein HF-Refokussierungspuls verwendet – meist ein 180°-Puls – spricht man von einer Spin-Echo-Sequenz. Die Spin-Echo-Bildgebung ist historisch gesehen die am häufigsten verwendete Methode in der klinischen MR-Bildgebung.

Bei einer Spin-Echo-Sequenz wird i.d.R. ein 90°-HF-Puls angewendet, der die longitudinale Magnetisierung (gebildet aus den überzähligen parallel ausgerichteten Kernspins) in eine transversale Magnetisierung umwandelt (Kippen der zur Magnetfeldrichtung parallel ausgerichteten Magnetisierung in eine Position senkrecht zu dieser Feldrichtung). Die nach Verlassen der Parallelausrichtung einsetzende Präzession der Magnetisierung induziert ein Signal in einer Empfangsspule, welches man als freien Induktionszerfall (FID) bezeichnet. Wird ein 180°-HF-Refokussierungspuls zwischen Anregungspuls und Datenakquisition verwendet, so bezeichnet man das induzierte Signal als Spin-Echo. Dieser 180°-HF-Puls eliminiert die Dephasierung, die bei lokalen Magnetfeldinhomogenitäten oder bei einer chemischen Verschiebung der Resonanzfrequenzen auftritt (s. Kap. 55 und 96). Letzteres ist der Fall, wenn sich in einem Raumelement sowohl Fett als auch Wasser befinden. Mit einer Spin-Echo-Sequenz wird der Bildkontrast, der durch die Echozeit gesteuert wird, durch die T2-Relaxationszeit beeinflusst. T2 ist die transversale Relaxationszeit, welche durch die Spin-Spin-Wechselwirkung verursacht wird. Verzichtet man auf die Verwendung eines HF-Refokussierungspulses, so fällt das Signal wesentlich schneller ab, da neben der T2-Relaxation die Beiträge lokaler Feldinhomogenitäten und unterschiedlicher elektronischer Umgebungen für eine rasche Dephasierung sorgen. Die Zeitkonstante, die alle diese Phänomene berücksichtigt, wird effektive transversale Relaxationszeit T2* genannt.

In der Spin-Echo-Bildgebung gibt es zwei vom Benutzer wählbare Protokollparameter, die den Kontrast bestimmen:

- Repetitionszeit (TR),
- Echozeit (TE).

TR bestimmt den Grad der T1-Wichtung, TE den Grad der T2-Wichtung. Wie schon in Kapitel 15 erwähnt, verwendet man eine relativ kurze TR (z.B. 500 ms oder weniger) und eine kurze TE (z.B. 25 ms oder weniger), um einen Gewebekontrast zu erzielen, der die Unterschiede in der T1-Relaxationszeit abbildet. Gewebe mit kurzer T1-Relaxationszeit erscheinen in einer solchen T1-gewichteten Bildgebung hell. Gadolinium ist ein paramagnetisches Metall, welches die T1-Relaxationszeit benachbarter Wassermoleküle verkürzt, was zu einem starken Signal in der T1-gewichteten Bildgebung führt (Abb. 16.1 b u. **d**).

Eine Verlängerung der TR bei kurz gehaltener TE führt zu protonendichtegewichteten Bildern. Die Verwendung einer langen TR (> 2 s) und einer langen TE (> 80 ms) produziert T2-gewichtete Bilder. Da die Verwendung langer TR jedoch auch proportional die Messzeit verlängert, werden für die protonendichtegewichtete und für die T2-gewichtete Bildgebung ausschließlich

schnelle Spin-Echo-Techniken verwendet (s. Kap. 17).

Ist TR sehr viel größer als TE, bleibt nach dem Auslesen der Daten einer Schicht noch genügend Zeit, weitere Schichten anzuregen und auszulesen (Multi-Schicht-Verfahren). Die maximale Anzahl der Schichten innerhalb einer Pulssequenz ergibt sich näherungsweise aus dem Verhältnis TR/TE. Sowohl eine Reduzierung der TR als auch eine Erhöhung der TE vermindern die maximale Anzahl der auslesbaren Schichten innerhalb einer gegebenen Sequenz.

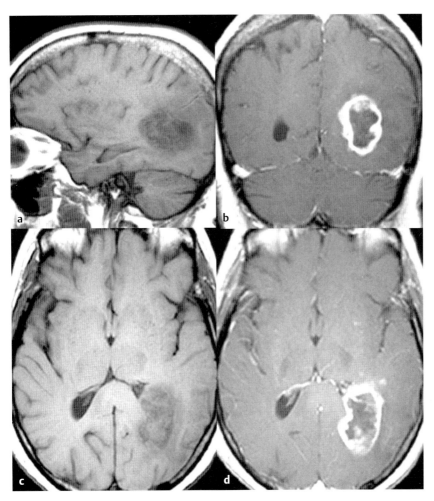

Abb. 16.1 a–d

17 *Schnelle Spin-Echo-Bildgebung*

Die Abbildungen wurden mit Hilfe einer konventionellen (Abb. 17.1 a u. b) und einer schnellen Spin-Echo-Sequenz (Abb. 17.1 c u. d) akquiriert. Die schnelle Spin-Echo-Bildgebung (Turbo-Spin-Echo, TSE oder Fast-Spin-Echo, FSE) wird heute routinemäßig angewendet.

Eine Spin-Echo-Sequenz verwendet einen 180°-HF-Refokussierungspuls, um ein Spin-Echo zu erzeugen. Die Dephasierungsphänomene als Folge lokaler Feldinhomogenitäten oder im Zusammenhang mit einer chemischen Verschiebung werden mit Hilfe des HF-Refokussierungspulses korrigiert. Bei einer konventionellen Spin-Echo-Sequenz wird vor dem Auslesen der Daten ein sog. Phasenkodiergradient angewendet. Die Amplitude dieses Phasenkodiergradienten bestimmt, welcher k-Raum-Zeile das frequenzkodierte Signal zuzuordnen ist. Bei einer konventionellen Spin-Echo-Sequenz wird mit jeder Anregung eine Zeile des k-Raumes gefüllt. Bei einer schnellen Spin-Echo-Sequenz wird nach der 90°-HF-Anregung mit Hilfe multipler 180°-HF-Refokussierungspulse eine ganze Serie von Spin-Echos erzeugt. Die Anzahl der erzeugten Echos innerhalb einer TR-Periode wird auch Echozuglänge genannt (Echo Train Length, ETL).

Vor jedem dieser Spin-Echos bestimmt ein Phasenkodiergradient die Zeilenadresse im k-Raum. Auf diese Weise werden innerhalb einer TR-Periode, mit nur einer Anregung, mehrere Zeilen des k-Raumes gefüllt. Die Anzahl der so gemessenen Fourier-Zeilen entspricht der ETL. Beträgt die Echozuglänge z.B. 16, so werden innerhalb einer TR-Periode 16 Fourier-Zeilen oder k-Raum-Zeilen gemessen. Beträgt die gewählte Größe der Bildmatrix in Phasenkodierrichtung 256, so sind nicht 256 Anregungen notwendig, um die k-Raum-Matrix zu füllen, sondern nur 16 ($=256:16$), unter der Annahme, dass nur eine Akquisition gewählt wurde. Verlängert man die ETL auf 32, so bräuchte man nur 8 Repetitionen, um die 256 notwendigen Fourier-Zeilen zu akquirieren. Die Verwendung einer schnellen Spin-Echo-Sequenz beschränkt sich nicht nur auf eine signifikante Verkürzung der Messzeit, sie macht auch die Verwendung langer TR praktikabel, was zu einem besseren Gewebekontrast führt.

Die Leistungsfähigkeit der schnellen Spin-Echo-Bildgebung lässt sich anhand der folgenden Abbildungen demonstrieren. Die Abb. 17.1 a u. b wurden unter Verwendung einer konventionellen Spin-Echo-Technik akquiriert, mit einer TR von 3,5 s und einer TE von 85 ms. Die Messzeit betrug 10 min 51 s. Die TSE-Akquisition (Abb. 17.1 c u. d) wurde mit der gleichen TR und der gleichen TE akquiriert, hatte aber eine ETL von 19. Die Akquisition von 19 verschiedenen k-Raum-Zeilen pro TR-Intervall führt zu einer Gesamtmesszeit von 35 s ($=10$ min 51 s : 19).

Die Verwendung kurz aufeinanderfolgender multipler 180°-HF-Refokussierungspulse reduziert Pulsations- und Flussartefakte (s. Kap. 101). Man beachte ebenfalls die höhere Signalintensität des Liquors im Bereich der Pons, die verbesserte Darstellung der Arteria basilaris und der Aa. carotides internae und die reduzierten Geisterbilder des pulsierenden Liquors, der Gefäße und der Augäpfel (s. Kap. 98, 99 und 101). Eine Verlängerung der ETL reduziert die Messzeit, aber auch die Anzahl der möglichen Schichten, die innerhalb eines TR-Intervall adressiert werden können. Längere ETL führen außerdem zu unscharfen Kanten in der Bildgebung, wenn gleichzeitig eine kurze effektive Echozeit gewählt wurde bzw. zu einer künstlichen Kantenbetonung, wenn eine lange effektive Echozeit gewählt wurde. Diese Artefakte haben ihre Ursache im T2-Zerfall während der Zeitdauer einer ETL und lassen sich minimieren, wenn man zu einer höheren Auslesebandbreite geht. Eine höhere Bandbreite ist verbunden mit kürzeren Auslesefenstern, womit sich der Echoabstand und damit die Dauer einer ETL verkürzen lässt. Die in kurzen Abständen folgenden multiplen 180°-HF-Re-

fokussierungspulse brechen die J-Kopplung in fetthaltigen Strukturen auf und führen damit im Gegensatz zur konventionellen Spin-Echo-Bildgebung zu einer Rephasierung und damit zu einer hyperintensen Darstellung von Fett.

Im gezeigten Beispiel ist die Schleimhautverdickung in der konventionellen Spin-Echo-Aufnahme besser zu sehen (Abb. 17.1 a) als in der TSE-Aufnahme (Abb. 17.1 b), als Folge der hohen Signalintensität in der angrenzenden fetthaltigen Struktur.

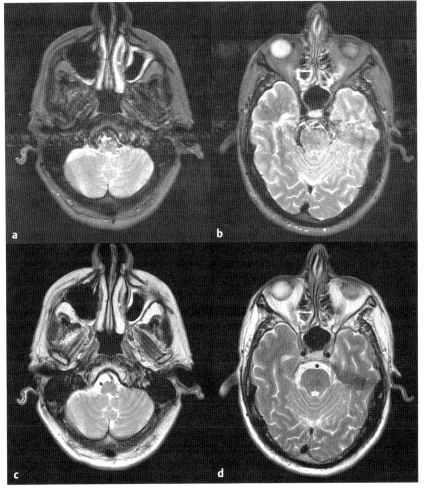

Abb. 17.1 a–d

18 Turbo-Spin-Echo – Reduzierte Refokussierung

Eine Reduktion der Messzeit durch Verwendung multipler phasenkodierter Echos mittels der Turbo-Spin-Echo-Technik ist natürlich erwünscht. Die dazu nötige Verwendung dicht aufeinanderfolgender HF-Refokussierungspulse ist jedoch mit einer erhöhten Leistungsübertragung auf den Patienten verbunden und wird beschrieben durch die spezifische Absorptionsrate (SAR). Kein TSE-Protokoll darf vorgegebene SAR-Grenzen überschreiten. Eine Möglichkeit, die SAR zu begrenzen, ist die Verwendung von niedrigen HF-Refokussierungswinkeln (< 180°). Dies führt zu einer signifikanten Reduktion der SAR, verschlechtert jedoch das Kontrast-Rausch-Verhältnis (CNR) (s. Kap. 13).

Wie in Abb. 18.1 dargestellt, lässt sich ein Refokussierungswinkel von weniger als 180° als mangelhafte Drehung des Fächers der transversalen Magnetisierung verstehen (Abb. 18.1 [2]). Das induzierte MR-Signal ist entsprechend der Projektion der Magnetisierung auf die Transversalebene kleiner (Abb. 18.1 [3]). Durch die niedrigen HF-Refokussierungspulse wird der Fächer hin und her gekippt und erreicht bald einen sog. Pseudo-Gleichgewichtszustand.

Abb. 18.1

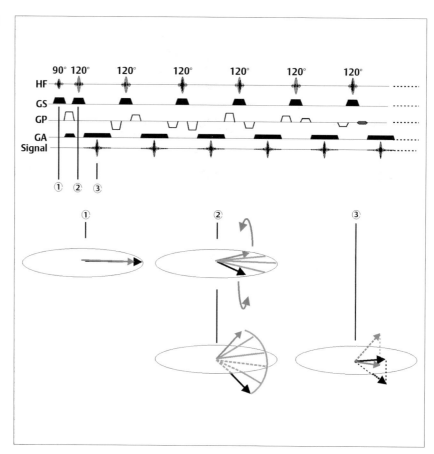

Abb. 18.**2 a** u. **b** zeigen Bilder, die mit einer T2-gewichteten TSE-Pulssequenz akquiriert wurden. Abb. 18.**2 a** erhielt man bei Verwendung von 180°-HF-Refokussierungspulsen. Abb. 18.**2 b** dagegen wurde unter Verwendung von 120°-HF-Refokussierungspulsen gemessen. Vergleicht man die beiden Abbildungen, zeigt sich in Abb. 18.**2 b** eine Reduktion des SNR um 20 % für die weiße Substanz bzw. um 17 % für den Liquor. Gleichzeitig nimmt das CNR (weiße Substanz versus Liquor) um 15 % ab. Obwohl sich der Verlust an SNR und CNR regional leicht verifizieren lässt, ist der Unterschied subjektiv kaum wahrnehmbar. Die Bilder zeigen kleine Bereiche erhöhter Signalintensität innerhalb der weißen Hirnsubstanz des Centrum semiovale, welche typisch sind für leichte, altersbedingte chronisch-ischämische Veränderungen.

Die derzeitigen Ansätze zur Reduktion der Leistungsübertragung bei Hochfeldsystemen (3-T-Systeme) mit Methoden wie TRAPS (Transitions between Pseudo Steady State) und VFL (Variable Flip Angle Imaging) dürfen nicht mit der simplen Reduktion des HF-Refokussierungswinkels in der TSE-Bildgebung verwechselt werden.

Abb. 18.2 a, b

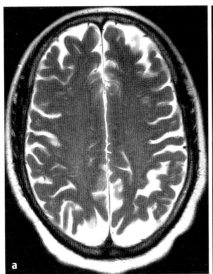
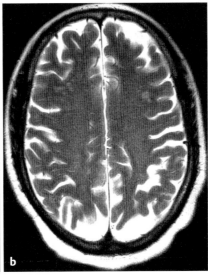

19 k-Raum-Sortierung (Phasenkodierung)

Abb. 19.1 a

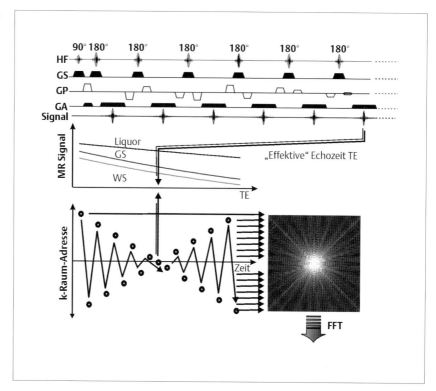

Bei der Multiecho-Bildgebung, wie sie z. B. bei der schnellen Spin-Echo-Bildgebung zur Anwendung kommt, spielt die Reihenfolge, in welcher die k-Raum-Zeilen akquiriert werden, eine wichtige Rolle für den Bildkontrast. Die für die Darstellung der groben Objektstruktur verantwortlichen Fourier-Zeilen liegen im Zentrum des k-Raumes. Die Echozeit, zu der diese k-Raum-Zeilen akquiriert werden, nennt man effektive Echozeit. TSE-Protokolle beinhalten eine im Vergleich zur konventionellen Spin-Echo-Bildgebung längere Repetitionszeit und eine bessere räumliche Auflösung der Messung. Damit kompensiert man die Gefahr, kleinere Strukturen zu übersehen, die in der

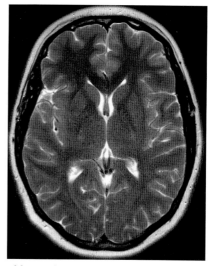

Abb. 19.1 b

Abb. 19.2 a

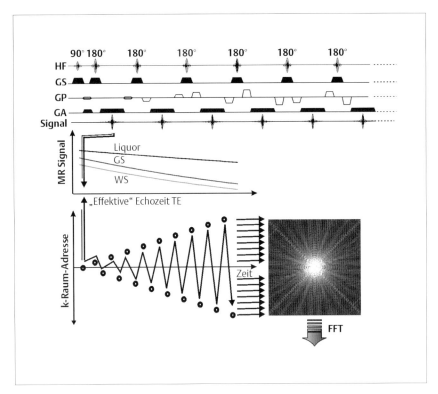

TSE-Bildgebung mit einer anderen Wichtung gemessen werden (die äußeren Fourier-Zeilen, gemessen mit späteren oder früheren Echozeiten, s. Kap. 17).

Abb. 19.**1b** zeigt das Ergebnis einer langen effektiven Echozeit. Dieses Bild hat eine starke T2-Wichtung. Die zentralen Fourier-Zeilen wurden in diesem Beispiel mit dem zehnten Echo gemessen bei einer ETL von 19. Alternativ können die zentralen Fourier-Zeilen auch zu Beginn des Echozuges akquiriert werden. In diesem Fall wäre das Bild protonendichtegewichtet, wie in Abb. 19.**2b** gezeigt. Abb. 19.**2b** wurde erzeugt mit einer Echozuglänge von 19 Echos mit einem Echo-Echo-Abstand von 12,1 ms wobei die zentralen Fourier-Zeilen mit dem ersten Echo gemessen wurden.

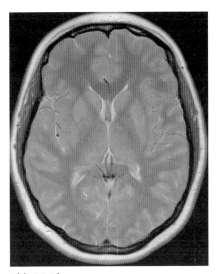

Abb. 19.2 b

20 RESTORE-Techniken

Bei der RESTORE-, DRIVE- oder FRFSE-Technik (Fast Recovery Fast Spin Echo) handelt es sich um eine schnelle Spin-Echo-Technik (TSE), bei der am Ende eines Echozuges die verbleibende transversale Magnetisierung über einen HF-Puls wieder in die longitudinale Richtung gekippt (wiederhergestellt) wird. Diese Technik ist dann von Vorteil, wenn die Anzahl der gewünschten Schichten auch bei niedriger TR gemessen werden könnten. Gewebe mit langer T1-Relaxationszeit haben in der Regel auch eine lange T2-Relaxationszeit. Nach einem Echozug ist bei dieser Art von Geweben noch sehr viel transversale Magnetisierung vorhanden, während die longitudinale Magnetisierung sich noch nicht vollständig erholt hat. Benötigt man eine lange TR, um eine genügend große longitudinale Magnetisierung für die nächste Messung zur Verfügung zu haben, so lässt sich mit Hilfe eines sog. RESTORE-(HF-) Pulses unter Verwendung einer kurzen TR die verbliebene transversale Magnetisierung wieder in eine longitudinale Magnetisierung überführen. Damit kann man mit kürzerer TR einen zum Standardprotokoll vergleichbaren Kontrast erzielen. In der allgemeinen schnellen Spin-Echo-Bildgebung wird zu Beginn eine Kombination aus 90°- und 180°-HF-Pulsen verwendet, um ein Spin-Echo zu generieren. Zusätzliche 180°-HF-Refokussierungspulse erzeugen weitere Echos, die innerhalb derselben TR-Periode wiederum andere k-Raum-Zeilen adressieren. Es gibt zwei Randbedingungen für die Wahl der TR-Periode, zum einen soll die Zahl der gewünschten Schichten innerhalb dieser Periode gemessen werden, zum anderen ist oft eine noch längere TR notwendig, um der longitudinalen Magnetisierung genügend Erholungszeit zu

geben, vor allem bei langen T1-Relaxationszeiten, wie sie beim Liquor oder bei der Synovia vorliegen. Lange TR sind aber immer mit langen Akquisitionszeiten verbunden. Hier liegt das Anwendungsgebiet einer RESTORE-Technik, die vergleichbaren Kontrast bei kürzerer TR bieten.

Abb. 20.1 a u. b veranschaulichen den Effekt der verkürzten TR bei einer schnellen Bildgebung auf die Signalintensität im Liquor der lumbalen Wirbelsäule. In Abb. 20.1 a wurde die TR auf 2 s gesetzt, verbunden mit einer Messzeit von etwa 2 min. Die TR ist in diesem Fall zu kurz gewählt für eine ausreichende Erholung der longitudinalen Magnetisierung im Liquor, d. h. die Signalintensität ist reduziert. In Abb. 20.1 b wurde das gleiche Protokoll verwendet, die TR jedoch auf 4 s gesetzt und damit die Messzeit verdoppelt. Das Resultat ist ein deutlich erhöhtes SNR für den Liquor, aber ein nur gering erhöhtes SNR für die anderen Gewebearten.

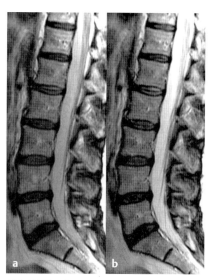

Abb. 20.1 a, b

Eine sog. RESTORE-Sequenz verwendet einen zusätzlichen 180°-HF-Refokussierungspuls, um die transversale Magnetisierung erneut zu rephasieren und kippt dann diese transversale Magnetisierung mit einem –90°-HF-Impuls wieder in die longitudinale Position. Der wesentliche Vorteil besteht darin, dass der gleiche Kontrast bei kürzeren Repetitionszeiten erzielt werden kann. Mit einer kürzeren TR reduziert sich auch die Messzeit.

Für die Abb. 20.1 c u. d wurde die gleiche Sequenz wie für die Abb. 20.1 a u. b verwendet, unter zusätzlicher Anwendung der RESTORE-Technik (180° und –90°-HF-Puls) nach jedem Echozug.

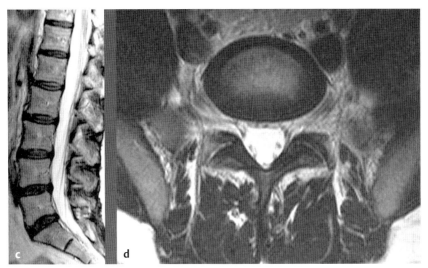

Abb. 20.1 c, d

21 Turbo-Gradienten-Spin-Echo

Der Auslesegradient (GA), der dem Signal über eine Frequenzkodierung eine räumliche Information aufprägt, führt aufgrund des erzeugten Frequenzspektrums zu einer raschen Dephasierung des Signals. Ändert man die Polarität dieses Gradienten, so wird die vormals langsame Komponente der transversalen Magnetisierung schneller und umgekehrt. Es kommt dadurch zu einer Rephasierung des Signals, dem sog. Gradienten-Echo. Die verbleibende Dephasierung als Folge der Spin-Spin-Wechselwirkung und der lokalen Feldinhomogenitäten wird mit der gewebespezifischen T2*-Relaxationszeit beschrieben. Die Kombination von Gradienten-Echo-Sequenzen mit der schnellen Spin-Echo-Bildgebung wird Gradient-Spin-Echo (GRASE) oder Turbo-Gradient-Spin-Echo (TGSE) genannt. Abb. 21.1a zeigt den zeitlichen Ablauf einer schnellen Spin-Echo-Sequenz.

Abb. 21.1b zeigt eine Variante dieser Sequenz. Ein 180° Impuls erzeugt ein Spin-Echo. Innerhalb dieses Spin-Echos werden drei Gradienten-Echos akquiriert. Man spricht in diesem Fall auch von einer Spin-Echo-Hüllkurve.

Man sieht, dass mit der TGSE mehr Echos in der gleichen Zeit untergebracht werden können und damit die Messzeit theoretisch reduziert werden kann. Einen weiteren Vorteil bietet der größere Abstand zwischen den 180°-HF-Refokussierungspulsen. Damit bleibt die J-Kopplung fettiger Strukturen bestehen und Fett erscheint ähnlich wie in der konventionellen Spin-Echo-Bildgebung.

Die TSE-Bildgebung ist in der Darstellung hämorrhagischer Läsionen – speziell in Bezug auf Desoxyhämoglobin und Ferritin – im Vergleich zur konventionellen Spin-Echo-Bildgebung weniger sensitiv. Da die Gradienten-Echo-Technik eine hohe Sensitivität auf Eisen und die verschiedenen Blutabbauprodukte aufweist, erhöht eine Kombination aus Gradienten- und

Abb. 21.1 a, b

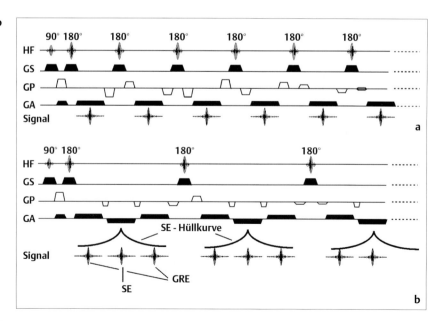

Spin-Echo-Techniken die Sensitivität bei der Darstellung hämorrhagischer Läsionen.

Abb. 21.2a–d zeigt den Vergleich zweier Messungen, durchgeführt mit einer TSE- (21.1a u. c) bzw. einer TGSE-Sequenz (21.2b u. d) bei identischer Messzeit. Die TSE-Akquisition wurde mit einer 256×256 Matrix durchgeführt und auf eine 512×512 Matrix interpoliert. Die TGSE-Sequenz wurde mit einer 384×512 Matrix akquiriert.

Die trotz gleicher Messzeit höhere räumliche Auflösung bei TGSE-Akquisition wird dadurch erzielt, dass mehr Echos pro TR-Intervall akquiriert werden können. Bei diesem Patienten mit einem großen bilateralen subakuten subduralen Hämatom ist das Eisen (niedrige Signalintensität, s. Pfeile) innerhalb der abnormalen extraaxialen Flüssigkeitsansammlung besser zu erkennen.

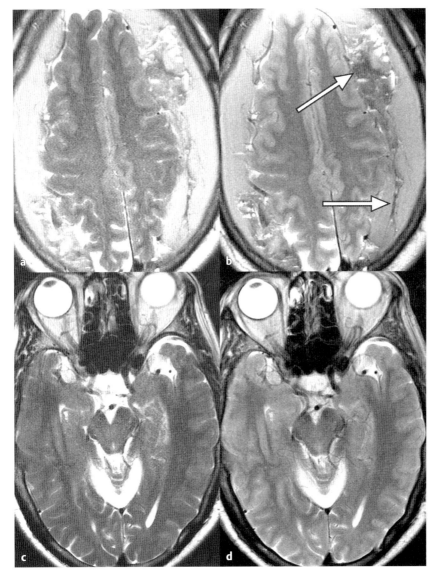

Abb. 21.2a–d

22 HASTE – Half Fourier Acquired Single Shot Turbo Spin Echo

Fortschritte in der Gradienten-Technologie und wachsende Leistungsfähigkeit von HF-Systemen haben die Entwicklung von Sequenzen ermöglicht, welche eine signifikante Reduktion der Messzeit ermöglichen und damit den Einfluss von Patientenbewegung auf die Bildqualität minimieren. Eine solche Sequenz ist HASTE, die Abkürzung für Half Fourier Acquired Single Shot Turbo Spin Echo. Dieser Ansatz kombiniert die Half-Fourier-Technik mit der schnellen Spin-Echo-Bildgebung.

> Bei einer HASTE-Sequenz werden die Schichten seriell aufgenommen, wobei die Bilder i. d. R. rekonstruiert und dargestellt werden, bevor die nächste Schicht adressiert wird. Alle Daten, die für die Bildberechnung einer Schicht notwendig sind, werden mit einem einzigen Echozug akquiriert.

Damit unterscheidet sich die HASTE- von der TSE-Bildgebung, bei der nicht alle, sondern nur mehrere Fourierzeilen pro Anregung gemessen werden und bei der die Schichten nicht sequentiell, sondern wie in der konventionellen Spin-Echo Bildgebung verschachtelt gemessen werden.

Bei der HASTE-Sequenz wird eine praktikable Echozuglänge durch Anwendung der Half-Fourier-Technik erzielt. Diese nutzt die Symmetrie des k-Raums, indem sie etwas mehr als die Hälfte des k-Raums misst und die gemessenen Daten in die andere, nicht gemessene Hälfte „spiegelt". Durch den Verzicht auf die Messung dieser Zeilen verringert sich zwar entsprechend das SNR, die gemessene räumliche Auflösung bleibt jedoch unverändert. Die Bildgebung mit der HASTE-Technik kann so i.d.R. in weniger als 2 s pro Schicht durchgeführt werden. Damit ist HASTE sehr gut geeignet, um Bildqualitätsprobleme zu bewältigen, die auf Patientenbewegung zurückzuführen sind.

Die Bandbreite der Frequenzkodierung spielt bei der HASTE-Sequenz eine wichtige Rolle, da sie einen direkten Einfluss auf die Länge der Akquisitionsfenster und damit auf den möglichen Echo-Echo-Abstand hat. Bei zu niedriger Bandbreite ist der Echo-Echo-Abstand zu groß und der T2-Zerfall während der Datenakquisition führt zu einer signifikanten Unschärfe in der Darstellung (Abb. 22.1 a u. c). Wählt man eine hohe Bandbreite mit entsprechend verkürzten Abständen zwischen den Echos (Abb. 22.1 b u. d), erhält man zwar Bilder mit einem niedrigeren SNR (s. Kap. 96), aber einer höheren Bildschärfe. Entsprechende Bilder eignen sich besser für die Diagnostik.

Die HASTE-Technik findet ihre klinische Anwendung v. a. im Bereich der Bildgebung des oberen Abdomens und für die schnelle Darstellung des Gehirns (Abb. 22.2). Entsprechend ihrer Charakteristik wird HASTE für die stark T2-gewichtete Bildgebung eingesetzt.

Abb. 22.1 a–d

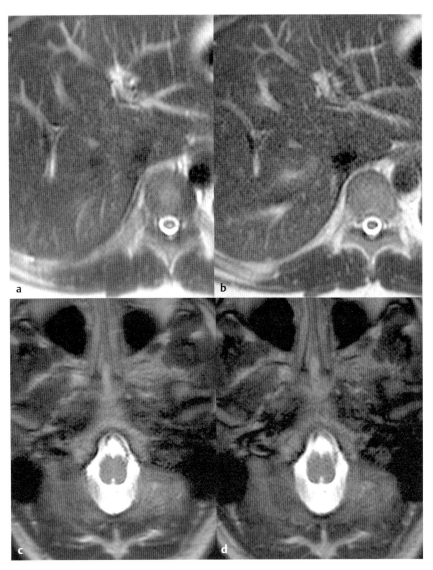

a

b

c

d

Abb. 22.2

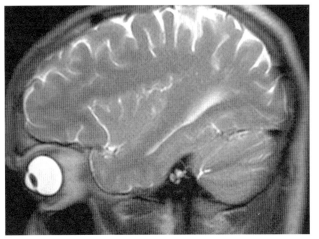

23 Inversion Recovery I

Fettgewebe hat eine sehr kurze T1-Relaxationszeit (~260 ms bei 1,5 T). Diese Tatsache wird in der Short Tau Inversion Recovery (STIR)-Bildgebung ausgenutzt, um das Signal von Fettgewebe weitgehend zu unterdrücken. Wie in Abb. 23.1 (obere Grafik) dargestellt, beginnt der Sequenzablauf mit einem 180° HF-Puls, der die longitudinale Magnetisierung invertiert. Die anschließende Wartezeit bis zum Anregungspuls wird Inversionszeit genannt. Die relativ kurze Inversionszeit TI von 150 ms – auch Short Tau genannt – ist so gewählt, dass zum Zeitpunkt der 90°-HF-Anregung im Fettgewebe keine

longitudinale Magnetisierung vorliegt und damit auch keine signalinduzierende transversale Magnetisierung erzeugt werden kann.

Die mittlere Grafik in Abb. 23.1 zeigt die Entwicklung der longitudinalen Magnetisierung nach Inversion. Die gepunkteten Linien zeigen den theoretischen Verlauf unabhängig vom Anregungspuls. Bei einer Inversionszeit von 150 ms bei 1,5 T wird im Fettgewebe kein Signal erzeugt. Alle Gewebearten mit kurzer Relaxationszeit erscheinen dunkler (z. B. Muskelgewebe). Bei der Kombination dieser Technik mit einem T1-verkürzenden Kontrastmittel

Abb. 23.1

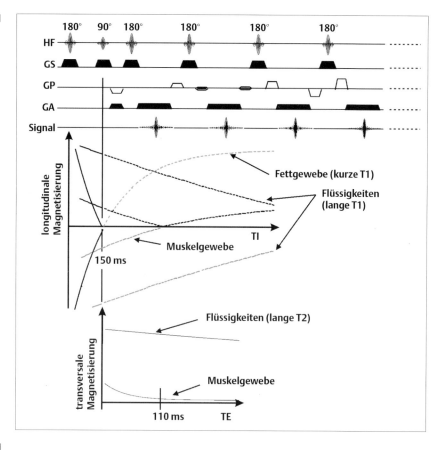

(wie z. B. einem Gadoliniumchelat) ist Vorsicht geboten, da die Aufnahme des Kontrastmittels in Verbindung mit der Inversion zu einer weiteren Reduktion der zur Verfügung stehenden longitudinalen Magnetisierung führen kann und damit kontrastmittelaufnehmende Strukturen dunkler zur Darstellung kommen. Wählt man eine relativ lange Echozeit, so kann man mit dieser Technik die hyperintense Darstellung von flüssigkeitsgefüllten Kavitäten aufgrund ihrer langen T2-Relaxationszeiten ausnutzen, um den Kontrast zur Umgebung weiter zu verstärken wie in der untersten Grafik von Abb. 23.1 gezeigt.

Abb. 23.2 zeigt einen Abszess des Beckens, dargestellt mit einer schnellen Spin-Echo-Sequenz mit vorgeschaltetem Inversionspuls und einer kurzen Inversionszeit, welche die Erzeugung eines Signals im Fettgewebe unterbindet. Der Gewebekontrast in diesem Bild wird durch die Wahl einer langen Echozeit von 110 ms verstärkt. Flüssigkeitsgefüllte Bereiche erscheinen verstärkt hyperintens. Die Kontrastmittelaufnahme im Bereich entzündlicher Prozesse erzeugt irreguläre Grenzbereiche mit niedriger Signalintensität, welche typisch sind für das Erscheinungsbild eines Abszesses (Pfeil).

Die Inversionszeit bei der konventionellen Spin-Echo-Bildgebung beträgt zwischen 170–180 ms für die Unterdrückung des Signals in Gewebearten mit T1-Relaxationszeiten zwischen 250–260 ms (Fettgewebe). Bei der schnellen Spin-Echo-Bildgebung sind kürzere Inversionszeiten zu wählen (~ 150 ms), um den gleichen Effekt zu erzielen.

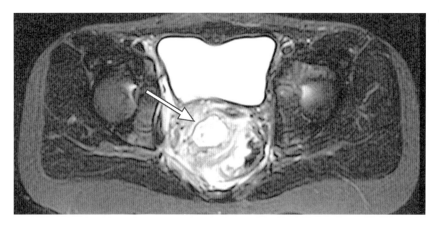

Abb. 23.2

24 Inversion Recovery II

Inversionszeiten von 2,5 s waren vor der Einführung der schnellen Spin-Echo-Bildgebung aufgrund der damit verbundenen Meßzeitlängen unpraktikabel. Erst in Kombination mit der schnellen Spin-Echo-Bildgebung verwendet man Inversionszeiten dieser Länge, um damit das Signal von Flüssigkeiten (mit sehr langen T1-Relaxationszeiten), wie z.B. von Liquor, zu unterdrücken. Nach einer schichtselektiven Inversion aller longitudinalen Magnetisierungen wird der 90°-HF-An-

regungspuls der Bildgebungssequenz zu einem Zeitpunkt ausgeführt, an dem die longitudinale Magnetisierung im Liquor gerade Null ist (Abb. 24.1). Der Liquor erscheint dadurch dunkel, d.h. sein Signalbeitrag ist nur sehr gering oder gar nicht vorhanden (Abb. 24.2). Die Folgen eines chirurgischen Eingriffs erscheinen in diesem Beispiel hyperintens im Zusammenhang mit einer Gliose bei diesem Patienten mit einer Läsion des linken Thalamus. Als Begriff für diese Technik hat sich der Ausdruck

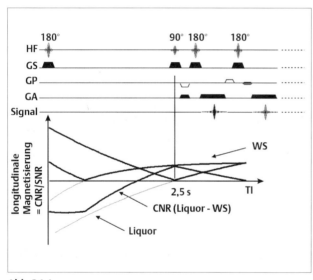

Abb. 24.1

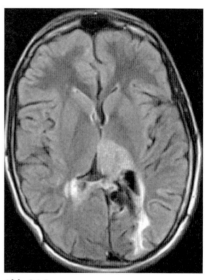

Abb. 24.2

Fluid Attenuated Inversion Recovery (FLAIR) oder liquorunterdrücktes Protokoll etabliert. Die Methode basiert auf einer schnellen Spin-Echo-Sequenz mit vorgeschalteter Inversion in Verbindung mit einer langen Inversionszeit.

Die sog. wahre Inversion-Recovery-Technik (IR) berücksichtigt im Bildkontrast das Vorzeichen der longitudinalen Magnetisierung zum Zeitpunkt des 90° HF-Anregungspulses (Abb. 24.3). In der Literatur spricht man auch von einer phasensensitiven Bildrekonstruktion im Gegensatz zu einer Rekonstruktion, die nur das Absolutsignal verwendet, der sog. Inversion Recovery with Magnitude Reconstruction (IRM).

In den mit der IR-Sequenz erzeugten Bildern wird das Nullsignal als mittlerer Grauwert dargestellt, eine antiparallel ausgerichtete longitudinale Magnetisierung erscheint hypointens und eine parallel ausgerichtete longitudinale Magnetisierung erscheint nach der Anregung hyperintens.

> Die IR-Technik mit phasensensitiver Bildrekonstruktion erweist sich bei der Beurteilung der Entwicklung des Gehirns als vorteilhaft, da sie einen ausgezeichneten Kontrast zwischen grauer und weißer Hirnsubstanz liefert (Abb. 24.**4**).

Für die phasensensitive Darstellung geht die Grauwertskalierung im Bild i. d. R. von negativen zu positiven Werten, wohingegen bei der IRM-Akquisition eine positive Grauwertskalierung verwendet wird.

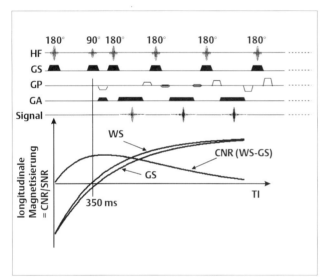

Abb. 24.3

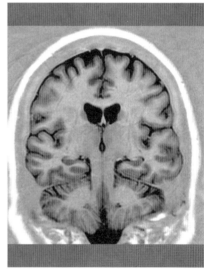

Abb. 24.4

25 *Fluid Attenuated Inversion Recovery mit Fettsättigung*

Die Technik der Fluid Attenuated Inversion Recovery mit Fettsättigung (FLAIR, auch liquorunterdrücktes Protokoll genannt) nutzt die spezifisch lange T1-Relaxationszeit des Liquors und die Verschiebung der Resonanzfrequenz im Fettgewebe aus, um das Signal aus beiden Gewebearten zu unterdrücken. Der Ablauf der Pulssequenz ist in Abb. 25.1 skizziert. Die Grafik unterhalb des Sequenzdiagramms zeigt den zeitlichen Verlauf der longitudinalen Magnetisierung für Fettgewebe, Hirnparenchym und Liquor. Die Inversions-

zeit ist so gewählt, dass der 90°-HF-Anregungspuls zu einem Zeitpunkt ausgeführt wird, zu dem eine Flüssigkeit (wie z. B. Liquor) keine longitudinale Magnetisierung aufweist. Folglich kann durch einen Anregungspuls auch keine transversale Magnetisierung erzeugt werden. Dies ist das Grundprinzip der FLAIR, mit dem Ergebnis, dass nur wenig oder gar kein Signal aus dem Liquor kommt. Unmittelbar vor der eigentlichen HF-Anregung sorgt ein frequenzselektiver Sättigungspuls dafür, dass die longitudinale Magnetisierung

Abb. 25.1

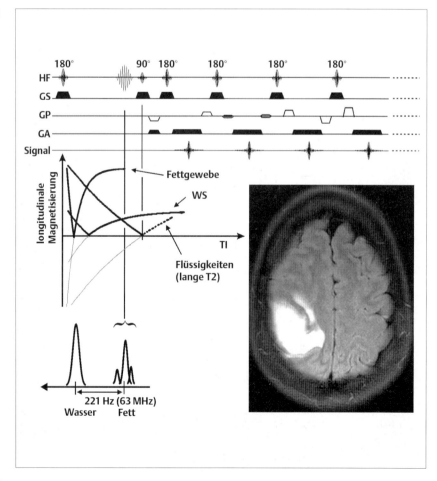

innerhalb des Fettgewebes „gesättigt" ist. Die Resonanzfrequenz für Fettgewebe liegt bei etwa ~3,5 ppm unterhalb der Resonanzfrequenz für „freies" Wasser, was einer Verschiebung von etwa 221 Hz in einem 1,5-T-System entspricht. Die untere Grafik in Abb. 25.1 veranschaulicht die Frequenzselektivität des Kernspinsignals für kohlenstoffgebundene (Fett) und sauerstoffgebundene (Wasser) Wasserstoffatome.

Abb. 25.2 a–d zeigt die Bilder einer FLAIR-Aufnahme eines Patienten mit einer akuten intrazerebralen Blutung. Innerhalb des Hämatoms sind verschiedene Blutabbauprodukte zu sehen. Das vasogene Umgebungsödem zeigt einen deutlichen raumfordernden Effekt auf den rechten Seitenventrikel. Das Fett der Kopfschwarte liefert, als Folge der verwendeten Fettsättigung, nur eine niedrige Signalintensität.

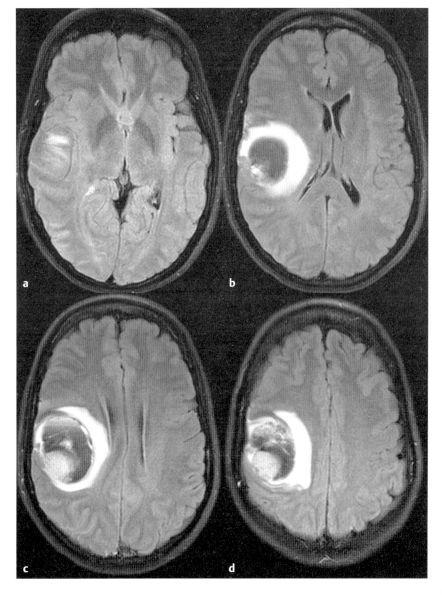

Abb. 25.2 a–d

FLASH – Fast Low Angle Shot

Kap. 26 bis 29 dokumentieren die Entwicklung einer Reihe von Sequenztechniken, die nur die Daten des FID akquirieren, bis hin zu Techniken mit signifikanten Spin-Echo-Anteilen. Alle Sequenztypen, die im Folgenden diskutiert werden, gehören der Kategorie der Gradienten-Echo-Techniken an. Erschwerend kommt hinzu, dass jeder Gerätehersteller seine eigene Terminologie für die verschiedenen Sequenztypen eingeführt hat.

Abb. 26.1 skizziert den zeitlichen Ablauf einer sogenannten Gradienten-Echo-Sequenz mit Spoiling, als generischer Begriff für z. B. FLASH (Fast Low Angle Shot). Die angrenzende Grafik zeigt den erwarteten Signalverlauf für zwei Gewebearten mit unterschiedlichen T1-Relaxationszeiten (Muskel und Flüssigkeit) in Abhängigkeit des Anregungswinkels $\alpha°$. Die Verwendung eines kleineren Anregungswinkels (Kleinwinkelanregung) hat zur Folge, dass nur ein Teil der verfügbaren longitudinalen Magnetisierung in die Transversalebene projiziert wird [1]. Das induzierte Signal ist abhängig von der Größenordnung dieser Projektion und dem bis zur Datenakquisition ablaufenden gewebespezifischen T2*-Zerfall [2]. Die nach der Datenakquisition verbleibende transversale Magnetisierung wird mit einem sog. Spoiler (z. B. Magnetfeldgradienten) dephasiert [3]. Das Spoiling lässt sich auch dadurch erreichen, dass die Phasenlage des HF-Anregungspulses von einem Zufallsgenerator gesteuert wird, so dass sich kein Gleichgewichtszustand für die transversale Magnetisierung bilden kann (HF-Spoiling). Im Gegensatz zur Spin-Echo-Bildgebung, bei der die gesamte longitudinale Magnetisierung vom HF-Anregungspuls in eine transversale Magnetisierung umgewandelt wird, bleibt bei einem Anregungswinkel von <90° ein Teil der longitudinalen Magnetisierung erhalten. Bis zum nächsten Anregungspuls wird sich diese longitudinale Magnetisierung weiter erholen, entsprechend der gewebespezifischen T1-Relaxationszeit [4]. Mit dem nächsten Anregungspuls wird erneut nur ein Teil der verfügbaren longitudinalen Magnetisierung auf die Transversalebene projiziert. Die Erholung der longitudinalen Magnetisierung folgt einer natürlich Funktion. Je weiter sich die longitudinale Magnetisierung von ihrer maximal

Abb. 26.1

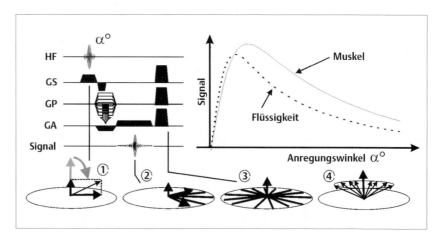

möglichen Größe entfernt hat, umso schneller ist der anfängliche Erholungsprozess. Je mehr sich die longitudinale Magnetisierung ihrer maximal möglichen Größe nähert, umso langsamer wird der Erholungsprozess. Mit dem nächsten Anregungspuls wird die longitudinale Magnetisierung weiter vermindert, und nach ein paar Anregungen wird sich ein Gleichgewichtszustand einstellen. Zu diesem Zeitpunkt wird der vom Anregungspuls ausgelöste reduzierende Effekt auf die longitudinale Magnetisierung durch den Erholungsprozess bis zur nächsten Anregung kompensiert. Dieser Gleichgewichtszustand der longitudinalen Magnetisierung garantiert, dass mit jedem weiteren Anregungspuls die gleiche Signalstärke für alle folgenden Fourier-Zeilen zur Verfügung steht.

Abb. 26.1 zeigt auch die Signalintensität in Abhängigkeit des Anregungswinkels. Der Winkel, bei dem diese Signalintensität ein Maximum erreicht, wird als Ernst-Winkel bezeichnet. Dieser Winkel hängt von der gewebespezifischen T1-Relaxationszeit und der verwendeten TR ab. Das Maximum verschiebt sich zu höheren Anregungswinkeln, wenn längere TR verwendet werden. Sagittale Knieaufnahmen unter Verwendung der beschriebenen Gradienten-Echo-Technik sind in Abb. 26.2 a–d gezeigt.

Je nach Hersteller werden unterschiedliche Begriffe für diese Sequenztechnik verwendet wie Fast Low Angle Shot (FLASH, Siemens), Spoiled Gradient-Recalled Acquisition in the Steady State (SPGR, General Electric) oder T1-Fast-Field-Echo (T1-FFE, Philips).

Abb. 26.2 a–d

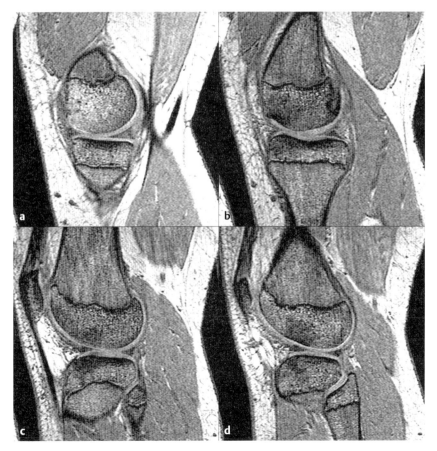

27 FISP – Fast Imaging with Steady Precession

Abb. 27.1 zeigt den zeitlichen Ablauf einer refokussierten Gradienten-Echo-Sequenz und das Signalverhalten in Abhängigkeit von Anregungswinkel und gewebespezifischer T1-Relaxationszeit. Anregung, Phasenkodierung und Auslesen sind identisch mit der vorhergehend beschriebenen FLASH-Sequenz (s. Kap. 26). Die HF-Anregung ($<90°$) projiziert nur einen Teil der verfügbaren longitudinalen Magnetisierung in die Transversalebene [1]. Das induzierte Signal entspricht der so erzeugten transversalen Magnetisierung, plus einem noch zu diskutierenden Anteil. Das Signal ist entsprechend der gewebespezifischen T2*-Relaxationszeit vermindert [2], die zwischen Anregung und Datenakquisition wirkt. Der Unterschied zu FLASH findet sich nach der Datenakquisition: Die verbliebene transversale Magnetisierung wird nun nicht zerstört, sondern teilweise refokussiert [3]. Der magnetische Feldgradient, der zum Zwecke der räumlichen Kodierung (z. B. in Phasenkodierrichtung) eingesetzt wird, dephasiert die transversale Magnetisierung innerhalb eines Raumelements. Es ist üblich, eine Gradienten-Echo-Sequenz als refokus-siert zu bezeichnen, bei der diese Dephasierung in Phasenkodierrichtung zurückgedreht wird. Je nach Hersteller nennt man diesen Ansatz Fast Imaging with Steady Precession (FISP, Siemens), Gradient-Recalled Acquisition in the Steady State (GRASS, General Electrics) oder Fast Field Echo (FFE, Philips).

Die Rephasierung der transversalen Magnetisierung führt dazu, dass sich neben dem Gleichgewichtszustand bei der longitudinalen Magnetisierung auch ein Gleichgewichtszustand bei der transversalen Magnetisierung ausbildet [4]. Dabei wird ein signifikanter Beitrag zur transversalen Magnetisierung nur bei solchen Geweben erwartet, welche eine lange T2*-Relaxationszeit aufweisen. Damit dieser Beitrag sichtbar wird, sind kurze TR nötig. Zusätzlich muss der Anregungswinkel groß genug sein (z. B. 70°), damit die Projektion der longitudinalen Magnetisierung auf die Transversalebene eine entsprechend signifikante transversale Magnetisierung erzeugt.

Wie in der Grafik zum Signalverlauf gezeigt (Abb. 27.1), wird ein stärkerer Signalbeitrag für Gewebe mit einer langen T2*-Relaxationszeit erwartet,

Abb. 27.1

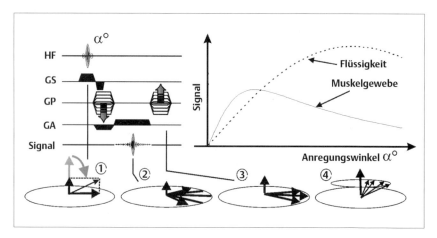

wie in diesem Beispiel die Synovia oder bei der Neurobildgebung der Liquor. Sind die vorhergehend angeführten Bedingungen nicht erfüllt d. h. wurden die TR zu lang und der Anregungswinkel zu klein gewählt, so wird das Kontrastverhalten dieser refokussierten Gradienten-Echo-Sequenz mit dem einer gespoilten Gradienten-Echo-Sequenz (s. Kap. 26, Abb. 26.1) identisch sein.

Abb. 27.**2 a–d** zeigt sagittale Knieaufnahmen, die mit einer refokussierten Gradienten-Echo-Sequenz akquiriert wurden. Die primär bei muskuloskelettalen Anwendungen verwendete refokussierte Gradienten-Echo-Sequenz erlaubt eine bessere Differenzierung von Gelenkflüssigkeit (Pfeil, Abb. 27.**2 b**). In diesem Beispiel ist die Darstellung des Übergangs vom Knorpel zum Hinterhorn des medialen Meniskus besser dargestellt, als bei der Verwendung der Gradienten-Echo-Sequenz mit Spoiling (Abb. 26.**2 b**).

Abb. 27.2 a–d

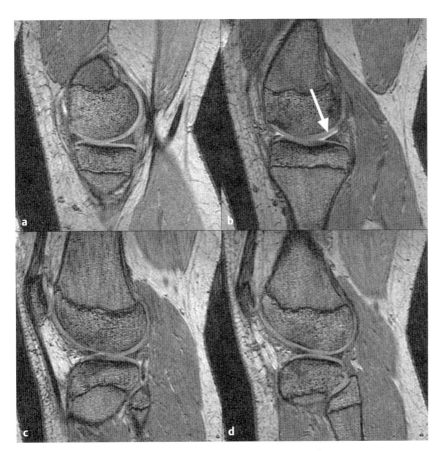

28 DESS – Double Echo Steady State

Abb. 28.1 skizziert den Ablauf einer DESS Sequenz (double echo steady state) und das Signalverhalten in Abhängigkeit des Anregungswinkels und der gewebespezifischen T1-Relaxationszeit (Flüssigkeit und Muskelgewebe). Diese weitere Variante der Gradienten-Echo-Technik erzeugt zwei Echos innerhalb eines TR-Intervalls. Der Ablauf und die Trennung dieser beiden Echos lässt sich wie folgt beschreiben. Wie bereits in Kap. 26 und 27 erwähnt, wird der Signalabfall, der schon direkt nach der Anregung einsetzt, als freier Induktionszerfall (FID) bezeichnet. Dieses Signal kann mit jeder Gradienten-Echo-Technik akquiriert werden. Ein HF-Anregungspuls hat nicht nur anregende, sondern auch refokussierende Eigenschaften, d.h. dass sich nach einem zweiten Anregungspuls auch ein Spin-Echo bilden kann. Der zeitliche Ablauf der Magnetfeldgradienten einer DESS-Sequenz ist so arrangiert, dass nach

dem ersten HF-Anregungspuls der räumlich kodierte FID und mit jedem weiteren HF-Anregungspuls zusätzlich zum FID das räumlich kodierte Spin-Echo ausgelesen wird.

Die Bildgebungssequenz beginnt mit einem schichtselektiven HF-Anregungspuls von <90° [1] und einer Akquisition des räumlich kodierten FID [2], wie schon bei anderen Sequenzen beschrieben. Die verbleibende transversale Magnetisierung, die zu diesem Zeitpunkt von den zur räumlichen Kodierung angewandten Magnetfeldgradienten noch dephasiert vorliegt, wird in Schichtselektions-, Phasenkodier- und Frequenzkodierrichtung rephasiert. Vereinfacht ausgedrückt erzeugt der nächste HF-Anregungspuls aus dieser transversalen Magnetisierung ein Spin-Echo [3]. Die Frequenzkodiergradienten sind so angeordnet, dass sich direkt nach dem Gradienten-Echo das zu akquirierende Spin-Echo

Abb. 28.1

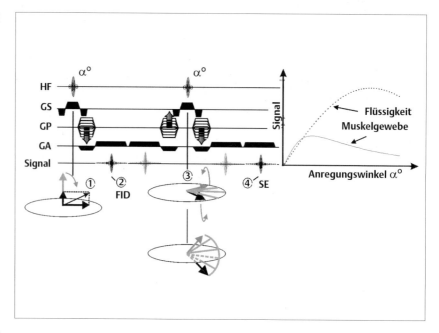

bildet [4]. Nach dem ersten Anregungspuls entsteht nur ein FID-Signal, wohingegen alle Folgeanregungen neben einem FID-Signal zusätzlich ein Spin-Echo erzeugen. I. d. R. werden zunächst einige Anregungspulse angewandt, ohne Daten zu akquirieren, bis sich ein Gleichgewichtszustand der Magnetisierungen gebildet hat. Die effektive Echozeit für das Spin-Echo ist bei dieser Bildgebungstechnik tatsächlich länger als die TR. Der FID und das Spin-Echo werden in benachbarten Zeitfenstern ausgelesen, dann separat zu je

einem Bild verarbeitet und schließlich als kombiniertes Bild ausgegeben.

Vorteile der DESS-Sequenz sind ein verbessertes SNR (da zwei Messungen, d. h. zwei Echos miteinander kombiniert werden) und ein stärkerer T2-Kontrast, bei anderen Gradienten-Echo-Techniken vergleichbarer Messzeit.

Primäres Anwendungsgebiet ist die Gelenkdiagnostik mit dem Vorteil eines hohen Signals für Gelenkflüssigkeit und einer guten Abgrenzbarkeit von Knorpelstrukturen (Abb. 28.2 a–d).

Abb. 28.2 a–d

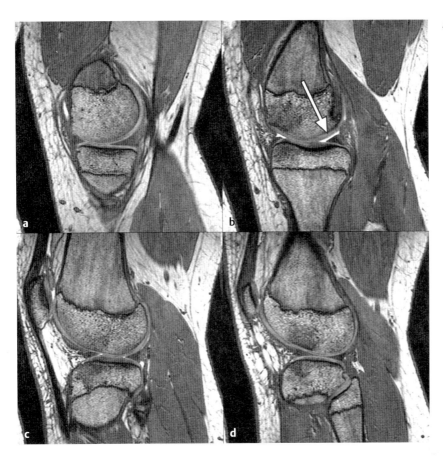

29 *trueFISP – True Fast Imaging with Steady Precession*

Abb. 29.1 skizziert den zeitlichen Verlauf einer sog. trueFISP-Sequenz und das Signalverhalten dieses Ansatzes in Abhängigkeit von Anregungswinkel und gewebespezifischer T1-Relaxationszeit. Der Name dieses Sequenztyps rührt daher, dass die ursprünglich veröffentlichte Beschreibung der FISP-Sequenz nicht in dieser Form implementiert wurde, da sie stark artefaktanfällig war. Weiterentwicklungen in der Magnet- und Gradiententechnologie haben zu einer Verbesserung der Magnetfeldhomogenität geführt und zur Möglichkeit kurze TE und kurze TR zu verwenden, beides Voraussetzungen für die Verwendung der sog. „wahren" FISP-Sequenz, der trueFISP.

> Man kann die trueFISP-Sequenz als eine DESS-Sequenz betrachten, bei der die zeitliche Abfolge der Magnetfeldgradienten so eingestellt wird, dass der freie Induktionszerfall und das Spin-Echo zusammenfallen.

Der erste Anregungspuls erzeugt eine transversale Magnetisierung [1], welche das FID-Signal induziert. Der nächste Anregungspuls erzeugt nicht nur auf Basis der verfügbaren longitudinalen Magnetisierung eine transversale Magnetisierung, er wirkt auch als HF-Refokussierungspuls auf die rephasierte transversale Magnetisierung der vorherigen Messung [2]. Die zur räumlichen Kodierung verwendeten Magnetfeldgradienten sind so angeordnet, dass FID und SE zur gleichen Zeit auftreten [3]. Der nächste Anregungspuls wirkt nicht nur auf die nach dem FID verbliebene transversale Magnetisierung refokussierend, sondern auch auf die transversale Magnetisierung der SE-Komponente. Der Signalgewinn ist demnach auch abhängig von der gewebespezifischen T2-Relaxationszeit. Gewebe mit einer langen T2-Relaxationszeit erscheinen hyperintens. Die wiederholte Refokussierung der transversalen Magnetisierung bezeichnet man auch als Echopfad. Betrachtet man den zeitlichen Ablauf der Sequenz in Abb. 29.1, scheint es so, als würden sich alle Gradientenmomente aufheben. Daher auch der Ausdruck Balanced Gradient Echo. Es wird nur dann ein starkes

Abb. 29.1

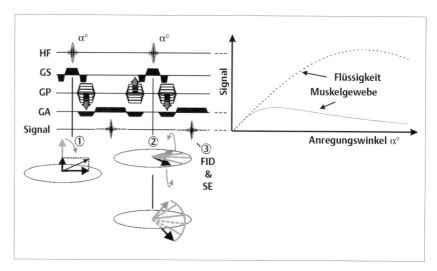

Signal induziert, wenn alle transversalen Magnetisierungen der verschiedenen Echopfade in die gleiche Richtung zeigen, wenn sie in Phase sind. Ist dies nicht der Fall, überlagern sie sich womöglich mit entgegengesetzter Phasenlage kommt es zu Signalauslöschungen, die ein entsprechendes destruktives Interferenzmuster erzeugen.

Vergleicht man die vier vorgestellten Gradienten-Echo-Typen (s. Kap. 26–29) an dem gezeigten Beispiel eines Gelenkergusses, so ergibt sich folgende Beobachtung: Die Signalintensität für Flüssigkeit (lange T2-Relaxationszeit)

nimmt von FLASH über FISP und DESS bis zu trueFISP stetig zu.

Kontusionsverletzungen lassen sich in diesem Beispiel am besten mit der trueFISP-Technik darstellen, sowohl auf seiten des distalen Femurs als auch auf seiten der anterioren proximalen Tibia (Abb. 29.2 Pfeile). Auch bei dieser Sequenztechnik ist die Terminologie je nach Hersteller unterschiedlich. Man verwendet die Begriffe trueFISP (Siemens), FIESTA (Fast Imaging Employing Steady State Acquisition, General Electric) und bFFE (Balanced Fast Field Echo, Philips).

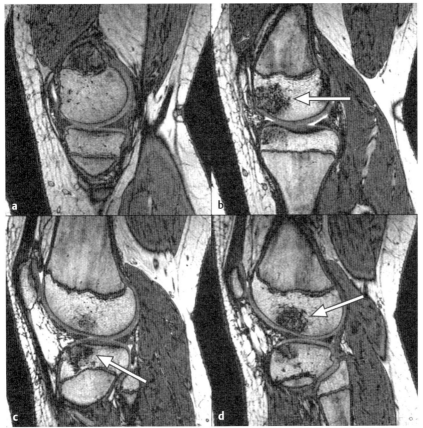

Abb. 29.2 a–d

30 SSFP – Steady State Free Precession

Abb. 30.1 zeigt eine koronare Bildgebung des oberen Abdomens mit einer trueFISP-Sequenz (s. Kap. 29), ohne (30.1 a) und mit (30.1 b) Fettunterdrückung. Magen, Leber und v. a. das vaskuläre System sind gut zu sehen. Die Messzeit einer solchen trueFISP-Aufnahme liegt etwa bei 1 s pro Schicht.

Als generischer Ausdruck für true-FISP, FIESTA oder bFFE, wird auch der Begriff Fully Coherent Steady State Free Precession (SSFP) verwendet. Alle diese auf der Gradienten-Echo-Akquisition basierenden Sequenztechniken haben von den Entwicklungen in der Gradienten- und HF-Technologie profitiert.

Bei der trueFISP handelt es sich um eine Technik, die regelmäßig nach der Datenakquisition rephasiert, was zum Zwecke der räumlichen Kodierung mit entsprechenden Magnetfeldgradienten dephasiert wurde. Die Echozeiten werden mit Hilfe hoher Bandbreiten bei der Frequenzkodierung kurz gehalten. Kurze Echozeiten erlauben nicht nur kurze Repetitionszeiten, sondern bewirken auch für eine geringe Anfälligkeit gegenüber Fluss- und Bewegungsartefakten. Dies macht die trueFISP zu einer hervorragenden Bildgebungsmethode bei abdominellen oder kardialen Anwendungen.

Abb. 30.1 a,b

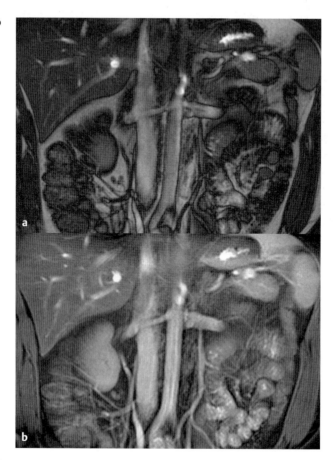

Die trueFISP ist jedoch artefaktanfällig in Bereichen lokaler Feldinhomogenitäten. Aus diesem Grund empfiehlt sich ein Shimmen vor der Messung, um die B_0-Feldhomogenität zu verbessern, ähnlich wie es vor einer spektralen Fettsättigung stattfinden sollte. Vor der Untersuchung sollte außerdem große Sorgfalt darauf verwendet werden, alle ferromagnetischen Objekte aus dem Bildgebungsvolumen oder der unmittelbaren Nachbarschaft zu entfernen.

Die trueFISP liefert das höchste Signal im Vergleich zu allen anderen SSFP-Sequenzen (FLASH, FISP, DESS, PSIF). Theoretisch ist der Gewebekontrast durch das Verhältnis von T1/T2 und dem Anregungswinkel vorbestimmt und ist damit unabhängig von der verwendeten Repetitions- und Echozeit.

Wenn trueFISP-Sequenzen mit kurzer TR und kurzer TE angewendet werden – so wie üblicherweise implementiert – wird ein T2-gewichteter Kontrast erzeugt, mit einem hohen Signal für alle Arten von Flüssigkeiten – einschließlich fließendem Blut.

Eine axiale trueFISP-Akquisition mit Fettunterdrückung auf Höhe der Nieren ist in Abb. 30.2a gezeigt. Gefäßstruktur, Harnleiter, Flüssigkeit innerhalb des Dünndarms, sowie Liquor erscheinen mit hoher Signalintensität. Abb. 30.2b zeigt ebenfalls eine trueFISP-Aufnahme jedoch in sagittaler Ebene mit einer guten Darstellung des rechten Nierenhilus und einer hohen Signalintensität für die Gallenblase und die Gefäße der Leber.

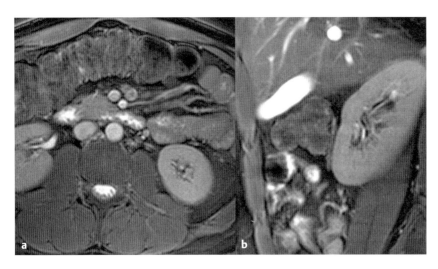

Abb. 30.2 a, b

PSIF – Die rückwärts ablaufende FISP

Aus den verschiedenen Echopfaden der bisher beschriebenen SSFP-Sequenzen ist es auch möglich, nur die Spin-Echo-Komponente zu messen. Lässt man eine FISP-Sequenz zeitlich rückwärts ablaufen, so erhält man kurz nach dem Anregungspuls ein Spin-Echo. Der Sequenzablauf ist in Abb. 31.1 dargestellt und illustriert die Spin-Echo Formierung. Die vertikalen unterbrochenen Linien markieren Beginn und Ende des PSIF-Zyklus. Der Anregungspuls der vorherigen Akquisition erzeugt eine transversale Magnetisierung, die durch die folgenden Magnetfeldgradienten kontrolliert dephasiert (s. Kap. 10) wird. Der Anregungspuls am Ende des Zyklus refokussiert die transversale Magnetisierung und mit den folgenden Magnetfeldgradienten wird dieses Signal in Bezug auf Phase und Frequenz räumlich kodiert und als Spin-Echo-Signal ausgelesen. Da der zeitliche Ablauf tatsächlich einer rückwärts ablaufenden FISP-Sequenz entspricht, wurde das Akronym PSIF eingeführt.

Die transversale Magnetisierung, die durch den ersten HF-Anregungspuls erzeugt wird, wird in dem folgenden Zeitintervall durch die Anwendung von Phasenkodier- und Frequenzkodiergradienten so weit dephasiert, dass im folgenden Datenakquisitionsfenster kein Signal mehr detektiert wird. Im zweiten Zyklus erfolgt eine Refokussierung dieser transversalen Magnetisierung durch den nächsten HF-Anregungspuls. Das Signal ist frei von T2*-bezogenen Signalverlusten. Die Sequenz erzielt Bilder mit starker T2-Wichtung. Für die PSIF-Sequenz ist die Echozeit länger als die Repetitionszeit. Die PSIF-Sequenz, obwohl es eine rückwärts ablaufende FISP-Sequenz darstellt, ist eigentlich eine Spin-Echo-Sequenz. PSIF isoliert den Spin-Echo-Beitrag einer vollständig kohärenten SSFP-Sequenz wie true-FISP, FIESTA oder bFFE.

CISS (Constructive Interference in Steady State) ist eine voll kohärente SSFP-Technik mit einer Doppelakquisition unterschiedlicher HF-Alternie-

Abb. 31.1

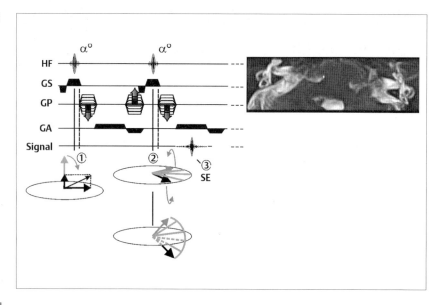

rungszyklen, um destruktive Interferenzen (s. Kap. 29) zu minimieren. Die Abb. 31.2 a–f verdeutlicht den Unterschied zwischen einer solchen CISS- (31.2 b, d, f) und einer PSIF-Sequenz (31.2 a, c, e) anhand einer axialen Aufnahmen auf Höhe des inneren Gehörgangs. Die CISS-Sequenz ist flussinsensitiv, wohingegen das PSIF-Signal die Spin-Echo-Komponente dieser Sequenz repräsentiert und eine hohe Flussempfindlichkeit aufweist. Die Flusssensitivität der PSIF-Sequenz geht einher mit einer Signalauslöschung im Liquor – besonders in der Cisterna pontocerebellaris (Abb. 31.2 a, c, e).

PSIF ist aus diesem Grund keine Alternative für die Darstellung von Liquor umflossener Hirnnerven, kann aber z. B. zur Dokumentation von Flußanomalien des Liquors herangezogen werden.

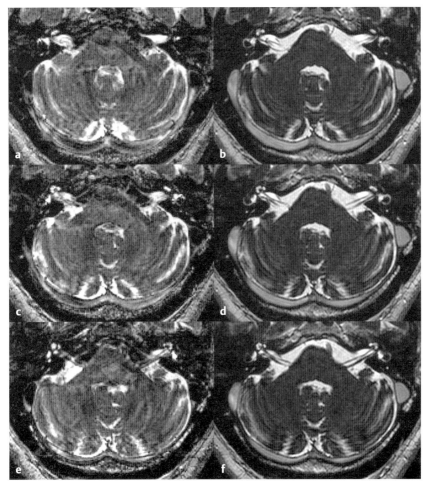

Abb. 31.2 a–f

32 CISS – Constructive Interference in Steady State

Eine weitere Variante einer voll kohärenten SSFP-Technik (s. Kap. 30) stellt die Constructive Interference in Steady State (CISS) dar. Dieser Sequenztyp existiert nur als 3D-Variante und erzeugt Bilder mit starker T2-Wichtung. Liegen globale oder lokale inhomogene Magnetfelder vor, so ergeben sich bei Sequenzen, die mehrere Echopfade benutzen (wie trueFISP, FIESTA oder bFFE), destruktive Interferenzen, die im Bild als dunkle Bandartefakte erscheinen. Die globale Magnetfeldhomogenität lässt sich durch sog. Shimmen verbessern, womit diese Artefakte vermindert werden können. Im Kopfbereich, wie z.B. im Bereich des inneren Gehörgangs, führen Suszeptibilitätsunterschiede zwischen Luft und Gewebe zu lokalen Magnetfeldinhomogenitäten, die ein Minimieren dieser destruktiven Interferenzen schwierig gestalten. Eine Phasenalternierung der HF-Anregung führt zu einer Positionsverschiebung dieser Artefakte, im Vergleich zu nicht alternierenden Hochfrequenzpulsen. Dies wird bei der CISS-Sequenz ausgenutzt.

Bei der CISS-Sequenz werden zwei 3D-Datensätze aufgenommen – mit und ohne Phasenalternierung. Im Vergleich zum ersten Datensatz sind die Artefakte (destruktive Interferenzen) im zweiten Datensatz an einer anderen Position. Vor der Bildrekonstruktion werden die Rohdaten komplex addiert, womit die Artefakte minimiert werden. Gleichzeitig verbessert sich das SNR, da beide Datensätze unabhängige Akquisitionen darstellen. Die Fourier-Transformation des so erzeugten Datensatzes liefert artefaktfreie Bilder, die keinen Hinweis auf destruktive Interferenzen geben.

Die Bilder zeigen axiale Aufnahmen auf der Höhe des inneren Gehörgangs von einem Patienten mit einem sehr kleinen linksseitigen intrakanalikulären Akustikusneurinom. Abb. 32.1 a zeigt eine T2-gewichtete axiale schnelle Spin-Echo-Aufnahme. Abb. 32.1 b repräsentiert eine T1-gewichtete Spin-Echo-Sequenz nach Kontrastmittelgabe. Abb. 32.1 c ist das Ergebnis einer CISS-Akquisition. Die Läsion ist in den T2-gewichteten schnellen Spin-Echo-Bildern nur schwer zu erkennen. Im Gegensatz dazu sieht man bei den mit einer CISS-Sequenz akquirierten Bildern eine fokale Nervenverdickung (Abb. 32.1 c, Pfeil) innerhalb des Kanals, was eine Identifizierung dieses kleinen Tumors erlaubt. Die Läsion konnte auf zwei angrenzenden Partitionen der CISS-Akquisition identifiziert werden (hier nicht gezeigt). Nach Kontrastmittelgabe war die Läsion durch Kontrastmittelanreicherung ebenfalls auf den T1-gewichteten Spin-Echo-Aufnahmen gut zu erkennen (Abb. 32.1 b, Pfeil).

Die stark T2-gewichtete 3D-CISS-Sequenz wird oft mit einer hohen räumlichen Auflösung und Submillimeter-Partitionsgröße angewandt, um detailliert kleinere Strukturen im Bereich des Innenohres und des Kleinhirnbrückenwinkels darzustellen. Die 3D-Bilddaten einer CISS-Akquisition können auch mit Hilfe einer Projektion der maximalen Intensität oder mit einem Oberflächendarstellungsprogramm betrachtet werden. Wird der Datensatz so aufgenommen, dass eine isotrope Raumelementgröße vorliegt, erhält man 3D-Rekonstruktionen von Cochlea und Vestibulum in hoher Qualität (Abb. 32.1 d). Isotrope Auflösung heißt, dass die räumliche Auflösung in jeder Richtung identisch ist.

Abb. 32.1 a–d

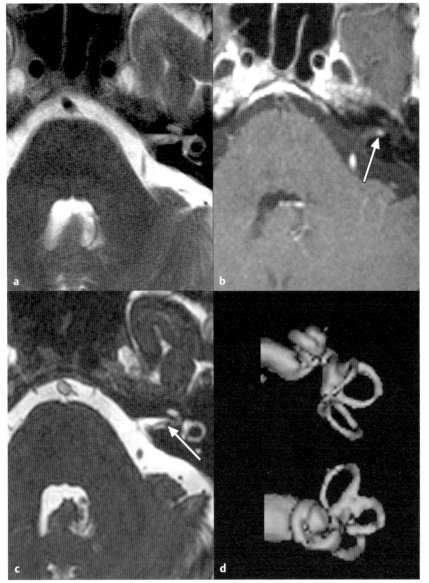

33 TFL – turboFLASH

Mit dem Einsatz einer Inversion-Recovery-Technik ist es auch mit schnellen Gradienten-Echo-Sequenzen bei niedrigen Anregungswinkeln sowie kurzen Repetitions- und Echozeiten möglich, T1-gewichtete Bilder zu erzeugen. Im Gegensatz zur konventionellen Spin-Echo-Technik, bei der diese Inversion vor jeder Fourier-Zeile stattfindet, wendet man bei der Gradienten-Echo-Sequenz diese Inversion vor der Gesamtmessung an. Eine derartige Vorbereitung der Magnetisierung vor der Messung kann auch mit einem sog. Saturation-Recovery-Pulse (SR) erfolgen. Hierbei verwendet man keinen 180°-HF-Puls wie bei der Inversion, sondern einen 90°-HF-Puls, der das Gewebe vor dem eigentlichen Start der Bildgebungssequenz „sättigt". Die Umwandlung der longitudinalen Magnetisierung in eine transversale Magnetisierung durch einen 90°-HF-Anregungspuls führt dazu, das erst einmal

keine longitudinale Magnetisierung mehr für eine weitere Anregung zur Verfügung steht. Man spricht in diesem Zusammenhang von einer „Sättigung". Die longitudinale Magnetisierung wird sich sofort nach dem Inversionspuls oder Sättigungspuls mit der gewebespezifischen T1-Relaxationszeit erholen, wie in Abb. 33.1 skizziert.

Für die Dauer der Messung ist dieser Erholungsprozess von den Kleinwinkelanregungen und den zeitlichen Abständen (i. d. R. wenige ms) zwischen diesen Anregungen (TR) beeinflusst. Angewendet wird diese Technik in erster Linie bei der kardialen Perfusionsmessung. Die Zeit zwischen Präparationspuls und der Akquisition des k-Raum-Zentrums nennt man Inversionszeit (TI). Eine solche Technik erlaubt eine hervorragende Visualisierung des ersten Durchgangs (first pass) eines Kontrastmittels durch die Herzkammern, gefolgt von der Kontrastmittel-

Abb. 33.1

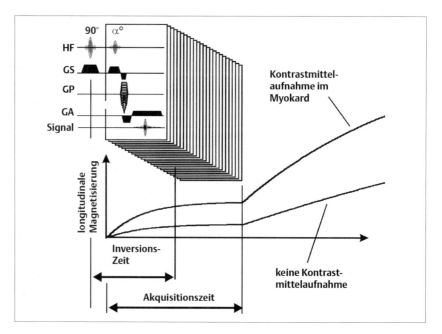

aufnahme im Myokard. Dabei wird Kontrastmittel intravenös in die Kubitalvene injiziert und vom Blut zum Herzen transportiert. Der Durchgang und die Kontrastmittelverteilung im Herzen wird durch schnell aufeinanderfolgende Messungen (ca. drei Aufnahmen/s) dokumentiert. Über die Kontrastmittelaufnahme im Myokard lässt sich die Perfusion des Herzmuskels beurteilen. Die verwendeten Synonyme für die Bildgebungssequenz sind TFL (turboFLASH, Turbo Fast Low Angle Shot, Siemens), FSPGR (Fast Spoiled Gradient Recalled Acquisition into Steady State, General Electric), und TFE (Turbo-Field-Echo, Philips).

Die Abb. 33.**2 a–i** zeigt Aufnahmen eines ersten Durchgangs eines Kontrastmittelbolus durch den linken Ventrikel, erzeugt mit einer turboFLASH-Sequenz (ein Bild pro Herzschlag). Bei diesem Patienten mit einem Myokardinfarkt ist im Apex des linken Ventrikels eine Raumforderung sichtbar, die kein Kontrastmittel aufnimmt (Erscheinungsbild eines Thrombus) bei gleichzeitiger Darstellung einer verdünnten Herzwandspitze. Diese Art der Beurteilung der Perfusion des Myokards ist gängige Praxis in der klinischen Routine. In den Vereinigten Staaten ist diese Form der Kontrastmittelanwendung noch nicht zugelassen (off-label use).

Abb. 33.2 a–i

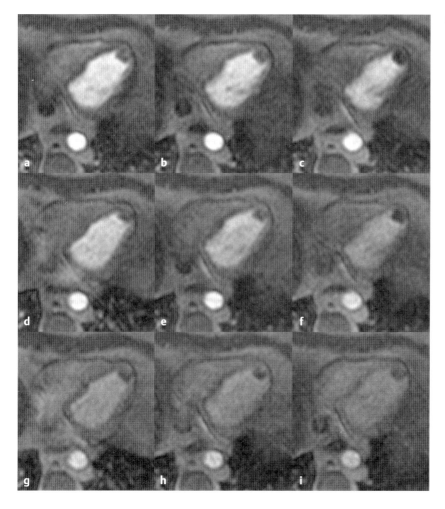

34 Gradientenstärke und -geschwindigkeit I

Abb. 34.1 a–c zeigt den zeitlichen Ablauf einer Gradienten-Echo-Sequenz in Abhängigkeit von der Schnelligkeit und Stärke des verwendeten Gradientensystems. Der Frequenzbereich für die Anregung bleibt von der Gradientenstärke üblicherweise unberührt. Bei gleichbleibender HF-Pulslänge ist die Amplitude für den Schichtselektionsgradienten (GS) vorgegeben. Die gleichen Rahmenbedingungen gelten für die Bandbreite der Frequenzkodierung, welche die Amplitude und Dauer des Auslesegradienten (GA) bestimmt. Der wichtigste Parameter ist die Geschwindigkeit, mit der die Gradienten ihre Nominalamplitude erreichen können, sodass eine Anregung oder Datenauslese erfolgen kann.

Je schneller die Gradienten (Abb. 34.1 b) sind, umso kürzer wird die Zeit zwischen den Aufgaben (schichtselek-

Abb. 34.1 a–c

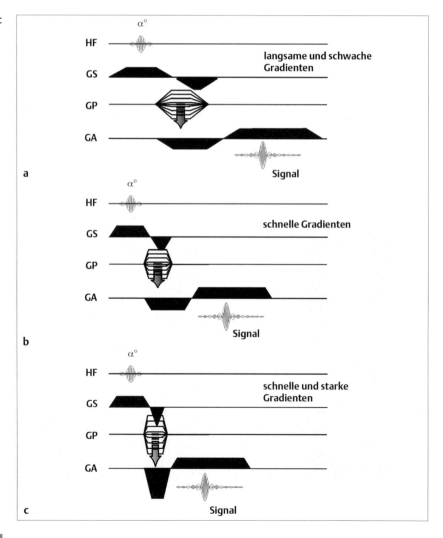

tive Anregung, Phasenkodierung und Frequenzkodierung) und umso kürzer können Echozeit und Repetitionszeit (auch Schichtschleifenzeit genannt) gewählt werden. Kürzere Echozeiten bedeuten in der schnellen Spin-Echo-Bildgebung auch kürzere Echo-Echo-Abstände, was letztlich zu mehr Signal führt.

Ein starkes Gradientensystem (Abb. 34.1c) erlaubt die Verkürzung aller Pulse bei denen es nicht auf die Amplitude sondern auf das Amplitudenzeitintegral ankommt. Sog. Vorbereitungspulse können verkürzt werden, was zu einer weiteren potenziellen Verkürzung von Echozeit und Repetitionszeit führt. Ein stärkeres Gradientensystem erlaubt, unter Beibehaltung der Bandbreite der Frequenzkodierung, einen kleineren Bildbereich und ermöglicht damit eine höhere räumliche Auflösung, soweit das SNR es zulässt. Für bestimmte Anwendungen, wie z.B. der Diffusionswichtung, bietet ein starkes Gradientensystem zusätzliche Vorteile, weil hier höhere Gradientenamplituden kürzere Pulsschaltzeiten erlauben (s. Kap. 60).

Abb. 34.2a u. b zeigt die Auswirkung verschiedener Gradientenstärken unter Anwendung einer trueFISP-Sequenz an einem gesunden Freiwilligen. Abb. 34.2a wurde mit einem „starken" Gradientensystem, Abb. 34.2b mit einem „schwachen" Gradientensystem generiert. Die Echozeiten verlängerten sich entsprechend von 2,15 ms (Abb. 34.2a) auf 2,59 ms (Abb. 34.2b). Da die Echozeit verknüpft ist mit der kürzest möglichen Repetitionszeit, verlängerte sich diese von 4,3 auf 5,18 ms. Auch wenn diese Änderungen minimal sind, beeinflussen sie doch maßgeblich den Kontrast einer trueFISP-Sequenz durch die Vorgabe der unteren Grenze für Echo- und Repetitionszeit. Letztere ist ausschlaggebend für die zusätzliche Signalintensität in Gewebe mit langen T2-Relaxationszeiten. In dem gezeigten Beispiel ist der Gewinn bei der Repetitionszeit bei Verwendung eines stärkeren Gradientensystems „nur" 0,88 ms, das erzielte höhere Signal in Gewebe mit langen T2-Relaxationszeiten ist dennoch offensichtlich. Der Liquor zeigt eine wesentlich höhere Intensität unter Verwendung eines stärkeren Gradientensystems (Abb. 34.2a, Pfeil), im Vergleich zur Signalintensität des Liquors in Gegenwart eines schwächeren Gradientensystems (in Abb. 34.2b).

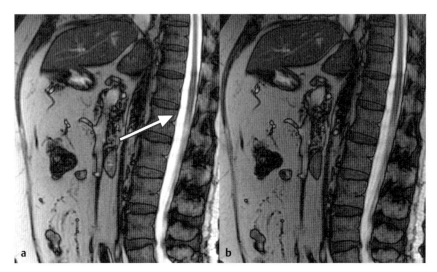

Abb. 34.2a, b

35 Gradientenstärke und -geschwindigkeit II

Abb. 35.1 illustriert den Effekt eines schnelleren und stärkeren Gradientensystems auf die Bildgebung mit schnellen Spin-Echo-Sequenzen. Die Vorteile eines solchen Systems unter Verwendung einer konventionellen Bildgebungssequenz (d.h. eine Fourier-Zeile pro Anregung wie im vorherigen Fall diskutiert) lassen sich auch auf Systeme mit einer Multiecho-Bildgebung (mehrere Fourier-Zeilen pro Anregung) übertragen, wodurch eine signifikante Verbesserung der Bildqualität erzielt werden kann. Wie bereits erwähnt, ist der wichtigste Parameter die Schnelligkeit des Gradientensystems, d.h. die Zeitspanne, die das Gradientensystem

braucht, um eine gewünschte Gradientenamplitude zu erreichen. Sobald diese erreicht ist, können ein HF-Anregungs- oder Refokussierungspuls angewendet oder Daten ausgelesen werden. Die Stärke des Gradientensystems hat einen geringeren, aber nicht zu vernachlässigenden Einfluss auf die Akquisitionsgeschwindigkeit. Vorteile lassen sich hier für alle Aufgaben ausarbeiten, bei denen es nur auf das Amplitudenzeitintegral ankommt, wie z.B. dem Vorbereitungspuls des Auslesegradienten (GA). Die Erhöhung der Amplitude eines solchen Gradienten erlaubt eine zeitliche Verkürzung dieses Pulses bei gleichem Effekt auf

Abb. 35.1

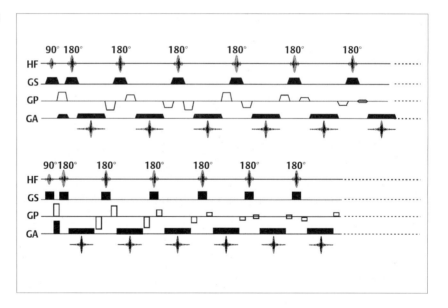

die Dephasierung als Vorbereitung der Rephasierung der transversalen Magnetisierung durch den Auslesegradienten. Das gleiche gilt für den Phasenkodiergradienten (GP). Je größer die maximal wählbare Amplitude, umso kürzer kann der Puls gehalten werden.

Wie in Abb. 35.1 illustriert, erlaubt ein gleichzeitig schnelles und starkes Gradientensystem eine Verkürzung der Echoabstände in der schnellen Multiecho-Bildgebung. Damit lassen sich im gleichen Zeitraum mehr Echos unterbringen, was wiederum zu einer Messzeitverkürzung führt. Als Alternative bietet sich auch die Akquisition von noch mehr Schichten bei gleicher Repetitionszeit an.

Abb. 35.2 a u. b zeigt den Vergleich verschiedener Gradientenstärken unter Verwendung T2-gewichteter schneller Spin-Echo-Aufnahmen eines gesunden Patienten. Abb. 35.2 a wurde bei hoher Gradientenstärke, Abb. 35.2 b hingegen mit einer niedrigen Gradientenstärke akquiriert. Es ist kein Unterschied in der Bildqualität zu erkennen mit der Ausnahme einer leichten Schichtverschiebung aufgrund einer Patientenbewegung. Die Änderung der Gradientenstärke von „stark" auf „schwach" hatte zur Folge, dass sich der Echo-Echo-Abstand von 12,1 auf 13,6 ms verlängerte. Ein Echozug von 19 Echos hat damit nicht mehr eine Zeitdauer von 230 ms, sondern eine Länge von 258 ms. Als Konsequenz verlängert sich auch die für die Messung einer Schicht notwendige Zeit von 239 ms auf 268 ms. Bei gleicher Repetitionszeit musste die Anzahl der Schichten von 22 auf 19 heruntergesetzt werden, um eine Vergleichsmessung bei den verschiedenen Gradientenstärken zu ermöglichen.

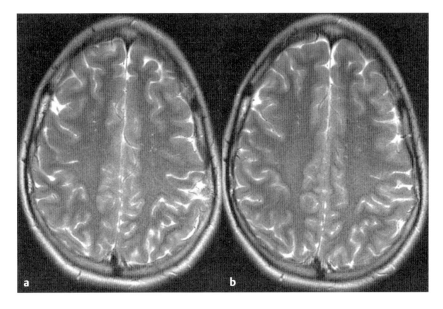

Abb. 35.2 a, b

36 Multischicht-Bildgebung und Verknüpfung

Die Zeit, die notwendig ist, um eine Schicht anzuregen, räumlich zu kodieren und auszulesen, nennt man die Schichtschleifenzeit (Abb. 36.1). Die Zeit zwischen zwei Anregungspulsen, welche die gleiche Schicht adressieren, nennt man die Repetitionszeit (TR). Sie ist ein dominanter kontrastbestimmender Parameter. Nach der Anregung, der räumlichen Kodierung und dem Datenauslesen für eine bestimmte Schicht, bleibt i.d.R. noch genügend Zeit, um andere Schichten zu adressieren, bevor man mit Ablauf der gewählten TR wieder zur ersten Schicht zurückkehrt. Dieser Ansatz nennt sich Multischicht-Bildgebung. Die Anzahl der potenziell zu messenden Schichten bei gegebener TR ergibt sich aus dem Quotienten der gewählten TR zu oben erwähnter Schichtschleifenzeit. Müssen mehr Schichten adressiert werden als die TR es zulässt, und ist eine Verlängerung der TR nicht durchführbar, gibt es die Alternative der Verknüpfung (Abb. 36.2).

Bei der Verknüpfung löst das System eine weitere Messung mit gleicher TR aus und verteilt die Anzahl der gewünschten Schichten auf diese beiden Messungen. Auf diese Art und Weise bleibt die gewünschte TR und damit auch der Bildkontrast unverändert. Die Gesamtmesszeit verlängert sich proportional zur Anzahl der Verknüpfungen. Bei der schnellen Spin-Echo-Bildgebung beinhaltet die Schichtschleifenzeit sowohl die für eine schichtselektive Anregung notwendige Zeit als auch die Zeit für den folgenden Echozug. Um lange Messzeiten zu vermeiden, sollten Verknüpfungen nur dann gewählt werden, wenn die Länge der Repetitionszeit unbedingt beibehalten werden soll, wie es bei der T1-Wichtung mit kurzen TR i.d.R. der Fall ist. Abb. 36.2 illustriert, dass eine kleine Verlängerung der TR ausgereicht hätte und die Wahl einer Verknüpfung in diesem Fall zu einer vermeidbaren verlängerten Messzeit führt. Die Messzeit ist dabei proportional zur Länge der TR,

Abb. 36.1

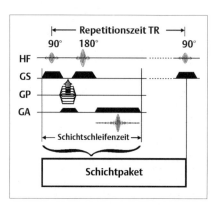

Abb. 36.2

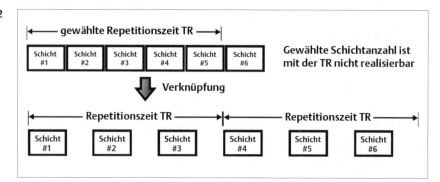

bzw. bei der Verknüpfung proportional zur Länge der TR multipliziert mit der Anzahl der Verknüpfungen.

Ein leistungsfähiges Gradientensystem zeichnet sich durch die maximal mögliche Magnetfeldgradientenamplitude und die für diese maximale Amplitude nötige Anstiegszeit aus. Damit verbunden ist die Möglichkeit eines schnellen Hoch- und Herunterfahrens der räumlich kodierenden Magnetfeldgradienten. Da dieser Vorgang sich bei einer Multiecho-Sequenz sehr oft wiederholt, bedeutet die Verwendung eines leistungsfähigen Gradientensystems einen kurzen Echo-Echo-Abstand und damit eine Verkürzung des Echo-

zuges. Mit Verkürzung der Echozuglänge wird auch die Schichtschleifenzeit kürzer. In diesem Fall werden mehr Schichten bei gleicher TR möglich und eine Verknüpfung lässt sich vermeiden. Die Abb. 36.3 a–f zeigt Aufnahmen eines Patienten mit einem Teilabriss der Supraspinatussehne. Die linke Bildspalte wurde mit einer TR von 637 ms und 2 Verknüpfungen generiert, die rechte Bildspalte mit einer TR von 1280 ms ohne Verknüpfung. Die Messzeiten waren identisch. Die Bilder in der rechten Spalte zeigen eine PD-Wichtung als Folge der längeren TR und eine damit verbundene Zunahme des SNR im Muskelgewebe um etwa 15 %.

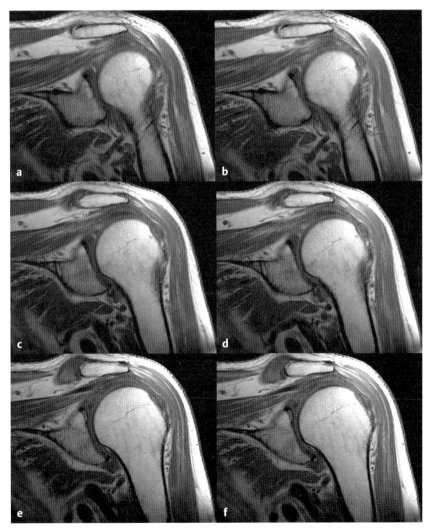

Abb. 36.3 a–f

37 Grundlagen der 3D-Bildgebung

Die zweidimensionale T2–gewichtete Aufnahme mit einer Schichtdicke (= Partitionsdicke) von 5 mm zeigt eine extraaxiale Läsion mit niedriger Signalintensität (Abb. 37.1 a, Pfeil). Diese Läsion ist ebenfalls auf den multiplen Partitionen einer T1-gewichteten 3D-Akquisition (Abb. 37.1 b) nach Kontrastmittelgabe, bei einer Partitionsdicke von 1 mm zu sehen. Vorteile der 3D-Akquisition gegenüber der 2D-Akquisition sind die potenziell geringeren Schichtdicken und die lückenlose Volumenabdeckung. Die heterogene Kontrastmittelaufnahme (weißer Pfeil) der Läsion entspricht einem kleinen Meningeom in der linken Frontalregion entlang der Konvexität. Abb. 37.1 c u. d zeigen die Verwendung der gleichen Techniken wie in Abb. 37.1 a u. b mit einer expliziten Darstellung der Sylvischen Fissur.

Es gibt zwei grundsätzliche Ansätze MR-Bilder zu akquirieren: 2D und 3D. In den meisten Fällen wird eine Schicht in Gegenwart eines Magnetfeldgradienten (Schichtselektionsgradienten) selektiv angeregt und dann in den zwei orthogonalen Richtungen räumlich kodiert, d. h. über die Frequenz und Phasenlage der transversalen Magnetisierung. Die mit dieser Technik verbundene Bildrekonstruktion ist unter dem Begriff zweidimensionale Fourier-Transformation (2D-FT) bekannt. Die Bilder in Abb. 37.1 a u. c sind Beispiele einer solchen Akquisition.

Bei der 3D-Akquisition wird ein bestimmtes Volumen anregt, nicht nur eine einzelne Schicht. Um aus diesem Volumen Schichten zu erhalten, verwendet man eine zusätzliche Phasenkodierung in Schichtselektionsrichtung. Die mit dieser Volumentechnik verbundene Bildrekonstruktion nennt man entsprechend dreidimensionale Fourier-Transformation (3D-FT). Die Bilder in Abb. 37.1 b u. d wurden mit einer solchen 3D-Technik erzeugt unter Verwendung einer speziellen Gradienten-Echo-Sequenz, der sog. Magnetization-Prepared-Rapid-Gradient-Echo (MP-RAGE, s. Kap. 38).

Mit einigen Ausnahmen, die später diskutiert werden, wird die Anzahl der bei dieser 3D-Akquisition notwendigen Phasenkodierschritte in Schichtselektionsrichtung durch die Anzahl der gewünschten zu rekonstruierenden Partitionen bestimmt. Ist beispielsweise das angeregte Volumen in 20 Schichten darzustellen, so sind 20 Phasenkodierschritte (Partitionskodierschritte) in Schichtselektionsrichtung erforderlich. Beträgt die Blockgröße dieses 3D-Volumens 100 mm, so führt diese Partitionskodierung für 20 Partitionen oder Schichten zu einer Schichtdicke von je 5 mm. Erhöht man die Anzahl der zu rekonstruierenden Schichten auf 40 und hält die Blockgröße konstant, so erhält man 40 Schichten mit einer Schichtdicke von je 2,5 mm. In jeder 3D-Sequenz – mit Ausnahme der MP-RAGE, wie noch später gezeigt wird – beeinflusst die Anzahl der Partitionskodierschritte proportional die Länge der Messzeit. Eine Verdoppelung des Datensatzes von 20 auf 40 Schichten bedeutet eine Verdoppelung der Partitionskodierschritte und eine Verdoppelung der Messzeit.

Vorteile der 3D-Akquisition sind:

- Die Schichten/Partitionen grenzen lückenlos aneinander.
- Es gibt keine HF-Kontamination aus benachbarter Anregung (was in der 2D-Akquisition zu einer Veränderung im Kontrast und zu einem Verlust an SNR führt), da die Schichten phasenkodiert ermittelt und nicht selektiv angeregt werden.
- 3D-Akquistionen haben grundsätzlich ein höheres SNR, da jede Akquisition, ob phasenkodiert oder nicht, zum SNR beiträgt (und bei der 3D-Akquisition multipliziert sich die Anzahl der Partitionskodierschritte mit der Anzahl der Phasenkodierschritte).

Der Gewinn an SNR macht 3D-Akquisitionen besonders attraktiv für eine Bildgebung mit Systemen niedriger Magnetfeldstärke. Ein weiterer Vorteil besteht darin, dass sich Bilder in beliebiger Schichtorientierungen nachträglich rekonstruieren lassen, wenn der Datensatz mit einer isotropen räumlichen Auflösung, d. h. mit näherungsweise identischer Kantenlänge in allen drei Raumrichtungen, akquiriert wurde.

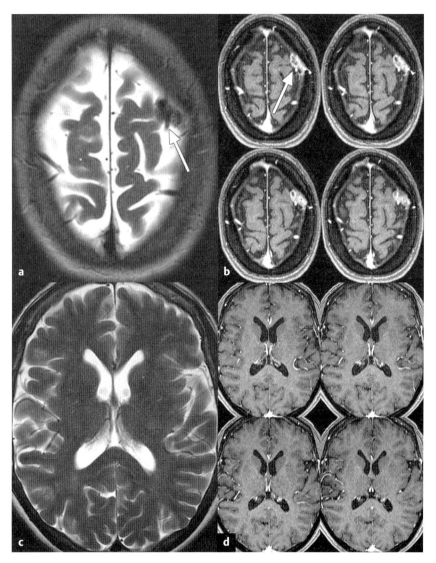

Abb. 37.1 a–d

38 MP-RAGE – Magnetization Prepared Rapid Gradient Echo

Bei der turboFLASH-Sequenz (s. Kap. 33) wird ein Inversionspuls vor der Bildakquisition angewendet, um einen T1-gewichteten Bildkontrast zu erhalten. Der Effekt eines solchen Inversionspulses würde über die Dauer einer 3D-Akquisition verloren gehen. Dies liegt an der hohen Anzahl notwendiger Anregungspulse und der relativ langen Messzeit einer 3D-Akquisition. Die Lösung besteht in einer Wiederholung des Inversionspulses innerhalb der Messung. Bei einer 3D-Bildakquisition müssen alle Phasenkodierschritte für jeden Partitionskodierschritt neu durchlaufen werden. Der Inversionspuls wird zeitlich vor diese Partitionskodierschleife plat-

ziert. Innerhalb der Partitionskodierschleife GS(P) ändert sich das Signal entsprechend der Erholkurve der longitudinalen Magnetisierung (Abb. 38.1), wohingegen der Signalbeitrag für die einzelnen Fourier-Zeilen der Phasenkodierung GP(P) in der Bildebene konstant bleibt. Als Folge davon wird der Unschärfeartefakt, welchen man bei der turboFLASH-Technik aufgrund von Änderungen in der Signalintensität von Fourier-Zeile zu Fourier-Zeile beobachten kann, nur sichtbar, wenn man Bilder in Partitionskodierrichtung rekonstruiert. Diese Sequenztechnik nennt man Magnetization Prepared Rapid Gradient Echo (MP-RAGE).

Abb. 38.1

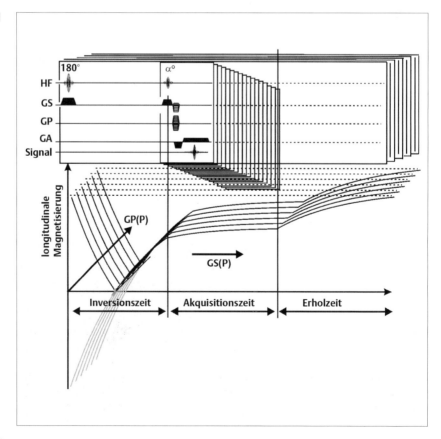

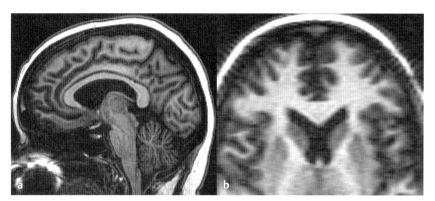

Abb. 38.2 a, b

Gründe, die für eine Verwendung der MP-RAGE bei der T1-gewichteten Bildgebung sprechen, sind:

- Im Gegensatz zur 2D-Bildgebung erlaubt die Partitionskodierung, wie sie in der 3D-Bildgebung und damit auch bei der MP-RAGE verwendet wird, eine lückenlose Abdeckung mit dünnen Schichten in einer akzeptablen Messzeit (~6 min).
- Die Inversion der Magnetisierung ermöglicht eine bessere Kontrolle über die T1-Wichtung, als das mit einer Spin-Echo-Sequenz möglich ist und erlaubt damit die Erzeugung eines größeren T1-Kontrastes.

Dermoidzyste (man bemerke die gute Abgrenzung von Fett zu Flüssigkeit). Die MP-RAGE-Sequenz ersetzt trotz all ihrer Vorzüge nicht die T1-gewichtete Spin-Echo-Sequenz. Sporadisch können Läsionen nach Kontrastmittelgabe mit der MP-RAGE-Sequenz schlechter nachzuweisen sein als mit der Spin-Echo-Sequenz. Dies ist wahrscheinlich auf die Tatsache zurückzuführen, dass durch die bessere T1-Wichtung eine Läsion im Vergleich zu normalem Parenchym ohne Kontrastmittel hypointens, jedoch nach Kontrasmittelgabe isointens erscheint.

Abb. 38.2 a u. b zeigen eine sagittale (Abb. 38.2 a) bzw. eine axiale (Abb. 38.2 b) Aufnahme eines Probanden unter Verwendung einer MP-RAGE-Sequenz. Der Kontrast zwischen grauer und weißer Hirnsubstanz ist bemerkenswert. In der zur Partitionskodierung parallelen Rekonstruktion (Abb. 38.2 b) ist die bereits erwähnte relaxationsbedingte Unschärfe zu verzeichnen im Gegensatz zu dem Erscheinungsbild der rekonstruierten Partition (Abb. 38.2 a). Der Suszeptibilitätsartefakt in der Mundhöhle (Abb. 38.2 a) weist darauf hin, dass es sich bei der MP-RAGE- um eine Gradienten-Echo-Sequenz handelt (s. Kap. 93 und 95).

Abb. 38.3 zeigt eine sagittale MP-RAGE-Aufnahme nach Kontrastmittelgabe bei einem Patienten mit einer

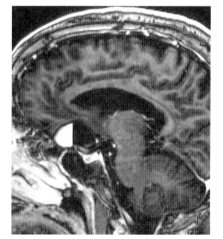

Abb. 38.3

39 *EPI – Echoplanare Bildgebung*

Die echoplanare Bildgebung (Echo Planar Imaging, EPI) ist eine der schnellsten Techniken, um MR-Bilddaten zu akquirieren. Nach vorbereitender Dephasierung der transversalen Magnetisierung in Frequenzkodierrichtung (s. Kap. 10) führt ein schneller Wechsel in der Polarität des Auslesegradienten immer wieder zu einer Refokussierung der transversalen Magnetisierung und damit zu einem Gradienten-Echo. Mit jedem dieser Echos wird eine Fourier-Zeile akquiriert. Nach einer einzigen Anregung erfolgt dieser Wechsel so lange, bis alle Fourier-Zeilen zur Verfügung stehen, um ein Bild zu konstruieren. Die Akquisitionszeit, oft auch als Repetitionszeit TR bezeichnet, liegt in der Größenordnung von 100 ms. Der Anregungs- und Akquisitionsprozess wird für jede Schicht einzeln durchgeführt.

Die verschiedenen EPI-Varianten sind definiert über die Art, wie das Spin-System vorbereitet wird. Ein sog. FID-EPI (Free Induction Decay) besteht aus einem einzigen Anregungspuls und multiplen phasenkodierten Gradienten-Echos. Eine 90°-180°-HF-Kombination bildet ein Spin-Echo, unter dem das EPI-Auslesemodul abläuft. Eine solche Variante heißt entsprechend SE-EPI. Ein vorgeschalteter Inversionspuls führt letztlich zu einer IR-EPI (Inversion Recovery), mit dem man FLAIR-ähnliche Bilder erzeugen kann.

Um genügend räumliche Information innerhalb eines Echozuges zu erhalten, stellt die EPI hohe Anforderungen an das Gradientensystem. Hohe Gradientenamplituden müssen in sehr kurzer Zeit erzeugt werden. Den Quotienten aus maximaler Gradientenamplitude und zugehöriger Gradientenanstiegszeit nennt man Slew Rate. Eine höhere Slew Rate ermöglicht die

Datenakquisition in einem kürzeren Zeitintervall, was zu einer besseren Bildqualität und weniger Verzeichnungsartefakten führt. Bildqualität und Artefakte sind eine Funktion der erreichbaren Echoabstände. Je kürzer die erreichbaren Echoabstände sind, umso kürzer wird die Echozuglänge. Letzteres erlaubt die Akquisition des Signals zu einem frühen Zeitpunkt, was zu einem besseren SNR und damit zu einer besseren Bildqualität führt. Mit zunehmender Echozuglänge wird auch die Artefaktanfälligkeit größer (s. Kap. 17). In Verbindung mit der EPI-Sequenz wird eine spektrale Fettsättigung verwendet, weil die üblicherweise in Phasenkodierrichtung verwendete niedrige Bandbreite zu einem dramatischen Artefakt der chemischen Verschiebung führen würde. Die Artefaktanfälligkeit spiegelt sich auch in Amplituden- oder Phasenvariationen der geraden und ungeraden Echos wider, was potenziell zu sog. Geisterbildern (N/2-, Nyquist-Geist) führen kann.

Die axialen Bilder in Abb. 39.1 zeigen einen Patienten mit einem anaplastischen Astrozytom. Aufgrund der Größe des Tumors und des perifokalen Ödems kommt es zu einem signifikanten raumfordernden Effekt auf den Hirnstamm. Abb. 39.1 zeigt eine T2-gewichtete schnelle Spin-Echo-Akquisition (Abb. 39.1 a), eine FLAIR-(Abb. 39.1 c), eine T1-gewichtete Spin-Echo-Aufnahme nach Kontrastmittelgabe (Abb. 39.1 e) sowie Bilder der entsprechenden EPI-Akquisitionen (Abb. 39.1 b, d u. f). Sämtliche Bilder wurden an der gleichen Schichtposition mit ähnlicher Wichtung aufgenommen. Im Vergleich zu den alternativen Bildgebungssequenzen konnte unter Verwendung von entsprechenden EPI-Techniken die Messzeit um 50 % reduziert werden bei näherungsweise gleichem Bildkontrast und gleicher Wichtung. Da bei der EPI-Bildgebung die Schichten sequenziell bearbeitet werden, ist diese Methode weniger sensitiv auf Patientenbewegung als Spin-Echo-Multischicht-Techniken. Bei letzterer erstreckt sich die Datenakquisition einer Schicht über die gesamte Messzeit und eine Patientenbewegung wirkt sich auf alle Schichten aus. In der T1-gewichteten Spin-Echo-Aufnahme nach Kontrastmittelgabe findet sich ein bewegungsbedingter Artefakt (Abb. 39.1 e, Pfeil), welcher in der entsprechenden EPI-Aufnahme nicht erscheint (Abb. 39.1 f). EPI findet klinische Anwendungsfelder bei der Diffusions- und Perfusionsmessung sowie bei der neuroradiologischen funktionellen Bildgebung.

> Durch die sequenzielle Bearbeitung der Schichten ist die EPI-Bildgebung eine hervorragende Akquisitionsmethode, um Bewegungsartefakte zu vermeiden.

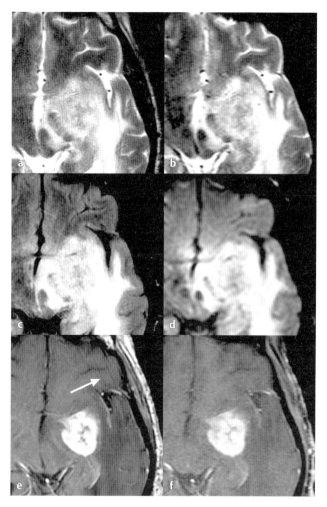

Abb. 39.1 a–f

40 Flusseffekte

Die Abb. 40.1 zeigt zwei Aufnahmen eines Patienten, die mit dem gleichen Protokoll gemessen wurden und sich lediglich durch die Anzahl der Schichten unterscheiden. D. h. in jedem Fall wurden parallel zur dargestellten Schicht auch andere Schichten akquiriert. Im Gegensatz zu Abb. 40.1 a, war die Anzahl der Schichten bei der Erzeugung von Abb. 40.1 b geringer und zudem ist in diesem Fall eine Randschicht aus dem gegebenen Schichtblock dargestellt. Obwohl in Bezug auf die T1-Wichtung die gleichen Protokollparameter verwendet wurden, erscheint nur in Abb. 40.1 b eine flussbezogene Signalanhebung der zum Sinus sagittalis superior verlaufenden Kortexvenen (Pfeile). Diese Signalanhebung ist in Abb. 40.1 a nicht zu sehen.

Abb. 40.1 a, b

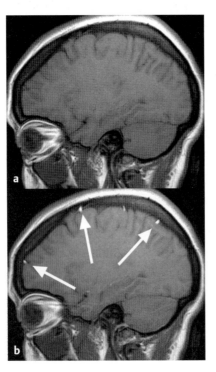

Der Fluss erzeugt einen intrinsischen Kontrastmechanismus, zu einem gewissen Grad analog zur gewebespezifischen T1-, T2- und der PD-Wichtung. Die Signalintensität in Gegenwart des Flusses hängt ab von der verwendeten

- Bildgebungssequenz,
- Flussgeschwindigkeit,
- Turbulenz der Strömung,
- Art der Schicht- bzw. Volumenakquisition.

Eine Spin-Echo-Sequenz besteht aus einem 90°-HF-Anregungspuls und einem 180°-HF-Refokussierungspuls. Beide HF-Pulse sind schichtselektiv und nur in dem Gewebeteil, welcher beide HF-Pulse erfährt, wird ein MR-Signal erzeugt. Blut bildet dabei keine Ausnahme. Wird das in die Schicht einfließende Blut nicht durch einen HF-Puls außerhalb der Schicht gesättigt, und ist die Flussgeschwindigkeit langsam genug, damit der Großteil des Blutes sowohl den 90°-HF-Anregungspuls als auch den 180°-HF-Refokussierungspuls erfährt, so wird in dem Blut eine relativ hohe Signalintensität erzeugt. Man spricht auch von einer flussbedingten Signalverstärkung. Abb. 40.1 b zeigt diesen Effekt am Beispiel der Kortexvenen.

Die flussbedingte Signalverstärkung ist besonders ausgeprägt, wenn der Blutfluss senkrecht zur angeregten Schicht erfolgt. Fließt das Blut zu schnell, um beide HF-Pulse zu erfahren, oder ist das Blut gesättigt, weil es auf seinem Weg durch den Schichtblock durch andere HF-Pulse schon gesättigt wurde, so wird es wenig oder gar kein Signal erzeugen (Abb. 40.1 a). Letzteres bezeichnet man als Flow Void bzw. flussbedingte Signalauslöschung.

Abb. 40.2 zeigt ein Kind mit einer Stenose des Aquaeductus cerebri mit der Folge einer Erweiterung des dritten und der Seitenventrikel. Abb. 40.2 a u. b sind sagittale T1-gewichtete Spin-Echo-Aufnahmen, Abb. 40.2 c eine axiale T2-gewichtete Aufnahme einer schnellen Spin-Echo-Sequenz. Sowohl in der A. basilaris (Abb. 40.2 a, Pfeil), als auch in der A. carotis interna (Abb. 40.2 b, Pfeil), dem Sinus sagittalis superior und in den Kortexvenen (Abb. 40.2 c, Pfeile) sind flussbedingte Signalauslöschungen dokumentiert. Wie gezeigt, kann fließendes Blut – sowohl venöses als auch arterielles – entweder zu einer Signalauslöschung oder zu einer Signalverstärkung führen, in Abhängigkeit von der Flussgeschwindigkeit, der Gefäßorientierung relativ zur Schicht und – als wesentlichster Parameter – von der verwendeten Bildgebungssequenz.

Mit wenigen Ausnahmen wird fließendes Blut in einer Spin-Echo-Sequenz als signalfreie Region repräsentiert. Die auf der Spin-Echo-Technik basierenden Gefäßdarstellungen werden aus diesem Grunde auch Black-Blood-Techniken genannt. Gradienten-Echo-Sequenzen zeigen fließendes Blut i. d. R. mit hoher Signalintensität v. a. wenn 2D-Einzelschichtverfahren verwendet werden (aber auch bei der Volumenanregung, wie sie in der 3D-Time-of-Flight-MR-Angiographie (3D-ToF-MRA) angewendet wird). Auch in letzterem Fall nutzt man den Effekt der flussbedingten Signalverstärkung aus. Bildgebungstechniken zur signalreichen Darstellung des Blutes mit Hilfe von Gradienten-Echo-Sequenzen werden oft als Bright-Blood-Techniken bezeichnet und bieten die Grundlage für die TOF-MRA.

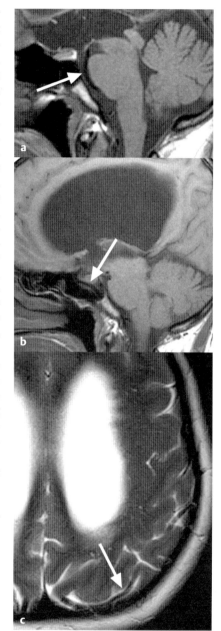

Abb. 40.2 a–c

41 2D-ToF-MRA – Zweidimensionale Flugzeit-MR-Angiographie

Die der zweidimensionalen Flugzeit-MR-Angiographie (2D-ToF-MRA) zugrunde liegende Bildgebungssequenz ist eine 2D-FLASH-Sequenz (Gradienten-Echo-Sequenz mit Spoiling) mit einer sequenziellen Schichtakquisition. Bei dieser Bildgebungstechnik werden alle Fourier-Zeilen einer Schicht sukzessive und komplett gemessen, bevor die nächste Schicht angeregt und ausgelesen wird. In diesem Fall wird eine relativ kurze Repetitionszeit in Kombination mit einem relativ großen Anregungswinkel verwendet. Dies führt zu einem reduzierten Signal für das statische Hintergrundgewebe, da für eine longitudinale Magnetisierung nicht genügend Zeit zur Verfügung steht, um sich zu erholen (T1-Relaxation). Man spricht auch von einer Sättigung des stationären Gewebes.

Das Blut, welches in diese gesättigte Schicht einströmt, hat noch die volle longitudinale Magnetisierung, insofern es noch keinen HF-Puls erfahren hat. Wird dieses Blut angeregt, so stellt es sich mit einer hohen Signalintensität dar. Diese Signalverstärkung wird auch als flussbedingte Signalverstärkung (flow related enhancement) bezeichnet und stellt den grundlegenden Mechanismus für alle ToF-Akquisitionen dar. Das Signal venöser Strukturen, wie der V. jugularis, lässt sich unter Berücksichtigung der Flussrichtung unterdrücken. Ein oberhalb der transversalen Schicht platzierter Sättigungspuls reduziert die longitudinale Magnetisierung im venösen Blut, welches somit gesättigt in die zu untersuchende Schicht einfließt und damit kein oder nur ein geringes Signal liefert Ein solcher Sättigungspuls (s. Kap. 101) wandert zusammen mit der axialen Schicht bei der sequenziellen Akquisition weiterer Schichtpositionen. Auf diese Art wird nicht nur

das Blut in der V. jugularis gesättigt, sondern vielmehr alles Blut, welches in kraniokaudaler Richtung durch die Sättigungsregion in die derzeit akquirierte Schicht fließt. Dieses Blut liefert dementsprechend kein MR-Signal.

Abb. 41.1 a zeigt die axial akquirierten 2D-ToF-MRA-Bilder – oft auch als „Originalbilder" bezeichnet – eines Patienten mit einer signifikanten Stenose distal des Abgangs der linken A. carotis interna. Um die Information in einer Form darzustellen, wie man sie aus der konventionellen Angiographie gewohnt ist, werden die Schichten mit einem Rekonstruktionsalgorithmus bearbeitet, der unter dem Begriff Projektion der maximalen Intensität (Maximum Intensity Projection, MIP) bekannt ist (Abb. 41.1 b).

Die erzeugten MIP-Bilder sind das Ergebnis einer Projektion der maximalen Signalintensität, die bei der Analyse des transversal akquirierten Datensatzes identifiziert wurde. Je nachdem, welche Messtechnik verwendet wurde, kann jedes Gewebe und jede Substanz mit einer kurzen T1-Relaxationszeit (wie Fett oder Methämoglobin) im transversalen Bilddatensatz hyperintens erscheinen und so in den generierten MIP-Bildern einen Blutfluss verdecken oder vortäuschen. Abb. 41.1 b zeigt zwei Bereiche einer offensichtlichen Fehlregistrierung (Pfeile). Dieser Artefakt entsteht, wenn sich der Patient während der Messung der sequenziell akquirierten Schichten bewegt. Bei der Beurteilung der Aufnahmen wird daher empfohlen, nicht nur die MIP-Bilder zu beurteilen, sondern auch die Originalbilder zu betrachten. Diese erlauben eine bessere Beurteilung der Anatomie und des umgebenden Gewebes und erleichtern die Identifizierung von Bewegungsartefakten, Signalverlusten aufgrund metallischer Fremdkörper oder in unmittelbarer Nähe befindlicher Substanzen wie Fett oder Methämoglobin.

Komplexe Flussverhältnisse wie z.B. Turbulenzen führen bei der räumlichen Kodierung mit Magnetfeldgradienten bekannterweise zu einer schwer zu kompensierenden Dephasierung und damit zu einem Signalverlust. Bei komplexen Flussverhältnissen gehen die dargestellten Signalverluste oft weit über den Bereich stenotischer Läsionen hinaus und führen damit zu einer Überschätzung des Stenosegrades.

Auch wenn 2D-ToF-MRA-Techniken häufig zu einer Überschätzung des Stenosegrades führen, so haben sie sich doch als effektive Diagnoseverfahren bei Erkrankungen der Karotiden erwiesen. Auch wenn der Kontrast bei der 2D-ToF-MRA, als Folge des in die Schicht einfliessenden ungesättigten Blutes, von einer 3D-ToF-MRA i.d.R. nicht erreicht wird, bietet diese Volumenakquisition mehrere Vorteile. Die zusätzliche Verwendung von 3D-ToF-MRA-Techniken hilft bei der Beurteilung von dargestellten Signalverlusten, die als Folge komplexer Flussverhältnisse über den Ort der Stenose hinausgehen. So erlauben die 3D-Akquisitionen dünnere Schichten. Mit dieser Maßnahme wird die räumliche Auflösung der Messung verbessert und damit die flussbedingten Signalverluste verringert. Eine weitere Reduktion dieser Artefakte wird dadurch erzielt, dass 3D-Akquisitionen im Vergleich zu 2D-Akquisitionen kürzere Echozeiten ermöglichen. Als letzter Punkt haben 3D-ToF-MRA-Techniken nicht das Problem der in der Darstellung angeführten Fehlregistrierungen.

Die kontrastmittelgestützte MR-Angiographie (contrast-enhanced MRA, ceMRA) hat aufgrund der extrem reduzierten Messzeit, wodurch die Artefakte als Folge von Patientenbewegungen deutlich reduziert werden, sowie der Unempfindlichkeit gegenüber komplexen Flussphänomene, die 2D-ToF-MRA-Technik in fast allen Anwendungen ersetzt. Das MIP-Bild in Abb. 41.1 c zeigt eine 3D-ceMRA-Akquisition mit geringerem Signalverlust im Bereich der Stenose und dokumentiert damit die Überschätzung als Folge komplexer Flussverhältnisse im Fall der 2D-ToF-MRA-Technik. Die ceMRA-Technik erlaubt in diesem Fall auch die Identifikation eines ulzerierenden Plaque (*) proximal der Stenose.

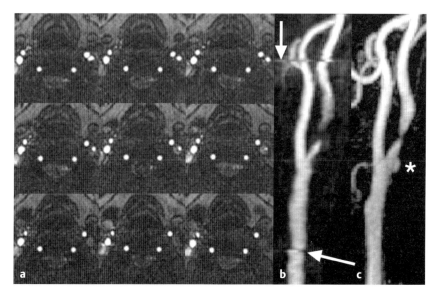

Abb. 41.1 a–c

42 3D-ToF-MRA – Dreidimensionale Flugzeit-MR-Angiographie

Abb. 42.1 c zeigt in der Projektion der maximalen Intensität (MIP) des Circulus arteriosus ein sackförmiges 6 mm großes Aneurysma (Pfeil), welches von der A. communicans anterior ausgeht. Auf der T2-gewichteten schnellen Spin-Echo-Aufnahme erscheint dieses Aneurysma über seine flussbedingte Signalauslöschung (Abb. 42.1 a, Pfeil) und lässt sich auch auf den Originalbildern der 3D-ToF-MRA identifizieren (Abb. 42.1 b).

Der Fluss beinhaltet einen intrinsischen Kontrastmechanismus, der in der MR-Bildgebung auf mehrere Arten dargestellt werden kann. Spin-Echo-Sequenzen verwenden eine Kombination aus schichtselektiven 90°- und 180°-HF-Pulsen, um ein MR-Signal zu erzeugen. Für die meisten Gefäße mit einer „normalen" Blutflussgeschwindigkeit wird das Blut zwar durch den 90°-HF-Puls angeregt, ist aber zum Zeitpunkt des 180°-HF-Refokussierungspulses schon aus der Schicht geflossen und stellt sich entsprechend als signalfreie Struktur dar (Abb. 42.1 a). Gradienten-Echo-Sequenzen verwenden nur einen HF-Anregungspuls und das Echo wird von Magnetfeldgradienten erzeugt, die auch auf Blut wirken, welches die angeregte Schicht schon verlassen hat. Das in diesem Fall in die zu messende Schicht einfließende ungesättigte Blut erscheint hyperintens, v. a. bei der Wahl kurzer Echozeiten.

Die Flugzeit-MR-Angiographie (ToF-MRA) verwendet Gradienten-Echo-Sequenzen, um Blut mit einer hohen Signalintensität darzustellen. ToF-Sequenzen können dabei sowohl als 2D-Technik, d. h. durch eine Schicht-für-Schicht-Anregung, oder als 3D-Technik, d. h. durch Volumenanregung, angewendet werden. Eine 3D-Akquisition ermöglicht dünnere Schichten/Partitio-

nen. Die Wahl einer kleinen Raumelementgröße sowie kurze Echozeiten sind wichtige Faktoren in der MR-Angiographie, um die Signalverluste aufgrund von Flussartefakten minimal zu halten. Außerdem haben 3D-Akquisitionen den Vorteil eines hohen SNR trotz der Verwendung dünner Partitionen. Eine hohe räumliche Auflösung und ein gutes SNR sind wichtige Voraussetzungen für die Abbildung intrakranieller Gefäße. In der klinischen Routine kommt die 3D-ToF-MRA bei der Darstellung des Circulus arteriosus (z. B. Aneurysmen und Stenosen) zur Anwendung.

In der MR-Angiographie werden relativ kurze Repetitionszeiten verwendet, was zu einer Sättigung und damit signalarmen Darstellung des stationären Hintergrundgewebes führt. Das einfließende Blut jedoch erzeugt ein starkes MR-Signal, wenn es mit „normaler" Geschwindigkeit in das Bildgebungsvolumen einströmt und es nicht vorher durch einen HF-Puls gesättigt wurde. Dieses Phänomen ist bekannt als flugzeit- oder flussbedingte Signalverstärkung (flow related enhancement, s. Kap. 41).

Die Originalbilder, die mit einer solchen 3D-Technik erzeugt wurden (Abb. 42.1 b), lassen sich mit unterschiedlichen Darstellungsalgorithmen weiter verarbeiten. Der am häufigsten verwendete Rekonstruktionsalgorithmus ist die sog. Projektion der maximalen Intensität (MIP). Bei Verwendung der MIP lassen sich verschiedene Betrachtungsperspektiven generieren, die, wenn man sie als Film ablaufen lässt, einen räumlichen Eindruck erzeugen. Abb. 42.1 c zeigt eine solche Projektion. MIPs beinhalten immer weniger Informationen als die Originalbilder. Aus diesem Grunde sollten alle Regionen immer zusätzlich im Originalbild beurteilt werden. Oberflächenrekonstruktionen oder Volumendarstellungen bieten alternative Betrachtungsmethoden zur MIP.

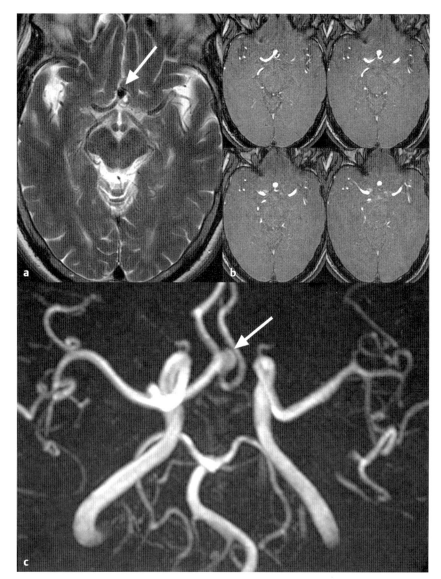

Abb. 42.1 a–c

43 3D-ToF-MRA – Anregungswinkel und Magnetisierungstransfer

Die 3D-ToF-MRA ist derzeit die wichtigste Technik zur Darstellung der intrakraniellen arteriellen Gefäßstrukturen. Wie in Kap. 42 diskutiert, ist der Kontrast zwischen Gefäßstruktur und stationärem Hirnparenchym abhängig vom Sättigungsgrad. Potenzieller Nachteil dieses Bildgebungsverfahrens ist, dass die Signalintensität des Blutes umso mehr abnimmt, je länger es sich im Bildgebungsvolumen aufhält, als Folge wiederholter Anregungen und den damit verbundenen Sättigungseffekten. Eine Verlängerung der Repetitionszeit oder eine Reduzierung des Anregungswinkels vermindern diese unerwünschten Sättigungseffekte. Beim Eintritt in das 3D-Volumen hat das Blut noch die volle longitudinale Magnetisierung. Große Anregungswinkel erzeugen ein wesentlich höheres Signal und einen wesentlich besseren Kontrast als niedrige Anregungswinkel, langsamer fließendes Blut wird jedoch schneller gesättigt. Das Blut zeigt zwar am Eintrittspunkt ein sehr hohes Signal, verliert jedoch auf seinem Weg durch das Volumen sehr schnell an Signal. Umgekehrt sind bei der Verwendung niedriger Anregungswinkel Signal und Kontrast nicht so stark, dafür tritt die Sättigung später ein und das fließende Blut bleibt distal vom Eintrittspunkt über eine größere Distanz sichtbar.

Eine ungünstige Wahl des Anregungswinkels in der 3D-ToF-MRA bedingt deutliche Nachteile für die Bildqualität. Abb. 43.1 zeigt 3D-ToF-MRA-Aufnahmen des Circulus arteriosus, aufgenommen mit einem Anregungswinkel von 75° (Abb. 43.1 a) bzw. 25° (Abb. 43.1 b). Bei zu hohen Anregungswinkeln sind Sättigungseffekte an den distalen Punkten der multiplen 3D-Volumina zu beobachten (Abb. 43.1 a, Pfeile). Eine elegante Technik, welche die verfügbare Magnetisierung über das gesamte Bildgebungsvolumen besser ausnutzt und die Sättigungsphänomene deutlich reduziert, ist die Variation des Anregungswinkels in Abhängigkeit des Ortes, beginnend mit einem niedrigen Anregungswinkel am Eintrittspunkt und endend mit einem hohen Anregungswinkel am entgegengesetzten Punkt im Bildvolumen.

Ein wichtiges Werkzeug um das Hintergrundsignal zu unterdrücken und den Kontrast zu verbessern ist die Ausnutzung des Magnetisierungstransfers (MT). In kurzer Form lässt sich dieser Mechanismus wie folgt erklären (s. Kap. 56). Vereinfacht ausgedrückt gibt es zwei Arten von Wasser (mit ihren zugehörigen Kernen, den Protonen, als Quelle des Kernspinsignals) in unserem Körper. Die beobachtbaren Protonen sind jene des freien Wassers.

Abb. 43.1 a, b

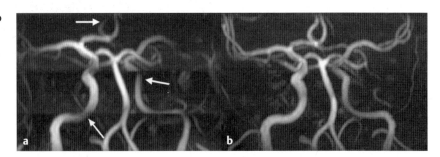

Nicht beobachtbar sind die Protonen der in ihrer Bewegung eingeschränkten gebundenen Wassermoleküle (angelagert an Makromoleküle). Durch die Einschränkung der Beweglichkeit zeigt die erzeugte transversale Magnetisierung für diese Wassermoleküle eine extrem kurze T2-Relaxationszeit. Weil das Signal viel zu schnell verschwindet, gelten diese Wassermoleküle als nicht beobachtbar. Eine kurze T2-Relaxationszeit steht synonym für einen großen Bereich an Resonanzfrequenzen. Verwendet man also einen Sättigungspuls mit einem Frequenzspektrum unterhalb der Resonanzfrequenz des freien Wassers, so wird sich diese Sättigung nur auf die gebundenen Wassermoleküle auswirken. Den Mechanismus, der erklärt wie sich diese Sättigung von den gebundenen Wassermolekülen auf die freien Wassermoleküle überträgt, nennt man Magnetisierungstransfer (MT). Als Endresultat findet man eine Reduktion der Signalintensität von freiem Wasser, aber nur dort, wo auch gebundene Wassermoleküle vermutet werden.

Je mehr Makromoleküle oder langkettige Proteinstrukturen im Gewebe vorhanden sind, umso größer ist die Wirkung des MT-Pulses. Für die graue und weiße Hirnsubstanz kann mit Hilfe eines MT-Pulses das Signal um 40 % reduziert werden, wohingegen die Signalintensität des Blutes überhaupt nicht beeinflusst wird. Die Reduktion des Hintergrundsignals in der 3D-ToF-MRA unter Verwendung eines MT-Pulses verbessert erheblich den Gefäßkontrast. Abb. 43.2 a u. b zeigen Akquisitionen ohne bzw. mit MT-Puls. Die Reduktion des Hintergrundsignals unter Verwendung eines MT-Pulses ist offensichtlich. Abb. 43.3 a u. b zeigt die entsprechenden Projektionen der maximalen Intensität (MIP). Die Kontrastverbesserung ermöglicht hier auch die Erkennung kleinerer Gefäßstrukturen (Abb. 43.3 b, Pfeile).

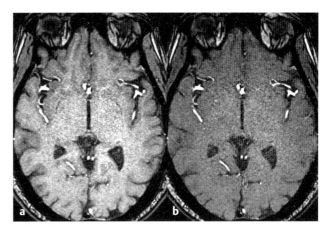

Abb. 43.2 a, b

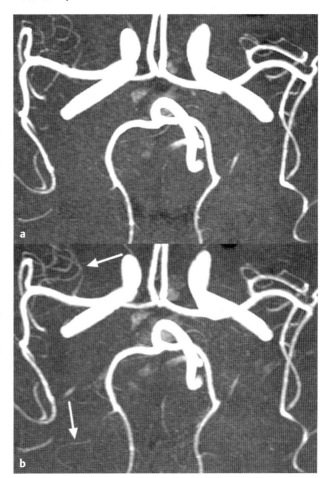

Abb. 43.3 a, b

44 2D-PC-MRA – Zweidimensionale Phasenkontrast-MR-Angiographie

Die Phasenkontrast-MR-Angiographie (2D-PC-MRA) verwendet die flussbedingte Phasenverschiebung der transversalen Magnetisierung, um zwischen stationären und sich bewegenden Protonen zu unterscheiden. Die zeitliche Abfolge der verwendeten Magnetfeldgradienten bestimmt die Flusssensitivität. Phasenkontrast-Bilder können sowohl mit einer 2D-, als auch mit einer 3D-Methode akquiriert werden, wobei die folgende Diskussion sich auf die 2D-Akquisition bezieht. Phasenkontrastbilder können als Phasenbilder ausgegeben werden (Abb. 44.1a u. b), wo die Flusssensitivität richtungsabhängig

ist, oder als Absolutbilder, wo alle Gefäße, in denen sich fließendes Blut befindet, unabhängig von der Flussrichtung hell dargestellt werden (Abb. 44.1c u. d).

Fließt Blut entlang eines Magnetfeldgradienten von einem Ort mit niedriger Feldstärke zu einem Ort mit hoher Feldstärke, so nimmt die Resonanzfrequenz der Protonen auf diesem Weg zu. Es ergibt sich ein Phasenverlust relativ zu den Protonen im stationären Gewebe, die sich stationär am Ort der höheren Feldstärke befinden. Fließt das Blut in die entgegengesetzte Richtung, so kommt es entsprechend zu einer

Abb. 44.1 a–d

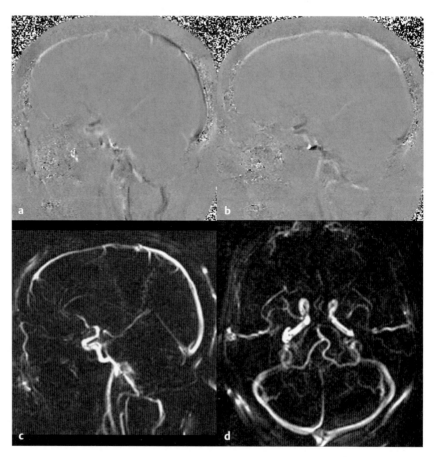

Abnahme der Resonanzfrequenz und zu einem Phasengewinn relativ zur Phasenlage im stationären Gewebe, welches sich über die ganze Zeit, von Anregung bis zur Datenakquisition, am Ort der niedrigeren Feldstärke befunden hat. Die Größenordnung dieser Phasenverschiebung hängt ab von:

- Flussgeschwindigkeit,
- Flusssensitivität der verwendeten Bildgebungssequenz.

Eine Flusssensitivität kann in eine Richtung oder in alle drei Raumrichtungen eingestellt werden, je nachdem welche Information gewünscht ist. Stationäres Gewebe zeigt keine Phasenverschiebung und kommt aus diesem Grunde im Phasenkontrastbild nicht zur Darstellung. Es gibt zwei Möglichkeiten Phasenkontrastmessungen bildlich darzustellen:

Phasenbilder, bei denen die Bildpunktintensität sowohl von der Richtung als auch von der Größenordnung der Flussgeschwindigkeit abhängt (Abb. 44.1 a u. b), und Absolutbilder, bei denen die dargestellte Bildpunkthelligkeit lediglich von der Flussgeschwindigkeit abhängt (Abb. 44.1 c, d).

Einer der wesentlichen Vorteile der Phasenkontrast-Technik besteht darin, dass der Sensitivitätsbereich in Bezug auf die Flussgeschwindigkeit vorgewählt werden kann. Dieser Parameter wird auch Flusssensitivität genannt. Abb. 44.1 c zeigt eine 40 mm dicke Schicht, akquiriert mit einer Flusssensitivität von 20 cm/s. Mit dieser Flusssensitivität erfährt die transversale Magnetisierung im fließenden Blut bei einer Flussgeschwindigkeit von ±20 cm/s eine Phasenverschiebung von ±180° und erzeugt einen Bildpunkt mit einem Extremwert (hell). Langsamerer und schnellerer Blutfluss erzeugt Bildpunkte mit einer geringeren Bildpunktintensität. Die Absolutbilder verschie-

dener Richtungskodierungen können zu einem Summenbild zusammengefasst werden. Abb. 44.1 c u. d repräsentieren solle Summenbilder.

Bei bestimmten Fragestellungen möchte man auch die Flussrichtung analysieren. In der Phasenbilddarstellung wird Blutfluss parallel zur Flusssensitivitätsrichtung hell dargestellt, und dunkel, wenn er antiparallel zur Flusssensitivitätsrichtung fließt. In Abb. 44.1 a geht die Flusssensitivitätsrichtung von inferior nach superior. Der Fluss im anterioren Sinus sagittalis superior kommt demnach hyperintens zur Darstellung. Blutfluss im posterioren Abschnitt erscheint hypointens, da hier die Flussrichtung entgegengesetzt ist. In Abb. 44.1 b ist die Flusssensitivitätsrichtung von anterior nach posterior. Die transversale Magnetisierung im Blut, welches mit einer höheren Geschwindigkeit fließt als die eingestellte Flusssensitivität, erfährt eine Phasenverschiebung die über 180° hinaus geht. In der folgenden Bildrekonstruktion und Intensitätszuordnung wird dieser Fluss mit falscher Geschwindigkeit und falscher Richtung repräsentiert (Phasenüberfaltung). Die PC-MRA ist die Methode der Wahl bei der Beurteilung der venösen Strukturen im Kopf- und Halsbereich oder zum Zweck einer schnellen Gefäßübersichtsaufnahme. Für das Studium venöser Strukturen steht alternativ die 2D-TOF-MRA zur Verfügung (s. Fall 41).

45 ceMRA – Nierenarterien, Abdomen

Abb. 45.**1a** zeigt die MIP einer kontrastmittelgestützten MR-Angiographie (contrast-enhanced-MRA, ceMRA) mit einer höhergradigen Stenose am Abgang der linken Nierenarterie (Pfeil). Abb. 45.**1b** demonstriert eine ausgedehnte arteriosklerotische Gefäßerkrankung der Aorta mit einer signifikanten Stenose am Abgang der linken Nierenarterie. Die Abb. 45.**1c–f** zeigen die Aufnahmen einer hochgradigen Stenose der rechten Nierenarterie (Pfeile) mit Abb. 45.**1d u. e** als koronare und axiale Originalaufnahmen und Abb. 45.**1f** als volumenbegrenzte MIP. Abb. 45.**1g** ist die bestätigende konventionelle Katheter-Angiographie.

Die kontrastmittelgestützte MR-Angiographie wird mittlerweile als Routinebildgebung bei der Beurteilung der abdominellen Aorta und der Nierenarterien angesehen. Die Standardbildgebungssequenz ist dabei eine 3D-FLASH-Sequenz (Gradienten-Echo-Sequenz mit Spoiling). Unter Verwendung sehr kurzer TR und TE werden i. d. R. bei angehaltenem Atem (< 30 s) dünne Partitionen (< 2 mm) bei koronarer Schichtführung aufgenommen. Die Aufnahme eines 3D-Volumens in dieser Art erzeugt ein hohes Maß an Sättigung (d. h. niedriges MR-Signal) sowohl für stationäres Gewebe als auch für natives Blut. Erst die drastische Verkürzung der T1-Relaxationszeit im Blut durch venöse Bolusinjektion eines T1-verkürzenden Kontrastmittels (z. B. Gadoliniumchelat) erlaubt die Erzeugung von Bildern mit einer hohen Signalintensität des Blutes. Üblicherweise werden 30–40 ml des Kontrastmittels mit einer Injektionsrate von 1,5–3 ml/s eingesetzt. Dem Kontrastmittelbolus unmittelbar folgend werden üblicherweise 20–30 ml physiologischer Kochsalzlösung mit derselben Injektionsrate

injiziert. Diese Kochsalzinjektion soll das Kontrastmittel aus der Zuleitung spülen und den Zusammenhalt des Kontrastmittelbolus unterstützen.

Bei jeder MR-Bildgebung werden die gemessenen Signale, die durch Phasenkodierung eine Rauminformation beinhalten, in einer wählbaren aber bestimmten zeitlichen Abfolge in einer Rohdatenmatrix, d.h als Fourier-Zeile im k-Raum abgelegt (s. Kap. 10). Entlang dieser Fourier-Zeile findet man die über die Frequenzkodierung erzeugte räumliche Information. Entsprechend beinhaltet eine Spalte des k-Raums die räumliche Information, die man mit den Phasenkodiergradienten aufgeprägt hat. Die Informationen zu der Detailstruktur der abgebildeten Objekte finden sich im Außenbereich des k-Raums, wohingegen die Informationen über die Grobstruktur der Objekte einschließlich der Informationen über den Gewebekontrast sich im Zentrum des k-Raums befinden. Das konventionelle Akquisitionsschema beginnt mit hohen Phasenkodieramplituden. Die ersten Fourier-Zeilen enthalten Informationen zu den Detailstrukturen in der gewünschten maximalen räumlichen Auflösung. Die Grobstrukturen der Objekte einschließlich deren Kontrastverhalten sind in den folgenden Fourierzeilen definiert, die mit entsprechend niedriger werdenden Phasenkodiergradienten akquiriert werden. Nach der Messung der Fourier-Zeilen im Zentrum des k-Raums folgen wieder Fourier-Zeilen mit Informationen zu den Detailstrukturen. Theorie und Erfahrung zeigen, dass die für die globale Bildinformation notwendigen Daten im Zentrum des k-Raums zu finden sind. Für die ceMRA ist es also wichtig zu evaluieren, wie die Kreislaufzeit für die zu untersuchende Region aussieht und wann das Zentrum des k-Raums gemessen wird. Üblicherweise kann der Anwender die Reihenfolge der Fourier-Zeilen zu Beginn der Messung selbst festlegen. Die oben beschriebene konventionelle Akquisition bezeichnet man als linear. Wird jedoch zuerst das Zentrum des k-Raums akquiriert, so spricht man von einer zentrischen k-Raum-Akquisition.

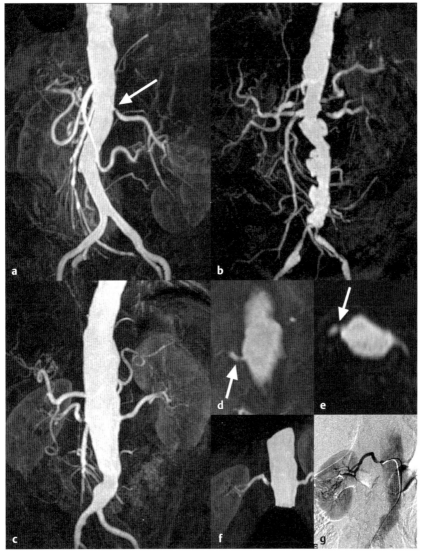

Abb. 45.1 a–g

46 ceMRA – Arterien im Kopf-Hals-Bereich

Abb. 46.1 a zeigt die MIP einer ceMRA-Aufnahme mit den Abgängen der großen Gefäße, der Aa. carotides und des vertebrobasilaren Gefäßsystems vom Aortenbogen. Die rechte A. carotis interna ist aufgrund eines Gefäßverschlusses am Abgang nicht zu erkennen. Die MIP wird nach Abschluss der Messung aus den in koronarer Schichtung orientierten Originalaufnahmen rekonstruiert. Oft besteht die Messung aus zwei Datensätzen, von denen einer vor und einer nach Kontrastmittelgabe akquiriert wurde. Der erste Datensatz dient als Maske und beinhaltet das Restsignal des stationären Gewebes. Die MIP wird aus der Subtraktion des ersten vom zweiten Datensatz erzeugt.

Abb. 46.1 b zeigt eine Originalschicht (von 80 Schichten oder Partitionen) aus der ersten Aufnahme, Abb. 46.1 c zeigt die gleiche Schicht nach Kontrastmittelgabe. Die selektive MIP, welche in der Projektion nur die Aa. carotides einschließt, bestätigt den Verschluss (*) der rechten A. carotis interna am Abgang (Abb. 46.1 d) und dokumentiert die signifikante umschriebene Stenose am Abgang der linken A. carotis interna (Pfeil, Abb. 46.1 e).

Die ceMRA bietet gegenüber der konventionellen 2D- oder 3D-ToF-MRA mehrere Vorteile. Bei der ToF-Methode werden dünne Schichten (2D) oder ein Schichtblock (3D) unter Verwendung relativ kurzer TR akquiriert. Dies führt zu einer Sättigung des stationären Gewebes mit dem Resultat einer reduzierten Signalintensität des Hintergrunds. Blut, welches noch keinen HF-Puls erfahren hat und somit ungesättigt in die Schicht oder den Block fließt, erscheint bei dieser Methode mit einer entsprechend hohen Signalintensität. Die flussbedingte Signalanhebung ist die Grundlage der ToF-Methoden.

Turbulenter Fluss in der Schicht oder in die Schicht zurückkehrender Gefäßverlauf, Flussmomente höherer Ordnung (Beschleunigung) oder sehr langsamer Fluss wirken sich bei dieser Methode sehr nachteilig aus. Jeder dieser Umstände kann das Signal im Gefäß stark reduzieren. Diese komplexen Flussmuster finden sich sowohl in gesunden als auch in krankhaft veränderten Gefäßen. Legt man bei der Beurteilung des Stenosegrades das Erscheinungsbild einer konventionellen Angiographie zugrunde, so kommt es bei der Beurteilung mit MR zu einer Überschätzung.

Bei der ceMRA-Technik liefern die unterschiedlichen T1-Relaxationszeiten von Hintergrundgewebe und von mit Gadoliniumchelaten angereichertem Blut die Grundlage für den Bildkontrast. Dies zusammen mit der üblicherweise verwendeten sehr kurzen Echozeit TE reduziert artefaktbedingte Signalverluste als Folge komplexer Flussmuster und erlaubt eine exzellente Visualisierung des arteriellen Gefäßsystems. Die Anwendung koronarer 3D-Blöcke erlaubt eine gute kraniokaudale Abdeckung in praktikabler Messzeit (wie in Abb. 46.1 a demonstriert). Zu bemerken bleibt allerdings, dass ein größerer Bildbereich im Vergleich zu einem kleineren Bildbereich immer mit einem Verlust an räumlicher Auflösung verbunden ist, da die Messzeit und damit die Anzahl der möglichen räumlichen Kodierschritte durch die Bolustransitzeit begrenzt ist. Für den dargestellten Patienten lag die ceMRA-Akquisitionszeit bei 19 s. Die Messzeit bei den ToF-Methoden liegt im Gegensatz dazu bei mehreren Minuten. Bei der 2D-ToF-Methode kommt neben der langen Messzeit noch eine größere Artefaktanfälligkeit hinzu, da die Schichten sequenziell aufgenommen werden und sich im Laufe der Messung bewegungsbedingt gegeneinander verschieben können. Schluckbewegungen können in diesem Fall zu signifikanten Fehlregistrierungen führen.

Die Reihenfolge, in welcher der k-Raum gefüllt wird (üblicherweise sequenziell), und die zeitliche Abstimmung zwischen Bolusinjektion und Beginn der Bildakquisition sind essentiell für die Qualität der Abbildung der Karotiden mit Hilfe der ceMRA. Die Transitzeit des Kontrastmittelbolus von den Aa. carotides communes bis zu den Vv. jugulares kann nur 6–7 s betragen. Dieses kleine Zeitfenster verlangt größte Sorgfalt bei der zeitlichen Abstimmung zwischen Kontrastmittelinjektion und Start der Bildgebungssequenz, da man eine venöse Kontamination vermeiden möchte.

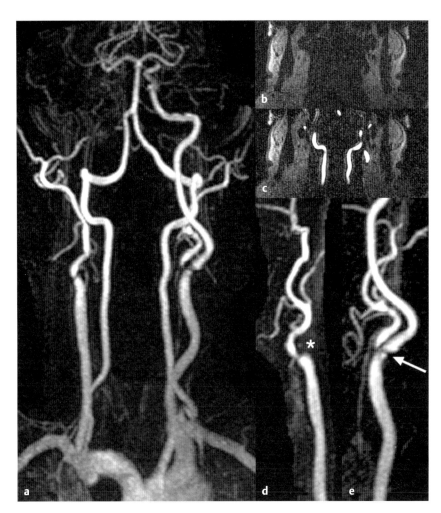

Abb. 46.1 a–e

47 ceMRA – Periphere Gefäße

Abb. 47.1 a zeigt eine ceMRA-Aufnahme der peripheren Gefäße der unteren Extremitäten bei einem Patienten ohne signifikante Stenosen oder Gefäßverschlüsse. Abb. 47.1 b zeigt eine Untersuchung mit ceMRA-Technik der Aa. femorales und poplitea eines Patienten mit bilateralen Verschlüssen und einer ausgeprägten Entwicklung von Kollateralen. Abb. 47.1 c u. d zeigen multiphasische ceMRA-Aufnahmen der Versorgungsgebiete der Aa. tibiales und peroneae in einer frühen arteriellen Phase bzw. nach einer kurzen Zeitverzögerung mit einer erheblichen venösen Füllung. In letzterem Bild ist die ausgeprägte vaskuläre Malformation im linken M. gastrocnemius besser zu erkennen aufgrund der Kontrastmittelfüllung der venösen Komponente.

Eine MR-Angiographie der peripheren Gefäße kann prinzipiell auf 3 Arten erfolgen:

- Time of Flight (ToF) (s. Kap. 41 u. 42),
- PC-MRA (s. Kap. 44) und
- ceMRA, der kontrastmittelgestützten MR-Angiographie.

Die ceMRA-Technik hat sich durchgesetzt wegen ihrer kurzen Messzeit und vor allem, weil die erreichten Sensitivitäten und Spezifitäten bei peripheren Gefäßerkrankungen an jene der konventionellen DSA (Digitale Subtraktionsangiographie) heranreichen. Die ceMRA der peripheren Gefäße verwendet 3D-Gradienten-Echo-Sequenzen mit kurzer TE und kurzer TR in drei bis vier Etagen bei koronarer Schichtführung. Üblicherweise ist eine automatische Tischnachführung für alle Etagen implementiert. Kontrastmittelinjektion und Start der Bildakquisition sind zeitlich so abgestimmt, dass die Datenakquisition erfolgt während der Kontrastmittelbolus durch die zu beurteilende Gefäßregion fließt. Der optimale Startzeitpunkt der ceMRA-Akquisition lässt sich auf vier Arten bestimmen:

- Es wird ein Testbolus verwendet, um die Ankunftszeit des Bolus in der Untersuchungsregion zu bestimmen,
- bei einer MR-fluoroskopischen-Aufnahme kann dem Untersuchenden in zeitlich schnell aufeinanderfolgenden 2D-MR-Aufnahmen die Ankunft des Kontrastmittelbolus in der Untersuchungsregion angezeigt werden. Es folgt eine manuelle Umschaltung auf die ceMRA-Messung (eine Methode, die für die Erzeugung der Abb. **47a u. b** verwendet wurde),
- bei einer multiphasischen ceMRA-Aufnahme (Abb. 47.1 c u. d) werden zeitlich schnell aufeinanderfolgende 3D-Aufnahmen gemacht, die später eine dynamische Analyse der arteriellen und venösen Phase ermöglichen,
- ein automatischer Boluserkennungsalgorithmus analysiert und detektiert die Ankunftszeit des Bolus und schaltet automatisch auf das ceMRA-Protokoll.

Die Information im Zentrum des k-Raums (s. Kap. 10) bestimmt den globalen Bildkontrast und muss dann gemessen werden, wenn die arterielle Kontrastmittelanreicherung ihren Höhepunkt erreicht hat (nicht in der Anreicherungsphase, das würde zu Kantenoszillationsartefakten führen) und die venöse Füllung noch minimal ist. Für die 1. Station (Aorta und A. iliaca) wird das Zentrum des k-Raums in einer Phase arterieller Anreicherung entweder nach halber Messzeit oder am Ende der Messzeit akquiriert (mit Beginn der Messung sobald das Kontrastmittel in der proximalen Aorta erkennbar ist). Diese Reihenfolge ist für die Station 2

(A. femoralis und A. poplitea) und Station 3 (A. tibialis und A. peronea) vertauscht. Hier wird das Zentrum des k-Raums zuerst gemessen (zentrische Akquisition), um sicherzustellen, dass der Zeitpunkt der maximalen Anreicherung der arteriellen Phase eingeschlossen wird.

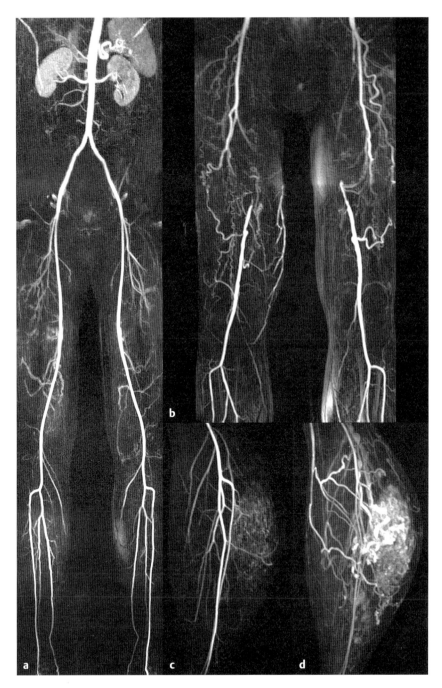

Abb. 47.1 a–d

48 Abdomen – Bewegungskorrektur I

Es gibt derzeit vier verfügbare Methoden um eine atembedingte Organverschiebung bei der MR-Bildgebung zu kompensieren:

- Man bittet den Patienten, den Atem anzuhalten,
- man gibt die MR-Signalaufnahme über einen Atemgürtel frei,
- man beobachtet den Atemzyklus über ein sog. Navigatorecho und grenzt das Datenakquisitionsfenster ein,
- man verfolgt den Atemzyklus mit Hilfe einer „Navigatortechnik" und führt die angeregte Schicht entsprechend der erwarteten Organverschiebung nach.

Wie in Abb. 48.1 angedeutet, wird das Signal des Atemgürtels dazu verwendet, die Akquisition der MR-Bilder entweder in der Nähe des ausgeatmeten oder eingeatmeten Zustands zu starten. Diese Methode wird auch als „gating" bezeichnet. Eine modernere und elegantere Lösung ist das Aufzeichnen der Bewegung der Leber-Lungen-Grenzfläche mit Hilfe eines sog. Navigatorechos (Abb. 48.2a, b).

Ein Hersteller von MR-Systemen nennt diesen Ansatz PACE (Prospective Acquisition Correction). Mit dem Navigatorecho wird ein „Gewebestab", der in kraniokaudaler Richtung durch die Leberkuppe geht, angeregt und eindimensional ausgelesen (Abb. 48.2a). Das Auslesen der eindimensionalen Navigatorinformation erfolgt unmittelbar vor oder nach der Messung einer Fourier-Zeile. Die Bewegung der Leber-Lunge-Grenzfläche dient dabei als Monitor für den Atemzyklus (Abb. 48.2b). Der Benutzer kann wählen, ob die Datenakquisition in der Nähe des ausgeatmeten oder des eingeatmeten Zustands des Atemzyklus erfolgen soll. Zudem gibt es üblicherweise ein Toleranzfenster, innerhalb welcher Verschiebung der Lebergrenzfläche die Datenakquisition aus- oder eingeschaltet werden soll.

Abb. 48.3a u. b zeigen schnelle T2-gewichtete Spin-Echo-Aufnahmen eines Patienten mit multiplen Hämangiomen unter Verwendung der PACE-Technik. Abb. 48.3c u. d zeigen PACE-Aufnahmen der gleichen Region unter Verwendung einer schnellen Spin-Echo-Akquisition mit vorgeschaltetem Inversionspuls (TIRM) unter Berücksichtigung der Absolutamplitude (s. Kap. 23). Bei einer Steady-State-Sequenz, bei welcher der Kontrast von einer stetigen Abfolge von HF-Pulsen abhängt, läuft die Sequenz i. d. R. kontinuierlich weiter, während die PACE-Technik das Akzeptanzfenster für die Datenaufnahme liefert. Um die Messzeit zu reduzieren und die Anzahl der zugelassenen Datenpunkte bei gleicher Messzeit zu erhöhen, lässt sich alternativ auch eine Schichtnachführung realisieren, die sich an der kraniokaudalen Verschiebung der Leber-Lungen-Grenzfläche orientiert.

Abb. 48.1

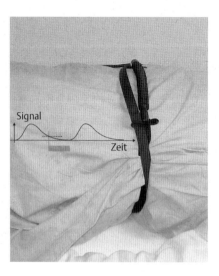

Signal

Zeit

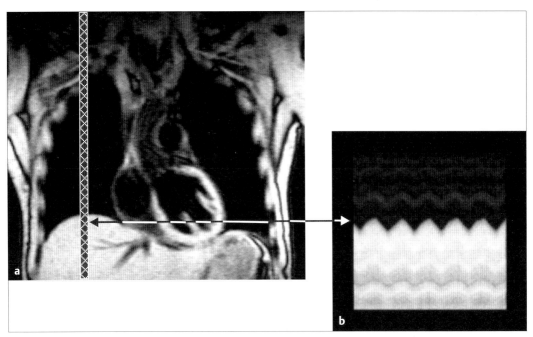

Abb. 48.2 a, b

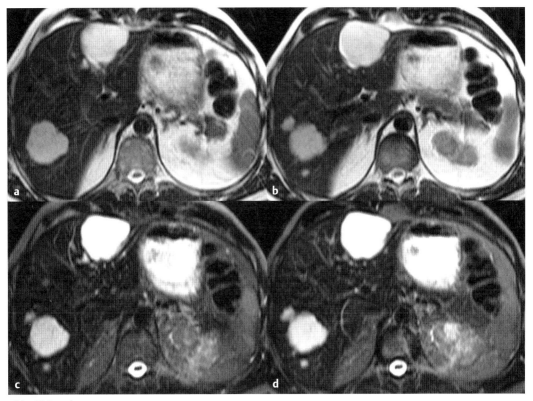

Abb. 48.3 a–d

49 Abdomen – Bewegungskorrektur II

Die MRT ist ein hervorragendes Werkzeug zur Beurteilung der inneren Strukturen von Thorax und Abdomen. Leider führen physiologische Bewegungen (wie z.B. die Atmung und der Herzschlag) i.d.R. zu Artefakten und reduzieren die diagnostische Qualität der MR-Aufnahmen. Die meisten MR-Tomographen bieten mechanische Einrichtungen, programmiertechnische und sequenzbasierte Optionen, um die Einflüsse der physiologischen Bewegungen auf die MR-Bildqualität zu minimieren.

Bewegungsartefakte im MR-Bild haben ihre Ursache in der Translationsbewegung oder Positionsveränderung abzubildender Strukturen während der Datenakquisition. Die Routinebildgebung mit Spin-Echo- oder Gradienten-Echo-Sequenzen füllt den zur Bildberechnung notwendigen k-Raum Fourier-Zeile für Fourier-Zeile, wobei der zeitliche Abstand zwischen diesen Fourier-Zeilen der Repetitionszeit TR entspricht. Bei der schnellen Spin-Echo-Bildgebung werden mehrere, aber nicht alle Fourier-Zeilen innerhalb einer TR gemessen. Weil die Daten für die Darstellung einer Schicht nicht alle simultan akquiriert werden können, führt eine Veränderung des Ortes abzubildender anatomischer Strukturen zu einer Fehlregistrierung bei der räumlichen Kodierung. Die Fouriertransformation eines solchen Datensatzes führt zu einer unscharfen Darstellung der Objektstrukturen oder zu Geistern (s. Kap. 98), wie sie in Abb. 49.1 zu sehen sind. Geister treten bevorzugt dann auf, wenn die bewegungsbedingten Veränderungen periodisch den k-Raum beeinflussen (z.B. Herzschlagbedingte Blutpulsation, Periodizität zwischen Atemzyklus und TR). In der vorliegenden Darstellung handelt es sich um eine atembedingte periodische Bewegung der Bauchdecke während der MR Untersuchung und einer damit verbundenen Überlagerung des Bildes mit Geistern der signalstarken subkutanen Fettschicht.

Die einfachste und effektivste Methode atmungsbedingte Artefakte zu vermeiden, ist die Verwendung einer Atemanhaltetechnik. Der Patient wird gebeten, für die Dauer der Datenakquisition den Atem anzuhalten. Die Messzeit von T1- und T2*-gewichteten Gradienten-Echo-Sequenzen kann i.d.R. kurz genug gewählt werden, um eine Datenakquisition bei angehaltenem Atem zu ermöglichen. Die Einschränkung dieser Methode besteht in der Limitierung der Messzeit auf unter 25 s. Dies beschränkt möglicherweise sowohl die räumliche Auflösung der Messung als auch die Anzahl der potenziell zu messenden Schichten. Die Verwendung einer solchen Technik ist ebenfalls abhängig vom Gesundheitszustand des Patienten, der Compliance und dem Alter.

Die sog. Einzelschichtverfahren wie HASTE, trueFISP und EPI akquirieren die Daten schichtweise und schnell genug, um die Atembewegung vernachlässigen zu können. Mit diesen Techniken sind die atembedingten Artefakte innerhalb einer abgebildeten Schicht minimal. Diese Methoden können aber die atembedingte Verschiebung der Anatomie während der sequenziellen Schichtaufnahme nicht ausgleichen. Die Verwendung von Techniken wie Atem anhalten oder „gating" sind notwendig, um eine konsistente und komplette anatomische Abdeckung sicherzustellen.

(Atem-)„gating" benutzt das Signal eines Atemgürtels, welcher den unteren Teil des Patientenbrustkorbs umschließt, um den Atemzyklus aufzuzeichnen (s. Kap. 48). Der Zeitpunkt innerhalb des Atemzyklus, zu dem die MR-Daten akquiriert werden sollen, ist ein vom Anwender wählbarer Parameter in der Protokolleinstellung. Diese Methode ist besonders dazu geeignet, atembedingte Artefakte zu reduzieren, hat aber je nach Toleranz des eingestellten Akzeptanzfensters den Nachteil, dass die Messzeit bis zu einem Faktor 3 verlängert wird.

Die Verwendung eines Navigatorechos ist eine weitere wichtige Alternative bei der Reduktion von atembedingten Bewegungsartefakten. Diese Technik erfordert keine zusätzliche Mechanik und ist auch nicht auf die Kooperationsfähigkeit des Patienten angewiesen. Ein einfacher eindimensionaler Navigator verwendet zwei zusätzliche HF-Pulse innerhalb der Sequenz, um die kraniokaudale Bewegung des Zwerchfells zu verfolgen. Die Navigatorinformation wird dazu verwendet, die Datenakquisition für ein bestimmtes Zeitfenster innerhalb des Atemzyklus freizugeben, zu blockieren oder um die kraniokaudale Position des Schichtpakets nachzuführen. Für die Kompensation der zweidimensionalen Bewegung in der Herzbildgebung oder der dreidimensionalen Bewegung des Gehirns bei der funktionellen Bildgebung gibt es ähnliche Ansätze. Die dort verwendeten Navigatoren sind entsprechend komplexer.

Besteht die Notwendigkeit die Messzeit bei Aufnahmen in Atemanhaltetechnik noch weiter zu verkürzen, so lässt sich ein Schichtpaket aufbrechen und auf multiple Atemanhaltezyklen verteilen. Die Navigatortechnik hilft in diesem Fall die Reproduzierbarkeit der Atemanhalteposition zu verbessern, wodurch Schichtüberlappungen oder Lücken vermieden werden.

Abb. 49.1

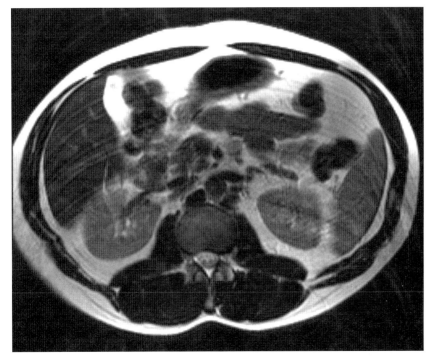

50 VIBE – Volume Interpolated Breathhold Examination

Bei einer 2D-Messung bilden die gemessenen und gespeicherten phasenkodierten Fourier-Zeilen ein zweidimensionales Datenfeld, welches aus Zeilen und Spalten besteht und k-Raum genannt wird. Die äußeren Zeilen und Spalten dieses k-Raums beinhalten die Informationen über die Feinstrukturen der abzubildenden Objekte. Die Fourier-Bedingung erlaubt eine Unterscheidung benachbarter Raumelemente, wenn die transversalen Magnetisierungen entgegengesetzte Vorzeichen haben. Für ein homogenes Phantom würde dies bedeuten, dass die Magnetisierungen sich gegenseitig aufheben und in diesem Fall gar kein Signal induziert wird. Ein heterogenes Objekt liefert zwar an dieser Stelle ein Signal, aber das Signal ist in den meisten Fällen sehr klein. Verzichtet man auf die Akquisition dieses kleinen Signals, so kommt es im Bild zu Kantenoszillationen, d. h. zu Abbruchartefakten (s. Kap. 103). Verzichtet man auf die Messung dieser Zeilen und setzt ihren Wert auf Null (wie in Abb. 50.1 b angedeutet), so wird der Bildeindruck erheblich verbessert. Abb. 50.1 a illustriert die Situation, in der bei einem 3D-Datensatz alle k-Raum-Zeilen gemessen werden. In Abb. 50.1 b ist grafisch gezeigt, dass man auf die Messung einiger Fourier-Zeilen in Partitionskodierrichtung verzichten kann, die Größe der Rekonstruktionsmatrix aber beibehalten wird. Diese Vorgehensweise heißt auch Fourier-Interpolation. Es wäre natürlich nicht korrekt anzunehmen, dass diese interpolierten Bilder in ihrer räumlichen Auflösung mit denen einer kompletten k-Raum-Messung identisch wären. Die Datenwerte dieser nicht gemessenen Fourier-Zeilen werden auf

Abb. 50.1 a, b

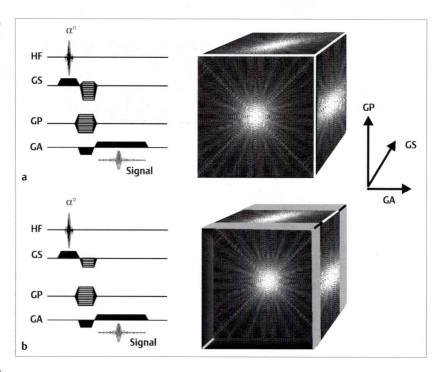

Null gesetzt. Diese Methode verbessert zwar nicht die räumliche Auflösung der Akquisition, aber über die damit verbundene Volumeninterpolation werden die Partialvolumeneffekte reduziert. Anwendung findet diese Technik u. a. bei Messungen mit angehaltenem Atem z. B. in der abdominellen Bildgebung, woraus sich das Akronym VIBE (Volume Interpolated Breathhold Examination) ableitet.

Abb. 50.**2 a–f** zeigen Bilder einer T1-gewichteten 3D-Gradienten-Echo-Akquisition bei einem Patienten mit multiplen Leberhämangiomen. Die Schichtdicke dieser Aufnahme betrug 5 mm. Für die Abb. 50.**3 a–f** wurde die gleiche Technik verwendet, jedoch unter Anwendung der Fourier-Interpolation und einer rekonstruierten Schichtdicke von 3 mm durch die gleiche Pathologie in der gleichen Messzeit mit der gleichen anatomischen Abdeckung. Durch die Wahl dünnerer Schichten wird die gleiche anatomische Region durch mehr Schichten abgedeckt, was bei der vergleichenden Betrachtung der Pathologien in Abb. 50.**2 a–f** und Abb. 50.**3 a–f** zu einer besseren Abgrenzbarkeit der Läsionen führt.

In der klinischen Routine wird VIBE i. d. R. bei der Oberbauchdiagnostik zur dynamischen Beobachtung des Verlaufs nach Kontrastmittelgabe verwendet. Die Technik ist üblicherweise kombiniert mit einer 3D-FLASH-Sequenz und spektraler Fettsättigung.

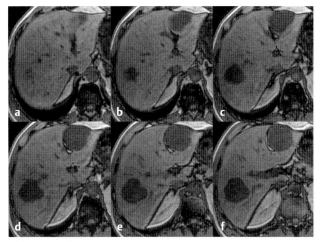

Abb. 50.2 a–f

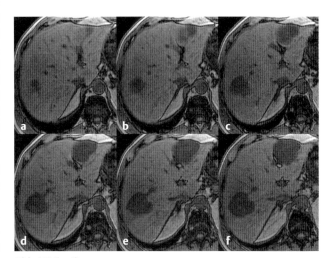

Abb. 50.3 a–f

51 MRCP – MR-Cholangiopankreatographie

Die MR-Cholangiopankreatographie ist eine nichtinvasive Alternative für die Darstellung der Flüssigkeiten in den Gallengängen, der Gallenblase, des Ductus cysticus, des Ductus pancreaticus und des Ductus hepatici (Abb. 51.1) ohne mechanische Instrumente, ohne ionisierende Strahlung und ohne Gabe von Kontrastmittel. Die Ergebnisse sind vergleichbar mit denen der endoskopischen retrograden Cholangiopankreatographie (Endoscopic Retrograde Cholangiopancreatography, ERCP), jedoch ohne die Komplikationen, die einer solchen invasiven Prozedur folgen können.

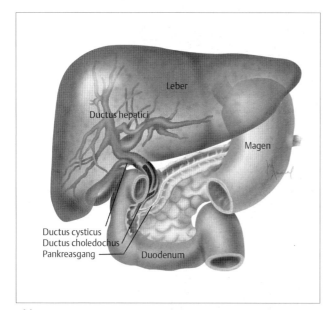

Abb. 51.1

Es gibt verschiedene MRCP-Ansätze, die i.d.R. aus schnellen Datenakquisitionen im Zusammenhang mit einer Routineuntersuchung des Abdomens verwendet werden. Nach einer Darstellung der Anatomie kommen z.B. schnelle Spin-Echo-Sequenzen zum Einsatz (z.B. HASTE) mit Wahl einer dicken Schicht (z.B. 80 mm) und einer Echozeit von etwa 1100 ms. Die transversale Magnetisierung des die Gallengänge umgebenden Gewebes ist, aufgrund der relativ kurzen T2-Relaxationszeiten, bei einer solch späten Echozeit dephasiert während die flüssigkeitsgefüllten Kavitäten der Gallengänge, die eine lange T2-Relaxationszeit haben (~2000 ms) im rekonstruierten Bild hyperintens erscheinen (Abb. 51.2 a u. b).

Die Akquisition erfolgt mit unterschiedlichen Betrachtungswinkeln (Abb. 51.2 c u. d), um retrospektiv den besten Blick auf die Gallengänge zu erhalten (Abb. 51.2 a u. b) und um zu differenzieren, welche Signale der Gallengangsanatomie zuzuordnen sind und welche Signale aus dem Darm kommen. Der Aufnahme mit einer dicken Schicht folgt i.d.R. eine Serie von z.B. HASTE-Sequenzen mit dünnen Schichten, die hochaufgelöste Bilder zur Gallengangsanalyse liefern und eine 3D-Rekonstruktion ermöglichen. Um bei größerer

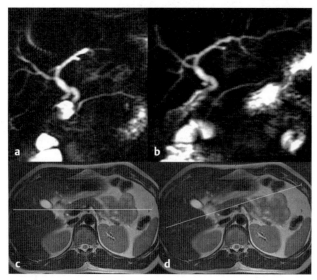

Abb. 51.2 a–d

anatomischer Abdeckung gleichzeitig eine bessere räumliche Auflösung zu erreichen, wurden in letzter Zeit 3D-Volumenakquisitionen verwendet (Abb. 51.3 a–c, mit freundlicher Genehmigung von Richard Gregory, Gold Coast Hospital, Queensland, Australia). Die Messzeit dieser Sequenzen ist erheblich länger und beinhaltet Navigatorechos, welche die Datenakquisition in Abhängigkeit der Zwerchfellposition steuern, um die Aufnahme atembedingter Verschiebungen der Anatomie zu vermeiden.

Abb. 51.3 a–c zeigt 3D-MRCP-Aufnahmen von drei Patienten mit Gallengangsobstruktion und -erweiterung. Grund und Grad der Obstruktion sind bei den Patienten unterschiedlich. In Abb. 51.3 a sind multiple Gallensteine im Gallengang zu sehen. In Abb. 51.3 b zeigt sich eine Striktur im mittleren Segment und in Abb. 51.3 c an der Papille.

Eine spezielle Patientenvorbereitung ist bei der MRCP i.d.R. nicht notwendig, jedoch können Flüssigkeiten im Magen oder Dünndarm wichtige anatomische Strukturen überdecken. Es wurde erfolgreich gezeigt, dass negative orale Kontrastmittel wie eisenhaltiges Ammoniumzitrat oder Blaubeersaft (reich an Mangan) für die Ausschaltung von Signalquellen im Magen und Duodenum geeignet sind. Die Durchführung von Aufnahmen mit hoher räumlicher Auflösung, die Verwendung von Single-Shot-Sequenzen und die Kombination mit Navigatortechniken machen die MRCP zu einem echten Ersatz für die ERCP bei der Beurteilung des biliären Systems.

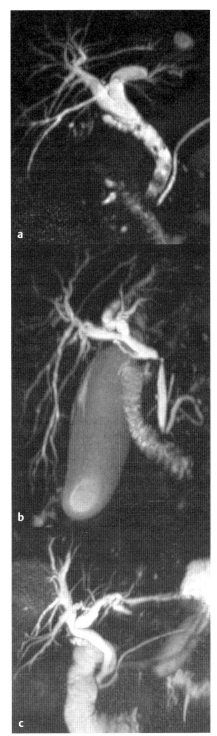

Abb. 51.3 a–c

52 *Fettunterdrückung – Spektrale Sättigung*

Um bestimmte Gewebearten und Pathologien besser differenzieren zu können, kann die Unterdrückung des Signals aus Fettgewebe sehr hilfreich sein. Die Methode der Wahl ist oft die spektrale Fettsättigung. Abb. 52.1 a–c zeigt axiale T1-gewichtete Aufnahmen des oberen Abdomens, einmal ohne (Abb. 52.1 a) und einmal mit (Abb. 52.1 b) spektraler Fettsättigung. Das Pankreas zeichnet sich im Bild mit spektraler Fettsättigung sehr gut ab und erscheint leicht hyperintens. Damit ist diese Technik für die Pankreasbildgebung besonders gut geeignet.

In vivo haben die an Wasser und Fett gebundenen Protonen in Gegen-

wart eines magnetischen Feldes eine leicht unterschiedliche Resonanzfrequenz. Dieser Frequenzunterschied ist proportional zur Feldstärke. Der Frequenzunterschied beträgt ungefähr 220 Hz in einem Magnetfeld von 1,5 T (Abb. 52.1 c). Vor jeder Fourier-Zeilenmessung der Bildgebungssequenz wird mit Hilfe eines spektralen Anregungspulses, welcher nur das Fett anregt, die longitudinale Magnetisierung im Fett in eine transversale Magnetisierung konvertiert, und diese wird sofort mit Hilfe mehrerer Magnetfeldgradienten dephasiert. Der direkt folgende Anregungspuls der Bildgebungssequenz findet im Fett keine konvertierbare longi-

Abb. 52.1 a–c

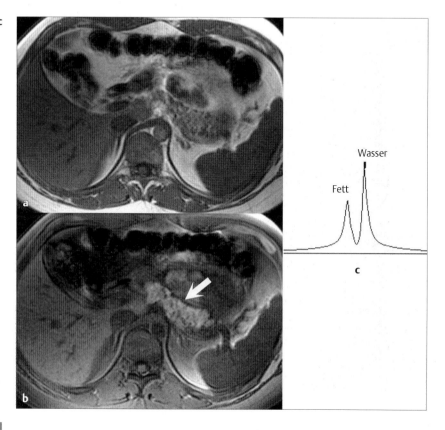

tudinale Magnetisierung und das Fettgewebe kommt somit nicht zur Darstellung.

Eine komplette und konsistente Fettsättigung setzt ein homogenes Magnetfeld voraus. In Gegenwart von ferromagnetischen Objekten oder bei großer Vielfalt von Gewebearten mit unterschiedlicher magnetischer Suszeptibilität (z.B. im Nacken und im Thorax), kommt es zu signifikanten lokalen Magnetfeldinhomogenitäten (s. Kap. 93 u. 94), was zu einer lokalen Variabilität der Resonanzfrequenzen führt. Die Prozedur, die Homogenität eines Magnetfeldes zu justieren, nennt man Shimmen. Optional gibt es bei den MR-Systemen Shimspulen, die in der Lage sind, auch komplexere räumliche Verläufe von Magnetfeldinhomogenitäten zu kompensieren. Unabhängig davon sollte sichergestellt werden, dass alle metallischen Objekte, einschließlich Knöpfe, Reißverschlüsse und Schmuck, vor der Untersuchung entfernt werden, um das Ergebnis einer spektralen Fettsättigung nicht zu gefährden.

Eine spektrale Fettsättigung kommt auch häufig bei Untersuchungen der lumbalen Wirbelsäule zur Anwendung, um Läsionen innerhalb des Knochenmarks der Wirbelkörper auf T2-gewichteten Aufnahmen zu identifizieren. Knochenmarködeme können anderweitig durch das helle Fettsignal maskiert werden. Abb. 52.2a, b zeigt sagittale T2-gewichtete Aufnahmen der lumbalen Wirbelsäule, ohne (Abb. 52.2a) und mit (Abb. 52.2b) spektraler Fettsättigung. Diese Methode der Unterdrückung des Fettsignals führt in diesem Fall zu einer besseren Erkennbarkeit der Hydration der Bandscheiben und der Dehydration auf der Ebene L5–S1(Pfeil).

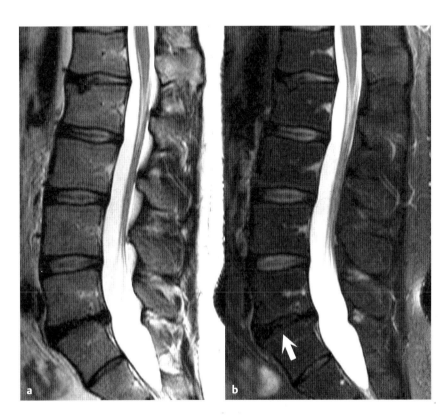

Abb. 52.2 a, b

53 Wasseranregung, Fettanregung

Wie schon zuvor angesprochen, verursachen die unterschiedlichen elektronischen Umgebungen des Wasserstoffprotons in einer C-H-Bindung (Fett) oder O-H-Bindung (Wasser) eine Verschiebung in der Resonanzfrequenz. Die Larmor-Frequenz der Protonen im Fettgewebe liegt um etwa 3,5 ppm niedriger als die Larmor-Frequenz der Protonen im Wasser. Aus diesem Grund kann ein frequenzselektiver Sättigungspuls das Fettsignal unterdrücken, ohne das Wassersignal zu beeinträchtigen. Die Qualität dieser Fettsättigung hängt von der Magnetfeldhomogenität innerhalb des Bildgebungsvolumens ab. Hinzu kommt, dass der HF-Sättigungspuls in direkter Nachbarschaft der Wasserresonanz liegt und so i.d.R. einen Effekt auf das Signal-Rausch-Verhältnis hat. Theoretisch wäre es mit dieser Methode auch möglich, nur Wasser oder nur Fett anzuregen. Der verwendete HF-Puls dürfte in diesem Fall nur den entsprechenden Frequenzbereich abdecken und man müsste auf Magnetfeldgradienten zur Schichtselektion verzichten. In der Praxis ist ein solcher Ansatz jedoch sehr artefaktanfällig, da er eine sehr große Magnetfeldhomogenität voraussetzt. Bessere Resultate einer Wasser- oder Fettanregung erzielt man mit sog. binomialen HF-Pulsen (1–1, 1–2–1 oder 1–3–3–1). Abb. 53.1 skizziert das Prinzip einer Wasseranregung an einem 1–2–1-Binomialpuls.

Um letztlich eine 90°-Anregung für Wasser zu erhalten, wird initial ein 22,5°-(schichtselektiver) HF-Anregungspuls verwendet. Innerhalb einer Warteperiode, während der die transversale Magnetisierung im Fettgewebe langsamer rotiert, entwickelt sich eine Phasendifferenz. Ist eine Phasendifferenz der transversalen Magnetisierung von 180° erreicht, wird ein 45°-HF-Anregungspuls angewandt. Für die Magnetisierung im Wasser bedeutet dies eine weitere Drehung in eine 67,5°-Position; für die Magnetisierung im Fettgewebe bedeutet dies eine Drehung von der –22,5°-Position in die 22,5°-Position. Nach der gleichen Warteperiode vervollständigt eine weitere 22,5°-Anregung den 90°-Anregungspuls für Wasser. Die transversale Magnetisierung im Fett wird wieder in die longitudinale Position zurückgekippt und trägt somit nicht zum MR-Signal bei. Das Endresultat ist ein Wasseranregungspuls. Der gleiche Ansatz führt unter Verwendung einer Phasenverschiebung für den HF-Puls zu einem Fettanregungspuls.

Je nachdem ob man im fetthaltigen oder im wasserhaltigen Gewebe eine transversale Magnetisierung erzeugt,

Abb. 53.1

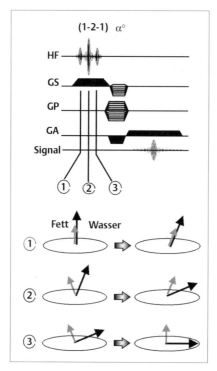

nur dieses Gewebe wird ein Signal liefern und im Bild zur Darstellung kommen. Eine nichtselektive HF-Pulsfolge kann dann verwendet werden, wenn das Organ klein genug ist oder eine Spule mit limitiertem Anregungs-/Empfangsbereich zur Verfügung steht, um Einfaltungen bei einer Volumenakquisition (3D) zu vermeiden. Binomialpulse können aber auch schichtselektiv, d.h. in Gegenwart eines Magnetfeldgradienten, zur Anwendung kommen (Abb. 53.1). Binomialpulse, die schicht- oder volumenselektiv sind, werden auch als spektral räumliche (spectral spatial) Pulse bezeichnet.

Abb. 53.2a u. b zeigen sagittale Knieaufnahmen eines Patienten mit einer Poplitealzyste (Baker-Zyste). Abb. 53.2a wurde mit einer FISP-Sequenz (refokussierte Gradienten-Echo-Sequenz) mit spektralem Fettsättigungspuls aufgenommen. Abb. 53.2b wurde mit der gleichen Bildgebungssequenz aber unter Verwendung eines zusammengesetzten (binomialen) Wasseranregungspulses aufgenommen. Das mit einer Wasseranregung erzeugte Bild zeigt trotz des überlagerten Bewegungsartefakts ein besseres Signal-Rausch-Verhältnis und liefert eine bessere Visualisierung des abnormalen intrameniskalen Signals (Abb. 53.2b, Pfeil), was auf eine degenerative Meniskuserkrankung hinweist.

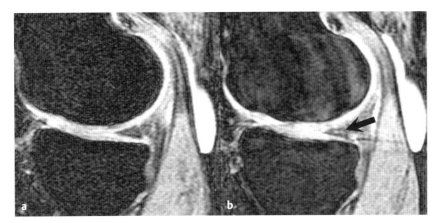

Abb. 53.2 a, b

54 *Fettunterdrückung – STIR-Bildgebung*

Unter Ausnutzung der spezifisch kurzen T1-Relaxationszeit von Fettgewebe lässt sich das Fettsignal mit Hilfe einer Inversion-Recovery-Technik unterdrücken. Die Bildgebungssequenz beginnt mit einem 180°-HF-Inversionspuls, der die longitudinale Magnetisierung von einer Parallelausrichtung in eine antiparallele Ausrichtung zum Magnetfeld kippt. Der Inversion unmittelbar folgend, strebt die longitudinale Magnetisierung ihren Ausgangszustand an, d. h. den der Parallelorientierung zum Magnetfeld. Dieser Vorgang läuft mit der gewebespezifischen T1-Relaxationszeit ab. Den zeitlichen Abstand zwischen Zentrum des Inversionspulses und Zentrum des 1. Anregungspulses der bildgebenden Sequenz nennt man Inversionszeit (Inversion Time, TI). Fettgewebe hat eine sehr kurze T1-Relaxationszeit, in einer Größenordnung von 200–240 ms. Die longitudinale Magnetisierung im Fett entwickelt sich von einer negativen, antiparallelen Ausrichtung zu einer positiven, parallelen Ausrichtung. In der zeitlichen Entwicklung von einer negativen longitudinalen Magnetisierung zu einer positiven longitudinalen Magnetisierung gibt es genau einen Punkt, bei dem die longitudinale Magnetisierung Null ist. Wird zu diesem Zeitpunkt der Anregungspuls der bildgebenden Sequenz ausgeführt, gibt es keine longitudinale Magnetisierung, die in eine transversale Magnetisierung umgewandelt werden könnte. Mit fehlender transversaler Magnetisierung wird kein Signal induziert und Fett erscheint hypointens (Abb. 54.1). In dieser Abbildung ist exemplarisch auch die Verwendung eines niedrigen HF-Refokussierungspulses (150°) illustriert (s. a. Kapitel 18), der einen Einfluss auf den Zeitpunkt des Nulldurchgangs hat.

Fett ist eine heterogene Substanz mit unterschiedlicher Zusammensetzung. Dies führt zu geringen Abweichungen bei den Resonanzfrequenzen und leichten Variationen in den T1-Relaxationszeiten. Trifft die gewählte Inversionszeit nicht genau den Nulldurchgang der longitudinalen Magnetisierung des fetthaltigen Gewebes, so verbleibt eine Restkomponente, die vom Anregungspuls zu einer transversalen Magnetisierung konvertiert wird und damit einen kleinen Signalbeitrag liefert.

Da eine Inversionszeit von 130–170 ms in den frühen Zeiten der MR-Bildgebung als relativ kurz galt, hat sich der Begriff Short Tau Inversion Recovery (STIR) etabliert. Die STIR-Bildgebung wird heute i. d. R. nur noch in Verbindung mit schneller Spin-Echo-Bildgebung verwendet, einfach aufgrund der kürzeren Messzeiten, die mit dieser Methode einhergehen. Kombiniert mit längeren Repetitionszeiten und größeren Bildmatrizen erzielt man mit dieser Bildgebungsmethode zudem einen besseren Kontrast und eine bessere räumliche Auflösung als mit der konventionellen Spin-Echo-Technik. STIR ist eine Technik, die im Allgemeinen nur das Absolutsignal berücksichtigt und nicht das Vorzeichen der longitudinalen Magnetisierung zum Zeitpunkt der Anregung. Als Konsequenz wird ein Gewebe mit kurzer Relaxationszeit (und schon parallel ausgerichteter longitudinaler Magnetisierung) die gleiche Bildintensität zeigen, wie ein Gewebe mit langer Relaxationszeit (und noch antiparallel ausgerichteter longitudinaler Magnetisierung). Wie in Abb. 54.1 dargestellt, wird das Signal von Flüssigkeiten proportional zur Amplitude der antiparallel ausgerichteten longitudinalen Magnetisierung signifikant größer sein als das Signal des Skelettmuskels. Fetthaltiges Gewebe liefert kein Signal, vorausgesetzt, dass Inversionszeit und HF-Refokussierungswinkel korrekt gesetzt wurden. STIR-Bilder haben ein charakteristisch niedriges Signal-Rausch-Verhältnis, da in den meisten Gewebearten die longitudinale Magnetisierung zum Zeitpunkt des Anregungspulses noch antiparallel zum Feld orientiert ist und eine niedrige Amplitude hat.

Vor der Verwendung der STIR-Bildgebung im Zusammenhang mit T1-verkürzenden Kontrastmitteln (z. B. Gadoliniumchelaten) muss gewarnt werden. Die Kontrastmittelaufnahme einer Läsion kann in diesem Fall zu einer Signalminderung und nicht wie gewohnt zu einer Signalanhebung führen. Die STIR-Sequenz unterdrückt das Signal eines Gewebes mit kurzer T1-Relaxationszeit, wie es bei Fett der Fall ist. Gewebe mit durch Kontrastmittelaufnahme verkürzter T1-Relaxationszeit erscheint bei Anwendung einer STIR-Sequenz mit niedriger Signalintensität.

Mit der STIR-Bildgebung ist es möglich, Flüssigkeitsansammlungen im Knochenmark, innerhalb der Gelenke und entlang von Sehnenscheiden darzustellen (Abb. 54.1). Blutgefäße erscheinen ebenfalls hyperintens. Die Fettunterdrückung mit STIR ist nicht von lokalen Magnetfeldinhomogenitäten abhängig. STIR ist aus diesem Grunde eine Alternative zur spektralen Fettsättigung im Bereich inhomogener Felder (z. B. Orbita).

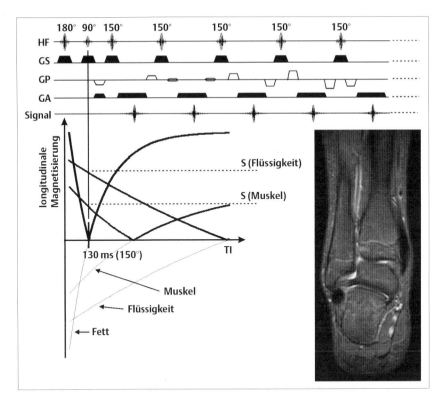

Abb. 54.1

55 *Fettunterdrückung – Opposed-Phase*

Die in der Protonenbildgebung verwendeten longitudinalen Magnetisierungen haben ihren Ursprung im wasser- und im fetthaltigen Gewebe. Als Folge der unterschiedlichen elektronischen Umgebung der Protonen im Fettgewebe liegt die Larmor-Frequenz für diese Magnetisierung um etwa 3,5 ppm niedriger als die der Magnetisierung im wasserhaltigen Gewebe. (~220 Hz bei einem 1,5-T-System). Dadurch rotiert nach der Anregung die transversale Magnetisierung im Fettgewebe geringfügig langsamer als die transversale Magnetisierung im wasserhaltigen Gewebe. Im Laufe der Zeit entwickelt sich eine Phasenverschiebung zwischen diesen beiden Magnetisierungen. Bei Gradienten-Echo-Sequenzen lässt sich über die Wahl geeigneter Echozeiten dieses Phänomen zur Differenzialdiagnostik einsetzen. Eine gewählte Echozeit, bei der die beiden Magnetisierungen in die gleiche Richtung zeigen führt, zu sogenannten „In-Phase"-Aufnahmen. Wählt man die Echozeit so, dass die Magnetisierungen

entgegengesetzt zeigen, so erhält man sogenannte „Opposed Phase"-Bilder (Abb. 55.1).

Diese Bildgebungstechnik wird üblicherweise in einem T1-gewichteten Protokoll angewendet mit kurzer TE, relativ kurzer TR und einem großen Anregungswinkel. Bei der Opposed-Phase-Situation erscheinen Raumelemente, die nur Fett enthalten, als hyperintense Bildpunkte. Raumelemente, die nur Wasser enthalten, erscheinen entsprechend der T1-Wichtung hypointens. Bei Raumelementen, die sowohl fett- als auch wasserhaltig sind, überlagern sich die beiden Magnetisierungen destruktiv und es kommt zu einer Signalauslöschung. Der charakteristische Bildeindruck von Opposed-Phase-Bildern zeigt eine Signalauslöschung an den Grenzflächen von fett- zu wasserhaltigem Gewebe, wie z. B. an den Rändern der Leber oder der Milz zum benachbarten intraabdominalen Fett.

Bei den In-Phase-Bildern zeigen die transversalen Magnetisierungen zum Zeitpunkt der Datenakquisition in die

Abb. 55.1 a–c

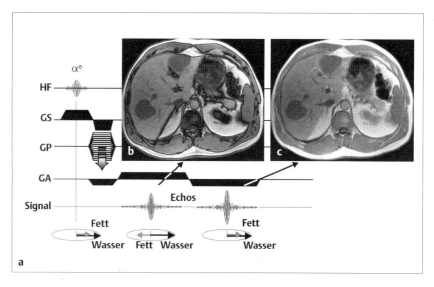

gleiche Richtung und haben die gleiche Phasenlage. Es kommt zu einer konstruktiven Überlagerung der beiden Magnetisierungen in Raumelementen mit sowohl fett- als auch wasserhaltigem Gewebe.

Die Zeitdauer des Akquisitionsfensters einer Bildgebungssequenz ist umgekehrt proportional zur Bandbreite der Frequenzkodierung. Wählt man die Bandbreite hoch genug (und hat somit ein entsprechend kurzes Datenakquisitionsfenster), so ist es möglich, Opposed-Phase- und In-Phase-Bilder mit einer Doppelecho-Sequenz zu akquirieren (Abb. 55.1). Abb. 55.2 a, b zeigen ein hormoninaktives Nebennierenadenom in der In-Phase- (Abb. 55.2 a) und in der Opposed-Phase-Aufnahme (Abb. 55.2 b, mit freundlicher Genehmigung aus „Clinical Magnetic Resonance Imaging", V.M. Runge, W.B. Saunders Company, Philadelphia, 2002). Es ist eine runde, scharf begrenzte homogene Läsion der linken Nebenniere zu erkennen (Pfeil). Im In-Phase-Bild ist die Läsion fast isointens mit normalem Leberparenchym. Auf dem Opposed-Phase-Bild ist die Läsion ausgesprochen hypointens. Dieser Fall illustriert die Hauptanwendung der Opposed-Phase-Bildgebung. 80 % der Nebennierenadenome enthalten genügend Lipide, um einen signifikanten Signalverlust bei der Opposed-Phase-Bildgebung zu erzeugen. Diesen typischen Signalverlust findet man nicht bei den differenzialdiagnostisch zu unterscheidenden Metastasen und Nebennierenkarzinomen.

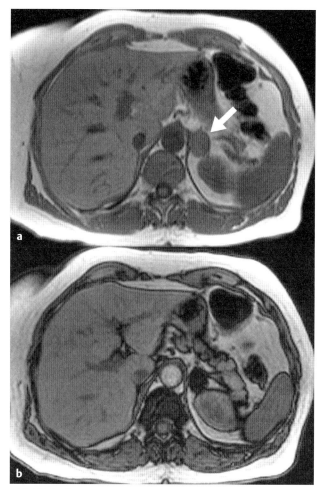

Abb. 55.2 a, b

56 Magnetisierungstransfer

Der Effekt der Spin-Spin-Wechselwirkung und damit das Grundprinzip der T2-Relaxation lässt sich an einem einfachen Modell verständlich darstellen. Wie in Abb. 56.1 illustriert, kommt es bei einer Parallelstellung des Kernspins eines Wasserstoffprotons bei einem Wassermolekül am Ort des Nachbarkerns zu einer Überlagerung des externen Magnetfeldes mit dem magnetischen Moment dieses Kernspins. Die Überlagerung kann einen Unterschied in der Magnetfeldstärke von bis zu 1 mT ausmachen. Je nachdem, welche Orientierung ein Wassermolekül im Magnetfeld hat, kommt es zu einer Magnetfeldverstärkung oder -abschwächung.

Eine Änderung der lokalen Feldstärke auf molekularer Ebene ist mit einer Änderung der entsprechenden Larmor-Frequenz verbunden. Unterschiedliche Larmor-Frequenzen auf mikroskopischer Ebene führen zu einer raschen Dephasierung der transversalen Magnetisierung, charakterisiert durch eine kurze T2-Relaxationszeit. Die große Beweglichkeit freier Wassermoleküle führt zu einer permanenten Orientierungsänderung der Wassermoleküle, was einen raschen Wechsel von Magnetfeldverstärkung und Magnetfeldabschwächung am Ort eines Wasserstoffprotons nach sich zieht. Diese rasche Abfolge von erhöhter und erniedrigter Larmor-Frequenz mittelt sich schließlich aus, was zu der charakteristisch langen T2-Relaxationszeit von Flüssigkeiten führt. Sind die Wassermoleküle in ihrer Bewegung eingeschränkt, wie das bei einem Eiswürfel der Fall ist, so kommen die Dephasierungseffekte voll zur Geltung und die T2-Relaxationszeit verkürzt sich auf bis zu 10 µs. Diese „eingefrorenen" Wassermoleküle sind aus diesem Grunde „nicht sichtbar" (Abb. 56.1). Auch innerhalb eines Gewebes gibt es in Gegenwart komplexer Makromoleküle Wassermoleküle, die in ihrer Beweglichkeit eingeschränkt und damit „unsichtbar" sind. Die MR-Bildgebung ist aufgrund dieser sehr kurzen Relaxationszeiten nicht in der Lage, diese Wassermoleküle darzustellen. Die kurzen Relaxationszeiten sind eine Folge des großen Bereiches an Resonanzfrequenzen, den „unsichtbare" Wassermoleküle abdecken (Abb. 56.2). Wählt man einen Sättigungspuls, der in seiner Frequenz unterhalb der Resonanzlinie des freien Wassers liegt, hat dies keinen direkten Effekt auf den Bildkontrast, da die beobachtbaren „freien" Wassermoleküle nicht beeinflusst werden und nur die Magnetisierung der nicht beobachtbaren „unsichtbaren" Wassermoleküle gesättigt wird. Einen Effekt auf den Bildkontrast erhält man nur dann, wenn es Mechanismen gibt, die den Magnetisierungszustand des „unsichtbaren" Wassers auf den des „sichtbaren" Wassers übertragen.

Solche Mechanismen sind unter dem Begriff Magnetisierungstransfer (Magnetization Transfer, MT) zusam-

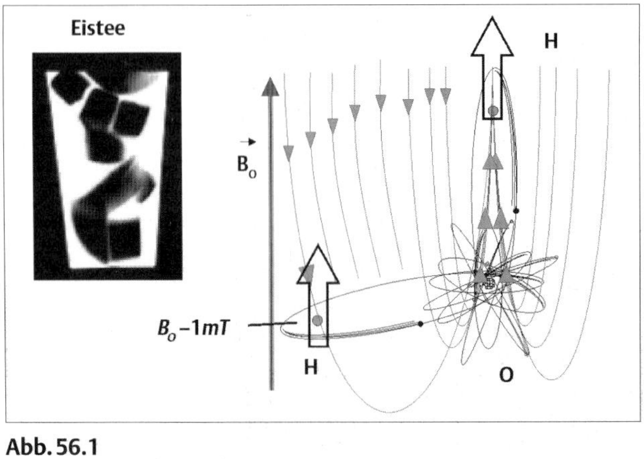

Eistee

B_o

$B_o - 1mT$

H

H

O

Abb. 56.1

mengefasst. Die „unsichtbaren" Wassermoleküle haben nicht nur eine kurze T2-Relaxationszeit. Aufgrund der effektiven Spin-Gitter-Wechselwirkung besitzen sie auch eine kurze T1-Relaxationszeit. Bei einem Magnetisierungstransfer von den gesättigten „unsichtbaren" auf die „sichtbaren" Wassermoleküle wird man also nicht nur einen Verlust an Magnetisierung (und damit Signalintensität) bei den „sichtbaren" Wassermolekülen beobachten, sondern auch eine Verkürzung der T1-Relaxationszeit. Der MT liefert – neben der Protonendichte (Proton Density, PD), T1 und T2 – einen weiteren gewebespezifischen Mechanismus, den man zur Verbesserung des Bildkontrastes ausnutzen kann. Klinisch wird der MT in der MR-Angiographie eingesetzt, um das Signal des Hirnparenchyms weiter abzuschwächen. Eine weitere wichtige Applikation ist die MT Anwendung bei einer T1-gewichteten Bildgebung nach Kontrastmittelgabe.

Abb. 56.3 a u. b zeigen zwei T1-gewichtete axiale Kopfaufnahmen nach Kontrastmittelgabe, einmal ohne (Abb. 56.3 a) und einmal mit (Abb. 56.3 b) MT-Puls. Die Aufnahme mit einem MT-Puls zeigt, wie erwartet, eine bessere Erkennbarkeit der Metastase (Pfeil).

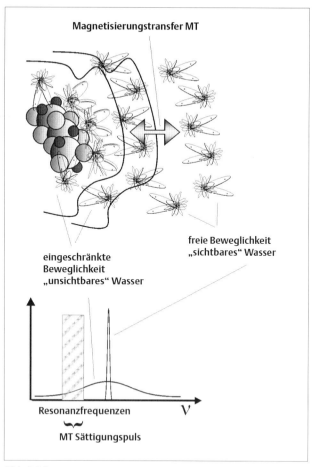

Abb. 56.2

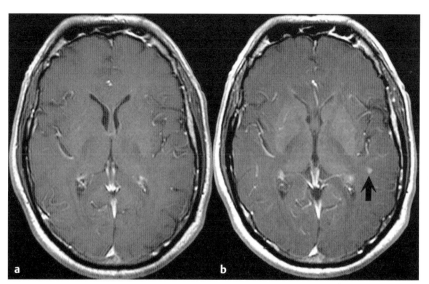

Abb. 56.3 a, b

57 Berechnung von T1- und T2-Relaxationszeiten

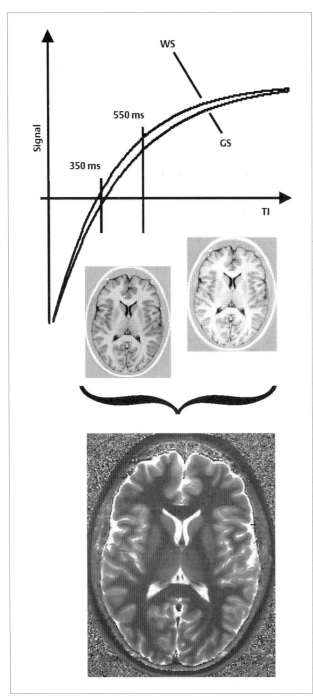

Abb. 57.1

Die Klassifikation von Läsionen aufgrund ihrer Hyper- oder Hypointensität wird stark von der verwendeten Feldstärke und den verwendeten Bildgebungsparametern beeinflusst. Ein alternativer Ansatz (der aber in der klinischen Routine kaum zum Einsatz kommt) ist die Berechnung der gewebespezifischen Relaxationszeiten, womit eine quantitative Gewebecharakterisierung geboten wäre. Für die Akquisition der Daten, die für eine Berechnung der in den einzelnen Raumelementen der Schicht vorliegenden T1-Relaxationszeiten notwendig sind, wird die Inversion-Recovery-(IR) Bildgebung als die geeignetste Methode angesehen. Näherungsweise reichen zwei gemessene Punkte auf der Relaxationskurve (z.B. zwei Messungen mit Inversionszeiten um 350 ms und 550 ms, Abb. 57.1), um eine solche Berechnung durchzuführen. Die gemessene Signalintensität ist proportional zu der longitudinalen Magnetisierung zum Zeitpunkt der Anregung. Der T1-Wert in jedem Raumelement wird über die zugehörige natürliche Exponentialfunktion bestimmt, die tatsächlich durch die beiden gemessenen Punkte geht. Das Resultat ist ein berechnetes Bild, welches im unteren Bereich der Abb. 57.1 abgebildet ist. In diesem Bild entspricht der Grauwert dem T1-Wert des Gewebes.

Eine Alternative zur IR-Bildgebung ist die Datenaufnahme mit zwei T1-gewichteten Spin-Echo-Protokollen unter Verwendung unterschiedlicher Repetitionszeiten von z.B. 550 ms und 950 ms wie in diesem Beispiel. Auch hier lässt sich der T1-Wert dadurch bestimmen, dass eine Exponentialfunktion mit passendem Exponenten durch die beiden Werte der gemessenen Signalintensitäten gelegt wird. Bei all diesen Methoden muss sichergestellt sein, dass die Signaldifferenz zwischen den beiden verwendeten Protokollen weit über dem Bildrauschen liegt, weil ansonsten die berechneten T1-Bilder einen hohen Rauschpegel haben (Abb. 57.2).

T2-Relaxationszeiten lassen sich auf ähnliche Weise berechnen. Hier wird allerdings nur eine Messung mit multiplen Echos gebraucht. Ähnlich der Anpassung einer Erholkurve an zwei Messpunkten, wird bei der T2-Berechnung eine abfallende Exponentialfunktion mit passendem T2-Wert im Exponenten durch die Intensitäten der gemessenen Bildpunkte gelegt. Abb. 57.3 zeigt exemplarisch drei Bilder der gleichen Schicht, die mit unterschiedlichen Echozeiten aufgenommen wurden. Die Änderung der Signalintensität als Funktion der Echozeit wird dann verwendet, um für jedes Raumelement den passenden T2-Wert zu bestimmen. Das so erzeugte T2-Bild ist in Abb. 57.3 (rechte Seite) gezeigt.

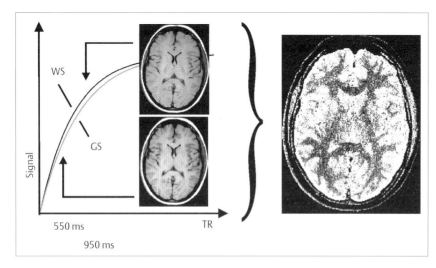

Abb. 57.2

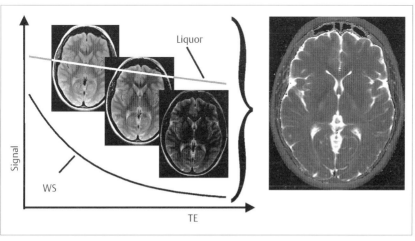

Abb. 57.3

58 Zerebrale Perfusionsbildgebung

Die FLAIR-Aufnahme (Abb. 58.1 a) und das zugehörige diffusionsgewichtete Bild (Abb. 58.1 b) zeigen eine klar erkennbare Infarktregion zwischen den Territorien der mittleren und posterioren Zerebralarterie. Das berechnete Bild der mittleren Verweildauer (Mean Transit Time, MTT) zeigt eine erhöhte Bildpunktintensität im Bereich der Läsion, aber auch in der ganzen rechten Hemisphäre (Abb. 58.1 c). Dies weist auf eine verzögerte Ankunftszeit des Kontrastmittelbolus hin. Das Bild des regionalen zerebralen Blutvolumens (regional Cerebral Blood Volume, rCBV) zeigt hingegen kaum eine Differenz im

Abb. 58.1 a–d

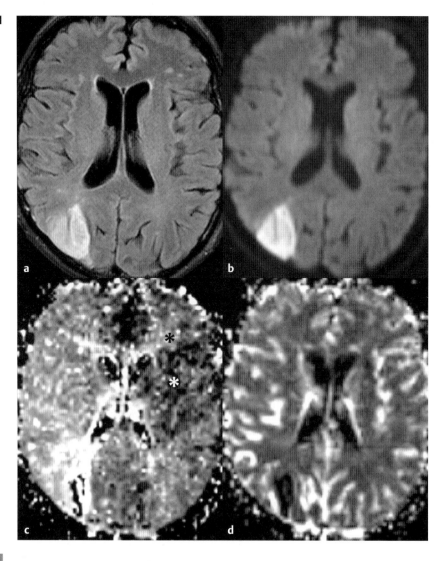

Blutvolumen im Vergleich der beiden Hemisphären mit Ausnahme der eigentlichen Infarktregion (Abb. 58.**1 d**).

Die zerebrale Perfusionsbildgebung ist die Darstellung der Veränderung oder Verzögerung im mikrovaskulären Blutfluss im Gehirn. Die Bildgebungstechnik kann bei der Diagnostik und Beurteilung von Schlaganfällen, Tumoren und der Differenzialdiagnostik zwischen strahlungsinduzierter Nekrose und Tumorrezidiv hilfreich sein. Grundlage der Perfusionsbildgebung ist eine echoplanare Bildgebungssequenz (Echo Planar Imaging, EPI) (s. Kap. 39), die multiple Schichten zu mehreren Zeitpunkten mit einer zeitlichen Auflösung von weniger als 1 Sekunde pro Schicht akquiriert. Die Akquisition erfolgt nach Gabe eines paramagnetischen Kontrastmittels (Gadoliniumchelat) und dokumentiert den durch den Suszeptibilitätsgradienten zwischen dem paramagnetischen Kontrastmittel und dem diamagnetischen Hirnparenchym verursachten Signalverlust. Über den zeitlichen Verlauf und die Verteilung dieses Artefakts lässt sich eine Aussage zum regionalen Blutvolumen und Blutfluss machen.

Die derzeitige Generation von MR-Systemen mit ihrer ausgereiften Gradiententechnologie erlauben eine Abdeckung des gesamten Gehirns mit einer dynamischen Aufzeichnung der Einzelschichten vor, während und nach der Passage eines Kontrastmittelbolus. Der Durchgang eines Gadoliniumchelats in Form eines konzentrierten kompakten Bolus durch das Gehirn produziert in den EPI-Bildern einen Signalabfall in unmittelbarer Umgebung der kontrastmittelführenden Gefäße als Folge des zunehmenden Suszeptibilitätsgradienten. Die durch diese Feldgradienten verursachten lokalen Magnetfeldinhomogenitäten führen zu entsprechend unterschiedlichen Larmor-Frequenzen und damit zu einer Verkürzung der $T2^*$-Relaxationszeiten. Der zeitliche Ablauf der Signalintensität in den einzelnen Bildpunkten kann dazu verwendet werden, das rCBV, den regionalen zerebralen Blutfluss (regional Cerebral Blood Flow, rCBF), die MTT und die Zeit bis zur maximalen Kontrastmittelkonzentration (Time to Peak, TTP) zu berechnen. Die Ergebnisse werden in Form von Bildern ausgegeben, wobei jedes Bild alle dynamisch aufgenommenen Daten für die einzelne Schichtposition repräsentiert. Die mittlere Verweildauer (MTT) gibt an, wie viel Zeit benötigt wird, um das Kontrastmittel wieder aus dem beobachteten Volumen herauszuspülen. Der TTP ist eine Größe, die mit der Ankunftszeit des Kontrastmittelbolus korreliert.

Hypointense Bereiche im MTT-Bild (Abb. 58.**1 c**) zeigt Gewebe mit schneller Kontrastmittelanreicherung (und schnellem Auswaschen). Im vorliegenden Beispiel lässt sich normale graue Hirnsubstanz (weißer Stern) von der normalen weißen Hirnsubstanz (schwarzer Stern) aufgrund der natürlichen Differenzen in der MTT voneinander unterscheiden. Die MTT-Darstellung dient zur ergänzenden Charakterisierung von Pathologien.

Das rCBV-Bild (Abb. 58.**1 d**) ist ebenfalls aus den Signalverläufen in den einzelnen Bildpunkten berechnet und dokumentiert das im Gewebe vorliegende regionale Blutvolumen. Hypointense Bereiche entsprechen einem niedrigeren Blutvolumen. Auch hier findet sich eine Unterscheidung zwischen grauer und weißer Hirnsubstanz, da die graue Hirnsubstanz ein höheres Blutvolumen hat.

Die Berechnung eines rCBF-Bild (nicht gezeigt) ist ebenfalls möglich, benötigt jedoch wie das MTT-Bild den kontrastmittelabhängigen Intensitätsverlauf in einer das Gebiet versorgenden Arterie.

59 *Diffusionsgewichtete Bildgebung*

Abb. 59.1 zeigt einen frühen subakuten Infarkt der A. cerebri posterior (PCA). Die Bilder wurden mit in x-, y- und z-Richtung angewandten Diffusionsgradienten akquiriert. Durch Kombination der diffusionsgewichteten Bilder erhält man ein sog. TRACE-gewichtetes Bild (Abb. 59.1 a). Abb. 59.1 b–d zeigen die TRACE-gewichteten Bilder bei den verschiedenen b-Werten von 500, 1000 und 0 s/mm², wobei letzteres ein T2-gewichtetes Bild repräsentiert. Der b-Wert ist der Faktor, der die Sensitivität auf Diffusion bestimmt. Eine Erhöhung des b-Wertes verbessert die Abgrenzbarkeit der Infarktregion, in diesem Fall dem linksseitigen Versorgungsgebiet der PCA. Eine Erhöhung des b-Wertes geht mit einem Verlust an SNR einher. Ein typischer b-Wert in einem 1,5-T-System ist 1000 s/mm². Abb. 59.1 d zeigt ein mit der gleichen Bildgebungssequenz akquiriertes Bild, allerdings ohne Anwendung eines Diffusionsgradienten (d. h. b = 0 s/mm²). Die hohe Signalintensität in der Infarktregion zeigt in diesem Fall lediglich T2-Verlängerungen aber keine Diffusion. Der offensichtliche Diffusionskoeffizient (Apparent Diffusion Coefficient, ADC) wird anhand der mit unterschiedlichen b-Werten gemessenen Bilddaten berechnet. Zur Erklärung von Signalvariationen werden immer wieder natürliche Exponentialfunktionen herangezogen. Wird der Signalabfall nach der Anregung über eine Exponentialfunktion mit dem Exponenten TE/T2 erklärt, so wird der bei der Diffusionswichtung beobachtete Signalabfall über den Exponenten b × ADC beschrieben. Der ADC-Wert in Abb. 59.1 e wird so bestimmt, dass der in Abhängigkeit des b-Wertes entsprechend vorhergesagte Signalabfall mit der Signalintensität der korrespondierenden Bilder über-

einstimmt. Eine Läsion mit einer eingeschränkten Diffusion, wie sie bei einem akuten Infarkt vorliegt, zeigt einen niedrigen Diffusionskoeffizienten, eine hohe Signalintensität in diffusionsgewichteten Bildern und einen niedrigen Wert im ADC-Bild. FLAIR- und schnelle T2-gewichtete Spin-Echo-Sequenzen (Abb. 59.1 f bzw. g) demonstrieren ebenfalls die Infarktregion der PCA, in diesem Fall in Folge der Ausbildung eines vasogenen Ödems mit lokaler T2-Verlängerung. Dieses Ödem bildet sich aber erst etwa 8 h nach dem Insult soweit aus, dass es mit MR nachgewiesen werden kann. Sowohl FLAIR als auch die T2-gewichtete Bildgebung sind daher ungeeignet, einen frühen Schlaganfall zu diagnostizieren.

Verglichen mit konventionellen MR-Techniken oder CT ist die diffusionsgewichtete Bildgebung (Diffusion-weighted Imaging, DWI) zur Detektion akuter Ischämien besser geeignet. Zur Diffusions-Wichtung werden starke Magnetfeldgradienten in allen 3 Raumrichtungen vor und nach dem 180°-Refokussierungspuls angewendet, mit einer anschließenden Datenakquisition unter Verwendung einer EPI-Sequenz. Die Zeit zwischen diesen Magnetfeldgradienten nennt man auch die Diffusionsbeobachtungsperiode. Die Amplitude des erzeugten Spin-Echos hängt in dieser Zeit von der Größenordnung der Diffusion des extrazellulären Wassers ab. In normalem Hirngewebe sorgt die zufällige Wasserbewegung (Brownsche Molekularbewegung) für eine Reduktion der Spin-Echo-Amplitude. Innerhalb weniger Minuten nach dem ischämischen Ereignis steigt der intrazelluläre, in seiner molekularen Beweglichkeit eingeschränkte Wasseranteil. Die Diffusions-Wichtung führt zu einem geringeren Signalverlust als im normalen Hirnparenchym. Diese theoretische Erklärung des Signalverhaltens bei einem akuten Schlaganfall ist zwar weitgehend akzeptiert, der wissenschaftliche Beweis jedoch noch nicht erbracht.

Hyperintensität bei DWI muss nicht zwingend eine niedrige Diffusion als Ursache haben. Sie kann auch durch eine T2-Verlängerung ausgelöst werden („T2 shine through"). Um diese Mehrdeutigkeit aufzulösen werden ADC-Bilder berechnet, die nicht durch Änderungen der T2-Relaxationszeit kontaminiert sind. Akute (<24h) und

frühe subakute (1 bis 7 Tage) Infarkte erscheinen hypointens im ADC-Bild (eingeschränkte Diffusion) und hyperintens in der DWI-Bildgebung. Hyperakute (<6h) Infarkte erscheinen ebenfalls hyperintens in der DWI (und hypointens auf den ADC-Bildern) aber isointens auf den T2-gewichteten Aufnahmen. Nach etwa einer Woche (spät subakut) finden sich keine Auffälligkeiten in der DWI und den ADC-Bildern, lediglich die Hyperintensität in den T2-gewichteten Aufnahmen weist auf ein ischämisches Ereignis hin.

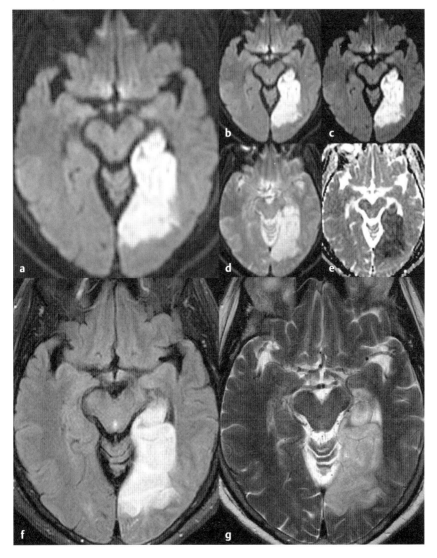

Abb. 59.1 a–g

60 Diffusionstensor-Bildgebung

Das Basisprinzip der MR-Bildgebung besteht in der Verwendung von Magnetfeldgradienten zur temporären Änderung der räumlichen Verteilung der Resonanzfrequenzen, um selektiv anzuregen oder räumlich zu kodieren. Unterschiedliche Resonanzfrequenzen entlang einer Richtung eines Raumelements führen zu einer Dephasierung der transversalen Magnetisierung. Bei der Phasenkodierung enthält diese Dephasierung eine Rauminformation. Bei Schichtselektions- und Frequenzkodiergradienten wird diese Dephasierung später wieder mit Magnetfeldgradienten rephasiert. Innerhalb einer Spin-Echo-Sequenz wird die Dephasierung durch den Frequenzkodiergradienten so vorbereitet, dass ein Magnetfeldgradient mit gleicher Amplitude und in gleicher Richtung bei halber Zeitdauer vor dem 180°-HF-Refokussierungspuls platziert wird. Dies hat zur Folge, dass sich der Rephasierungspunkt in der Mitte des Datenakquisitionsfensters befindet, vorausgesetzt, dass das angeregte Material in der Zwischenzeit nicht seinen Ort geändert hat. Eine Änderung des Ortes während und zwischen den zeitlichen Abläufen der Magnetfeldgradienten hat eine Änderung der Phasenentwicklung zur Folge und wird zu einer ungenügenden Rephasierung führen. Eine ungenügende Rephasierung wiederum bedeutet ein reduziertes Signal. Dieses Phänomen wird in der diffusionsgewichteten Bildgebung (DWI) ausgenutzt (s. Kap. 59). Eine Änderung des Ortes kann auch von der Diffusion verursacht werden. Der Signalverlust wird in diesem Fall noch verstärkt, wenn man größere Magnetfeldgradienten, längere Einschaltzeiten und eine größere zeitliche Distanz zwischen diesen beiden Gradientenfeldern erlaubt. Solche Gradienten, zum Zweck der Diffusions-Wichtung eingesetzt, nennt man auch Diffusionsgradienten. Diese Magnetfeldgradienten haben keinen Einfluss auf das Signal des stationären Gewebes. Leider sind die Effekte globaler Bewegungen, wie die von der arteriellen Pulsation abhängige Expansion und Kontraktion des Gehirns, wesentlich größer als die der Diffusion. Bei konventioneller Bildgebung mit entsprechend langen Messzeiten würde bei der DWI der Signalverlust als Folge globaler Bewegung grösser sein, als der Einfluss durch die Diffusion. Eine Lösung bietet eine ultraschnelle diffusionsgewichtete Vorbereitung der Magnetisierung und eine schnelle Datenakquisition mit Hilfe einer EPI-Sequenz (s. Kap. 39).

Abb. 60.1 illustriert den zeitlichen Ablauf einer diffusionsgewichteten (Spin-Echo-) echoplanaren Bildgebungssequenz. Eine Spin-Echo-Hüllkurve (s. a. Kap. 21) wird mit Hilfe einer 90°-180°-HF-Pulskombination erzeugt, mit passenden Diffusionsgradienten vor und nach dem 180°-HF-Refokussierungspuls. Das Kernspinsignal wird über multiple Gradienten-Echos, erzeugt mit Hilfe eines oszillierenden Frequenzkodiergradienten, ausgelesen. Bei dieser Bildgebungstechnik gibt es mehrere Möglichkeiten der Phasenkodierung. In der hier gezeigten Form wird ein kleiner Phasenkodierblip (GP) während der Rampenzeit der Frequenzkodiergradienten verwendet. Die Verwendung der in Abb. 60.1 gezeigten Diffusionsgradienten (1a–3b) führt zu einem quantitativen diffusionsgewichteten Bild. Die Diffusion wird durch einen offensichtlichen Diffusionskoeffizienten (Apparent Diffusion Coefficient, ADC) charakterisiert. Die MR kann auch bezüglich der Richtungsabhängigkeit der

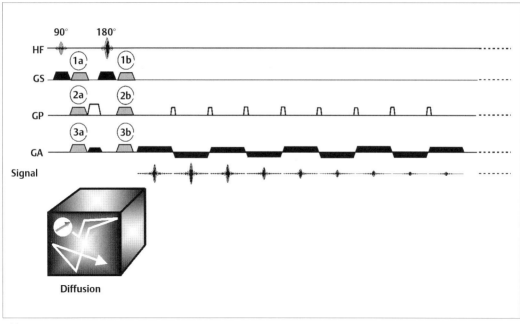

Abb. 60.1

Diffusion einen Hinweis geben. Werden z.B. nur die Diffusionsgradienten in Schichtselektionsrichtung [1a] und [1b] verwendet (Abb. 60.1), so führt nur die Diffusion in Schichtselektionsrichtung zu einer hypointensen Darstellung im Bild. Wiederholt man die Messung mit Aktivierung der Magnetfeldgradienten [2a] und [2b] und nochmals mit den Magnetfeldgradienten [3a] und [3b], so erhält man neben dem Wert der Diffusion auch eine Richtungsinformation.

Die Richtungsabhängigkeit der Diffusion ist in Abb. 60.2 gezeigt (mit freundlicher Erlaubnis von Dr. Sorensen, MGH Boston). Die Pfeile zeigen die Richtungen des Diffusionsgradienten an. Die Anisotropie der Diffusion in der weißen Hirnsubstanz ist im Verlauf der Nervenfasern begründet. Die Diffusion ist in Richtung der Fasern größer als senkrecht dazu. Nur die molekulare Verschiebung entlang eines Diffusionsgradienten erzeugt eine Änderung in

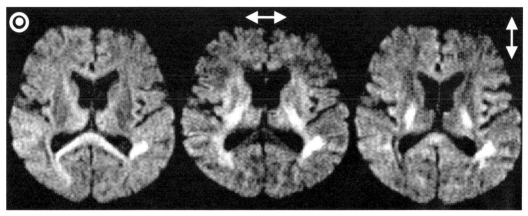

Abb. 60.2

der Signalintensität des diffusionsgewichteten Bildes. Die Nervenfaserbündel des Splenium corporis callosi haben in erster Linie eine Rechts-Links-Orientierung. Bei der Anwendung eines senkrecht zur Schicht orientierten Diffusionsgradienten hat die Bewegung der Wassermoleküle von links nach rechts oder von vorne nach hinten keinen Einfluss auf den Bildkontrast. Das Splenium corporis callosi erscheint hyperintens. Erst mit der Anwendung eines Diffusionsgradienten von links nach rechts verursacht die erhöhte Diffusion in Faserausrichtung eine Signalauslöschung im hinteren Teil des Corpus callosum. Eine vollständige Beschreibung der molekularen Beweglichkeit ist durch den Diffusionstensor in jeder Richtung einschließlich der Korrelation zwischen diesen Richtungen gegeben. Dieser Diffusionstensor enthält alle Informationen hinsichtlich Richtung und Größe der Diffusion. Es sind mindestens sechs Messungen mit unterschiedlicher Richtung der Diffusions-Wichtung erforderlich, um den Diffusionstensor zu berechnen.

Zur Darstellung von Amplitude und Richtung der Diffusion wurden Farbkarten vorgeschlagen (Abb. 60.**3** s. S. 224). In dieser Darstellung wurde die anisotrope Diffusion aus entsprechenden Diffusionstensor-Messungen

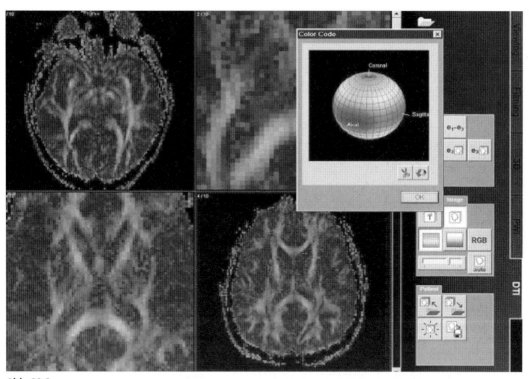

Abb. 60.3

ermittelt und farblich kodiert (mit freundlicher Genehmigung von Dr. Sorensen, MGH Boston).

Weist das für die Berechnung als Referenz verwendete Koordinatensystem zufällig auf eine Hauptrichtung der Diffusion, wird die Signalabschwächung eine Funktion der Spur des Tensors. Rotiert man das Referenzsystem so lange bis alle nichtdiagonalen Elemente des Diffusionstensors Null sind, so hat man die Hauptrichtung der Diffusion innerhalb eines einzelnen Raumelements ermittelt.

Wiederholt man diese Prozedur für benachbarte Raumelemente und verbindet die Diffusionsvektoren grafisch, erhält man eine Darstellung der Nervenfaserorientierungen (Abb. 60.**4** s. S. 225, mit freundlicher Genehmigung von Dr. Tuch, MGH Boston).

Die Diffusionstensor-Bildgebung (Diffusion Tensor Imaging, DTI) hat ein großes Potenzial, sowohl für rein klinische Fragestellungen, als auch für die Grundlagenforschung, da sie einzigartige Informationen zu neuronalen Verknüpfungen liefert.

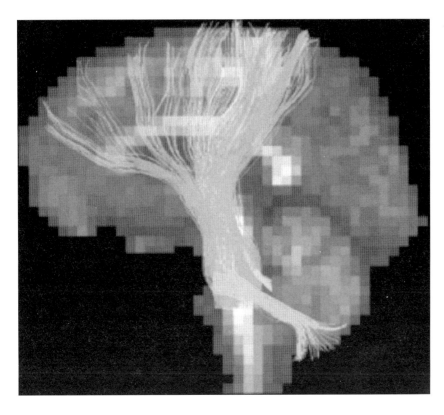

Abb. 60.4

61 BOLD – Abbildung der Sauerstoffkonzentration im Blut – Theorie

Die Bildgebung der Sauerstoffkonzentration im Blut (Blood Oxygen Level Dependent, BOLD) ist eine Art funktionelle Bildgebung, welche die Änderung des Suszeptibilitätsgradienten im Blut in Abhängigkeit von der Sauerstoffkonzentration ausnutzt. Als Suszeptibilität bezeichnet man die Eigenschaft von Materie ein Magnetfeld abzuschwächen oder zu verstärken. Zwei nebeneinander liegende Materialien mit unterschiedlicher Suszeptibilität sind Ursache eines Suszeptibilitätsgradienten. In der Abfolge neuronaler Aktivitäten fließt ein wenig mehr sauerstoffreiches Blut in die spezifische Gehirnregion. Dadurch verändert sich die Suszeptibilität des Blutes, sein Diamagnetismus verringert sich. Diese Veränderung lässt sich mit der MR-Bildgebung abbilden. Um den BOLD-Effekt zu verstehen, muss man zum einen die fundamentalen Aspekte der Suszeptibilitätsbildgebung erläutern und zum anderen die physiologischen Effekt im Gehirn betrachten, die sich bei einer lokalen Aktivierung abspielen.

Als magnetische Suszeptibilität (s. Kap. 93 und 94) bezeichnet man die Fähigkeit von Materie ein externes Magnetfeld abzuschwächen oder zu verstärken. Material, welches das Magnetfeld um mehr als 1 % verstärkt (bis zu einem Faktor von mehr als 100 000) wird als ferromagnetisch bezeichnet. Material, welches das Magnetfeld bis zu 1 % verstärkt, wird als paramagnetisch und das Magnetfeld abschwächendes Material wird als diamagnetisch bezeichnet.

Biologisches Gewebe ist diamagnetisch. Die Abschwächung des Magnetfeldes ist minimal. Ein 1,5-T-System erzeugt im Patienten ein Feld von 1,4999 T (sehr schwacher Effekt). Innerhalb eines Magnetfeldes erzeugen ferromagnetische Stoffe große Magnetfeldinhomogenitäten. Auch Variationen im paramagnetischen oder diamagnetischen Verhalten können signifikante lokale Magnetfeldinhomogenitäten verursachen. Die dadurch bedingten Änderungen der Resonanzfrequenzen innerhalb eines Raumelements führen zu einer raschen Dephasierung der transversalen Magnetisierung und damit zu einem schnellen Signalabfall, charakterisiert über eine Verkürzung der $T2^*$-Relaxationszeit. In der Gegenwart von ferromagnetischen Materialien kommt es zu einer kompletten Signalauslöschung im Bild (s. Kap. 93).

Hämoglobin zeigt je nach Wertigkeit des Eisens unterschiedliche Werte diamagnetischer Suszeptibilität. Bei angelagertem Sauerstoff reduziert das Hämoglobin das Magnetfeld von 1,5 T auf 1,499995 T und liegt mit dieser Abschwächung in der Nähe des Wertes für normales Hirnparenchym. Durch Verbrauch des Sauerstoffs wird Hämoglobin zum Desoxyhämoglobin und schwächt das angelegte Magnetfeld von 1,5 T nur noch auf 1,499999 T ab. Es kommt zu einem Suszeptibilitätsgradienten zwischen sauerstoffarmem Blut und normalem Hirnparenchym. Suszeptibilitätsgradienten innerhalb der kleinen Gefäßstruktur im Gehirn führen lokal zu einer verminderten Signalintensität in der MR-Bildgebung.

Die Aktivierung von Neuronen während sensomotorischer Aktivitäten erhöht den lokalen Sauerstoffverbrauch und reduziert den lokalen Anteil an Oxyhämoglobin. Dieser Sauerstoffabfall aktiviert sofort das angrenzende Gefäßsystem und führt so zu einer Überversorgung des Areals mit sauerstoffreichem Blut. Man verzeichnet nicht nur einen Anstieg im regionalen zerebralen Blutfluss (regional Cerebral Blood Flow, rCBF), sondern auch eine relative Zunahme von Oxyhämoglobin im venösen System (Abb. 61.1 a u. b).

Durch diesen Mechanismus wird der Suszeptibilitätsgradient herabgesetzt, was eine längere T2*-Relaxationszeit nach sich zieht und bei einer Messung mit gleicher Echozeit zu einem höheren MR-Signal führt. Aktiver Zustand und Ruhezustand sind in Abb.61.**1a** bzw. **b** illustriert. In diesem Beispiel soll Fingerklopfen als aktiver Zustand eine funktionelle Bildgebung der primären motorischen Region des Cortex cerebri bewirken. Mit dem Fingerklopfen erhöht sich der Blutfluss und der Anteil an Oxyhämoglobin in der entsprechenden Region des Motorkortex. Damit erhöht sich das von diesem Ort kommende MR-Signal, wenn auch nur schwach.

Um diese kleine Änderung im Suszeptibilitätsgradienten zu visualisieren, ist man auf Sequenzen angewiesen, die ein hohes Maß an Sensitivität auf Änderungen in der T2*-Relaxationszeit mitbringen. Gradienten-Echo-Sequenzen, insbesondere die EPI (s.Kap. 39), verwenden eine Änderung der Gradientenpolarität des Frequenzkodiergradienten, um die kohärente Phasenlage, den Zeitpunkt der maximalen Signalinduktion, in das Zentrum des Datenakquisitionsfensters zu verlagern, das sog. Gradienten-Echo. Da bei diesen Methoden keine HF-Refokussierungspulse angewendet werden, kommt es zu einem Kontrast, der auch von lokalen Feldinhomogenitäten (wie sie durch Suszeptibilitätsgradienten verursacht werden) bestimmt wird (T2*-Relaxationszeit).

Die Verwendung höherer Feldstärken – von z.B. 1,5 auf 3T – verbessern die Sichtbarkeit des BOLD-Effekt. Die von unterschiedlichen magnetischen Suszeptibilitäten verursachten Magnetfeldinhomogenitäten verhalten sich linear zur verwendeten Magnetfeldstärke. Die T2*-Relaxationszeit verkürzt sich bei Verwendung einer höheren Feldstärke noch weiter und verbessert damit die Sichtbarkeit des BOLD-Effekts. Leider kommt es auch zu einer Verstärkung der Artefakte im Bereich der Luft-Gewebe-Grenzflächen und zu einer damit verbundenen Beeinträchtigung der Bildqualität bei der Verwendung von EPI-Sequenzen.

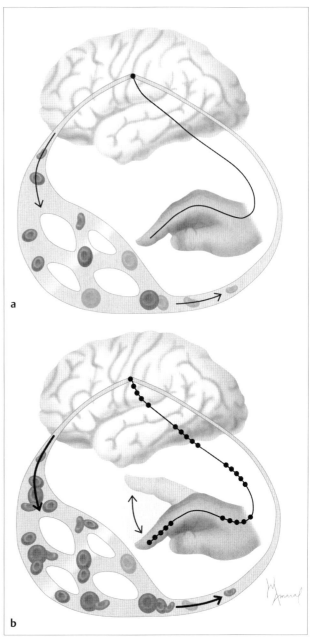

Abb. 61.1 a, b

62 BOLD – Abbildung der Sauerstoff-konzentration im Blut – Anwendung

Durch Änderung der Sauerstoffkonzentration im Blut kommt es zu einer sehr kleinen Abweichung der lokalen magnetischen Suszeptibilität. Um eine solche Änderung in einem MR-Experiment sichtbar zu machen, muss der Patient eine Reihe von Aktivitäts- und Ruhephasen durchlaufen, um immer wieder die Konzentration des Desoxyhämoglobin in dem spezifischen Areal des somatosensorischen Kortex zu ändern. Erst eine Korrelation zwischen Tätigkeiten und Signalvariation erlaubt eine Zuordnung. Im gegebenen Beispiel (Abb. 62.1) ist das Fingerklopfexperiment für einen Patienten mit einem Oligodendrogliom (WHO-Grad II) skizziert. Der Tumor liegt in diesem Fall gerade rostral des präzentralen Gyrus (primärer Motorkortex).

Die Abfolge der Ruhezustände und Aktivitäten, die vor der Ausführung der MR-Akquisition festgelegt werden, nennt man auch Paradigmen. Diese Abfolge wird mit den Signalintensitäten der erzeugten Bilder retrospektiv verglichen. Dabei werden i.d.R. verschiedene statistische Analysen angewandt (z.B. t-test, Z-score), um die natürlichen Signalfluktuationen in den EPI-Bildern von den gesuchten Signalvariationen zu differenzieren, die ihren Ursprung wahrscheinlich in einer Änderung der Desoxyhämoglobin-Konzentration haben. Korreliert eine Signaländerung mit den gewählten Ruhe- und Aktivitätszeiträumen, so wird sie als BOLD-bedingte Änderung interpretiert. Diese Analyse ordnet jedem Bildpunkt in Abhängigkeit von der Größe der Signaländerung und der Wahrscheinlichkeit, dass es sich um einen BOLD-Effekt handelt, einen Helligkeits- und Farbwert zu. Das Ergebnis wird dann einem grauwertskalierten T1- (oder T2-) gewichteten Bild überlagert, welches die gleiche Schicht darstellt und die gleiche Bildbereichsgröße hat wie die Bilder der EPI-Messung, um die anatomische Referenz zu gewährleisten. In Bereichen, in denen EPI-Aufnahmen durch globale Änderungen der magnetischen Suszeptibilität geometrisch verzerrt sind, wie z.B. in der Nähe der Schädelbasis und der Nebenhöhlen, kommt es zu einer fehlerhaften räumlichen Zuordnung der statistisch ermittelten Ergebnisse auf dem anatomischen Referenzbild. Räumliche globale Variationen der magnetischen Suszeptibilität lassen sich mit speziellen Gradienten-Echo-Sequenzen sichtbar machen und können auf dem kombinierten Bild überlagert werden, um auf mögliche Verzerrungen hinzuweisen.

Abb. 62.2a u. b (s. S. 225) zeigen das Ergebnis eines bilateralen Fingerklopfparadigmas. Die Darstellung zeigt so-

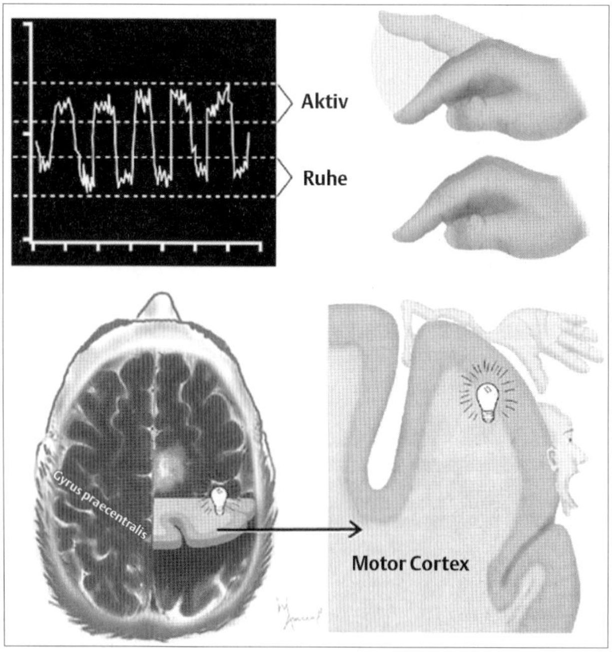

Aktiv

Ruhe

Gyrus praecentralis

Motor Cortex

Abb. 62.1

wohl Aktivitäten im zerebralen Motor-kortex als auch ipsilaterale Aktivitäten in dem für die zeitliche Koordination verantwortlichen Areal und der bewegungsvorbereitenden Region des Kleinhirns. Das Protokoll verwendete zur Abbildung eine FID-EPI-Sequenz (s. Kap. 39) mit einem Aktivitätsparadigma von je zehn Bewegungen der rechten Hand und der linken Hand über eine Länge von 60 Messungen mit einer Messdauer von insgesamt etwa 3 min. Dem Patienten wurde zur Aufgabe gestellt, mit dem Daumen die Kuppen der anderen Finger zu berühren in einer vorgegebenen Abfolge (z. B. 1–2–3–4–3–2–1) mit 1 als Zeigefinger bis 4 als kleiner Finger. Die Aufgabe begann mit der rechten Hand für die ersten zehn Bewegungen mit dem Start der Bildgebungssequenz gefolgt von der linken Hand für die zweiten zehn Bewegungen und so weiter.

Abb. 62.2 c u. d zeigen das Ergebnis eines auditiven Paradigmas. Der Patient wurde gebeten, als Aktivitätsparadigma das Wort „Sieben" auszusprechen und in der Ruhephase zu schweigen. Ein Wechsel von zehn Messungen in einer Aktivitätsphase und zehn Messungen in einer Ruhephase wurde über 100 Messungen durchgeführt. Beide Beispiele wurden an einem 3-T-System akquiriert, welches gegenüber einem 1,5-T-System den Vorteil einer besseren Visualisierung des BOLD-Effekts hat.

Die BOLD-Bildgebung hat sich als wertvolles Werkzeug in der Analyse und Darstellung der Funktion des zerebralen somatosensorischen Kortex etabliert. Wissenschaftlich wird diese Technik verwendet, um detaillierte Aspekte von Gedanken und Gefühlen und deren Auswirkung auf die Hirnaktivität zu untersuchen (Bilder mit freundlicher Genehmigung von Douglas H. Yock, MD, Abbott Northwestern Hospital, Minneapolis, MN).

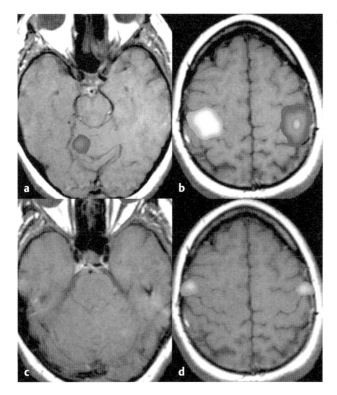

Abb. 62.2 a–d

63 Protonenspektroskopie – Einführung

Die Veränderung der normalen Anatomie durch raumfordernde Läsionen, die sich in den Relaxationszeiten und damit im Bildkontrast widerspiegelnden Unterschiede der molekularen Beweglichkeit und letztlich das Anreicherungsverhalten nach Kontrastmittelgabe, sind nützliche Erscheinungsformen und bieten wertvolle diagnostische Ansatzmöglichkeiten in der MR-Bildgebung. Neben der MR-Bildgebung bietet sich auch die Möglichkeit der Darstellung der chemischen Zusammensetzung mit Hilfe der MR-Spektroskopie. Zusätzlich zur Darstellung der Anatomie besteht so die Möglichkeit eines räumlich bezogenen Einblicks in den Metabolismus (Abb. 63.1). Solche Informationen können zur besseren Aufklärung mehrdeutiger Ergebnisse einer Bildgebung beitragen.

Die zwei gängigsten Methoden der MR-Spektroskopie sind die Analyse eines einzelnen Raumelements (Single Voxel Spectroscopy, SVS) und die Kodierung des Bildvolumens analog zur Bildgebung (Chemical Shift Imaging, CSI). Bei der SVS-Technik gibt es zwei primär verwendete Akquisitionsschemata, das Spin-Echo und das stimulierte Echo (Stimulated Echo Acquisition Method, STEAM).

Abb. 63.1

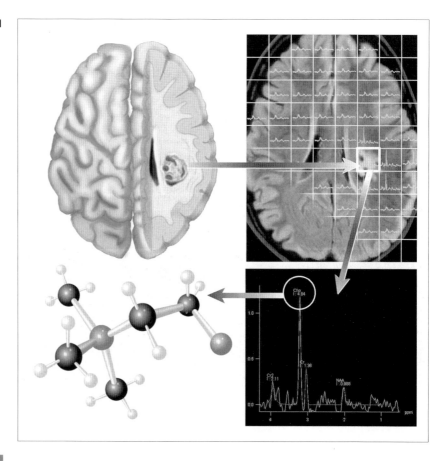

Abb. 63.2 stellt grafisch das Grundkonzept der SVS unter Verwendung einer Spin-Echo-Akquisition dar (die Indizes x, y, z stehen dabei synonym für drei senkrecht aufeinander stehende Raumrichtungen). Ein schichtselektiver 90°-HF-Puls regt in Gegenwart eines Schichtselektionsgradienten eine Schicht an. Ein ebenfalls selektiver 180°-HF-Puls refokussiert die transversale Magnetisierung in einer Geweberreihe innerhalb dieser Schicht und ein zweiter selektiver 180°-HF-Puls erzeugt innerhalb eines Raumelements dieser Reihe ein Spin-Echo. Nur die transversale Magnetisierung in diesem Raumelement wird ein MR-Signal induzieren. Für die Protonenspektroskopie ist es zwingend notwendig, das Signal des freien Wassers zu unterdrücken. Für Regionen außerhalb des ZNS ist auch die Unterdrückung der Lipidsignale obligat. [1] in Abb. 63.2 deutet die Verwendung eines binomialen HF-Pulses an, wie er zur Unterdrückung des Signals von Fett oder Wasser verwendet wird (s. Kap. 52).

Abb. 63.3 a u. b zeigen die Notwendigkeit einer Unterdrückung des Wassersignals. Das Signal der interessierenden Metaboliten ist um den Faktor 100 kleiner als das Signal des Wassers. Ihre Amplituden würden ohne eine Unterdrückung des Wassersignals mit einer unzureichenden Auflösung repräsentiert.

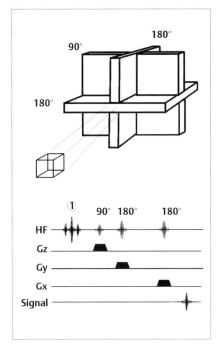

Abb. 63.2

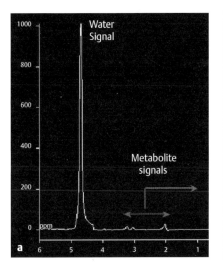

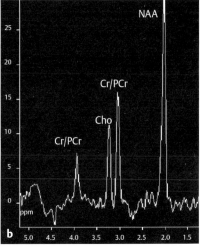

Abb. 63.3 a, b

64 Protonenspektroskopie – SE versus STEAM

Abb. 64.**1 a, b** demonstrieren den Effekt, den die Echozeit einer Spin-Echo-Analyse eines einzelnen Raumelements (Spin Echo Single Voxel Spectroscopy, SE-SVS) auf das Ergebnis hat. Abb. 64.**1 a** und **b** wurden mit Echozeiten von 30 bzw. 144 ms akquiriert. Variable Echozeiten geben die Möglichkeit, den T2-Kontrast der Spektralverteilung in gleicher Weise zu beeinflussen, wie man das aus der MR-Bildgebung kennt. Kurze Echozeiten sind für die Detektion jener Metaboliten notwendig, die eine kurze T2-Relaxationszeit haben und bei der Verwendung langer TE nicht sichtbar sind.

Die wichtigsten Spektrallinien der Metaboliten, die man in einem gesunden Gehirn erwartet und die auch noch bei Verwendung einer langen TE sichtbar bleiben, sind N-Acetyl-L-Aspartat (NAA) bei 2,02 ppm, Cholin (Cho) bei 3,20 ppm und Kreatin (Cr) bei 3,02 ppm und 3,9 ppm. Mit kurzer TE aufgenommene Spektren zeigen zusätzliche Spektrallinien wie die des myo-Inositol (mI) bei 3,56 ppm, Glutamin und Glutamat (Glx) zwischen 2.05–2,5 ppm und 3,65–3,8 ppm und Glukose bei 3,43 ppm.

Abb. 64.**2** zeigt eine grafische Darstellung der Abfolge einer STEAM-Sequenz und die geometrische Ausrichtung der räumlichen Selektion mit Hilfe von Magnetfeldgradienten und selektiven HF-Pulsen.

Die Anregung des Volumenbereichs, aus dem ein MR-Spektrum ausgelesen werden soll, erfolgt über drei aufeinanderfolgende, selektive HF-Pulse, die jeweils in Gegenwart eines Magnetfeldgradienten angewandt werden. Die Richtungen dieser aufeinanderfolgenden Magnetfeldgradienten stehen dabei orthogonal zueinander. Statt eines 90°-HF-Anregungspulses und zweier 180°-HF-Refokussierungspulse, wie sie in der SE-Technik verwendet werden (s. Kap. 63), kommen bei der STEAM-Technik drei 90°-HF-Anregungspulse zur Anwendung. Dieses HF-Anregungsschema generiert stimulierte Echos und rephasiert ungefähr 50 % der ursprünglich erzeugten transversalen Magnetisierung. Der STEAM-Ansatz erzielt im Vergleich zur SE-SVS-Technik kürzere Echozeiten auf Kosten einer Halbierung des SNR.

Abb. 64.**3 a** u. **b** zeigt den Vergleich einer SE-SVS-Akquisition mit einer Echozeit von 30 ms (Abb. 64.**3 a**) und einer STEAM-SVS-Akquisition mit einer Echozeit von 20 ms (Abb. 64.**3 b**).

 Abb. 64.1 a, b

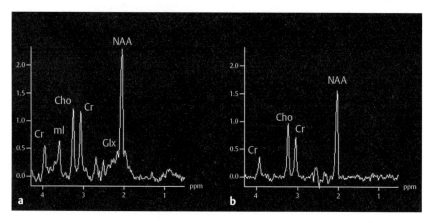

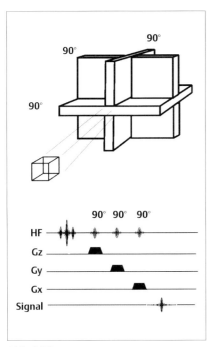

Abb. 64.2

STEAM-SVS liefert im Vergleich zur SE-SVS die gleiche Information über die Metaboliten bei Verwendung einer reduzierten TE und ist damit auch weniger anfällig für Bewegungsartefakte. Desgleichen stellt STEAM-SVS geringere Anforderungen an das HF-System und ist weniger anfällig auf B_1-Fehljustierungen (s. Kap. 5). Alle diese Vorteile der STEAM-SVS Technik rechtfertigen den SNR Verlust gegenüber der SE-SVS-Methode.

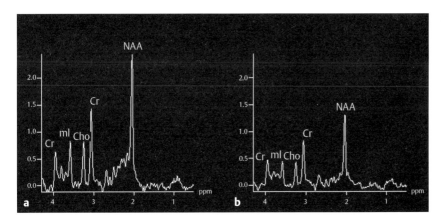

Abb. 64.3 a, b

65 Protonenspektroskopie – Chemical Shift Imaging

Da bei der Spektroskopie die Frequenz-information verwendet wird, um die Resonanzfrequenzen der verschiedenen Metaboliten zu dokumentieren, kann man in der Spektroskopie keinen Frequenzkodiergradienten anwenden. Der Phasenkodiergradient kann jedoch ähnlich wie in der MR-Bildgebung verwendet werden, um das Signal zusätzlich räumlich zu kodieren. Abb. 65.**1** skizziert die zeitliche Abfolge eines einfachen 2D-CSI-Akquisitionsschemas. Ein selektiver 90°-HF-Anregungspuls erzeugt in Gegenwart eines Magnetfeldgradienten eine transversale Magnetisierung innerhalb einer gewünschten Schicht. Danach folgen kurze orthogonale Magnetfeldgradienten, welche die Rauminformation in den rotierenden transversalen Magnetisierungen kodieren wie man das aus der 3D-Bildgebung kennt. Das induzierte Signal enthält damit nicht nur die Frequenzinformation der Metaboliten, sondern über die Phaseninformation auch einen Hinweis auf den räumlichen Ursprung innerhalb der angeregten Schicht.

Abb. 65.**2** zeigt die Planung einer 2D-CSI-Akquisition. Durch den zu beobachtenden Bereich wird eine Schicht geplant. Innerhalb dieser Schichtplanung wird ein Bereich markiert, in dem für jedes Raumelement Einzelspektren ausgegeben werden sollen.

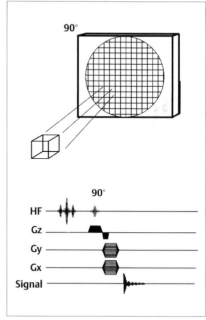

Abb. 65.1

Abb. 65.2

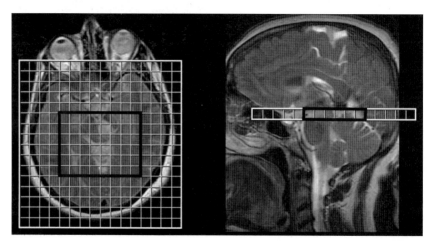

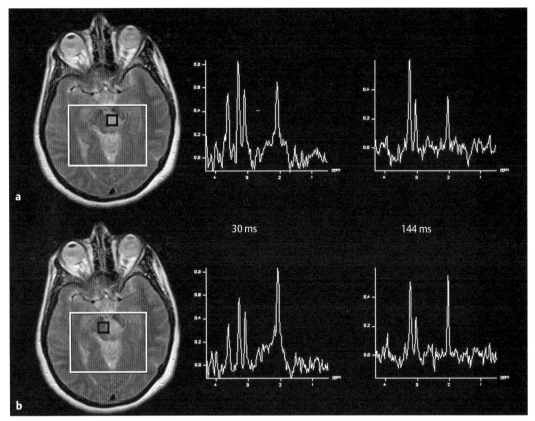

a

30 ms　　　　　　144 ms

b

Abb. 65.3 a, b

Abb. 65.3 zeigt das Spektrum eines niedriggradigen Hirnstammglioms. Die Daten wurden mit einer SE-2D-CSI-Technik akquiriert, wobei jeweils ein Spektrum bei einer Echozeit von 30 ms und 144 ms aufgenommen wurde. Die Spektren in Abb. 65.3 a sind Aufnahmen aus der Läsion, die Spektren in Abb. 65.3 b stellen das angrenzende Parenchym dar, welches als normal angenommen wird. Das Läsionsspektrum zeigt eine reduzierte Spektrallinienamplitude für NAA bei ~2 ppm (als Zeichen für den Verlust an neuronaler Integrität) und einen erhöhten Cholin-Level bei ~3,2 ppm (als Indikator für eine Myelinzersetzung). Das bei kurzem TE gewonnene Spektrum zeigt einen erhöhten myo-Inositol-Level bei ~3,6 ppm (als Marker für Gliazellen). Abb. 65.4 (s. S. 225) demonstriert eine farbkodierte Karte der Cholin-Vertei-

lung (mit freundlicher Genehmigung von Dr. M. Law and Dr. E.A. Knopp, NYU Medical Center, New York, NY).

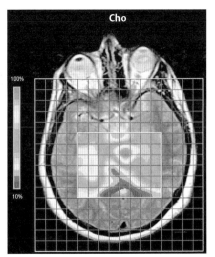

Abb. 65.4

66 Anzahl der Mittelungen

Die in den Abb. 66.1 a–d dargestellten T2-gewichteten Bilder des Mesenzephalons und des Aquaeductus mesencephali, die mit einer schnellen Spin-Echo-Sequenz und einer Schichtdicke von 2 mm akquiriert wurden, stammen vom gleichen Probanden und wurden jeweils 1-, 2-, 4- und 8-mal gemessen (mit entsprechender Mittelwertbildung für die Bildpunkte der berechneten Bilder). Im allgemeinen Sprachgebrauch der MRT wird nicht ganz korrekt mit der Anzahl der Mittelungen die Häufigkeit bezeichnet, mit der jede einzelne Fourierzeile des k-Raums gemessen wurde. Je nach Hersteller ist dieser Parameter als Anzahl der Akquisitionen, Anzahl der Mittelungen (Number of Signals Averaged, NSA) oder Anzahl der Anregungen (Number of Excitations, NEX) bekannt. Da dieser Parameter die Wiederholrate kennzeichnet, mit der jede k-Raum-Zeile noch einmal gemessen wird, geht er direkt in die Messzeit ein.

In dem hier gezeigten Beispiel wurde Abb. 66.1 a mit einer einzigen Anregung – jede Fourier-Zeile wird also nur einmal gemessen – in 32 s akquiriert, Abb. 66.1 b in 59 s (2 Akquisitionen, für einige Hersteller die Grundlage für eine Mittelung, für andere Hersteller äquivalent zu 2 Mittelungen), Abb. 66.1 c in 1 min 53 s (4 Akquisitionen) und Abb. 66.1 d in 3 min 41 s (8 Akquisitionen). Mit jeder Erhöhung der Anzahl der Akquisitionen verbessert sich das SNR in den einzelnen Raumelementen von einem für das Auge körnigem Erscheinungsbild zu einem Bild mit immer akzeptablerer Qualität (von Abb. 66.1 a nach d).

Eine der wichtigsten Beobachtungen ist dabei, dass mit einer Verdopplung der Anzahl der Akquisitionen sich zwar jedes Mal die Messzeit verdoppelt, der Gewinn an SNR aber nicht in gleichem Maße zunimmt. Während die Messzeit linear mit der Anzahl der Akquisitionen zunimmt, wächst das SNR nur proportional zur Wurzel aus der Anzahl der Akquisitionen (s. Kap. 12). Daher ist die Messzeit in Abb. 66.1 b zwar doppelt so lang wie die der in Abb. 66.1 a, wohingegen das SNR nur eine Verbesserung von 41 % aufweist (Faktor 1,41 entspricht der Wurzel aus 2). Um das SNR zu verdoppeln, muss sich die Anzahl der Akquisitionen, und damit auch die Länge der Messzeit vervierfachen. Dies sieht im Vergleich zu einer Verdopplung der Schichtdicke, die das gleiche Ergebnis liefern würde, unverhältnismäßig aus. Wählt man eine um den Faktor 2 dickere Schicht, so verdoppelt sich das SNR auch ohne eine Verlängerung der Messzeit. Eine solche Maßnahme wäre allerdings zum Nachteil der räumlichen Auflösung in Schichtselektionsrichtung und verbunden mit einer Zunahme der Partialvolumeneffekte (s. Kap. 67). Die Beispiele zeigen auch, dass ab einem gewissen Punkt eine zusätzliche Akquisition kaum noch wahrnehmbare Veränderungen in der Bildqualität verursacht. So ist zwischen Abb. 66.1 a u. c ein großer Qualitätssprung bemerkbar, nicht aber zwischen Abb. 66.1 c u. d.

Von einer Verbesserung des SNR profitiert vor allem die Niedrigkontrastauflösung. In diesem Beispiel ist die Darstellung der Substantia nigra mit ihrer niedrigen Signalintensität aufgrund ihres Eisengehalts am besten auf dem Bild mit dem höchsten SNR zu identifizieren (Pfeile, Abb. 66.1 d). Mittelungen können auch dazu verwendet werden, die Auffälligkeit von Bewegungsartefakten zu reduzieren, obwohl dieser Ansatz im Zuge immer kürzer werdender Messzeiten immer mehr an Bedeutung verliert.

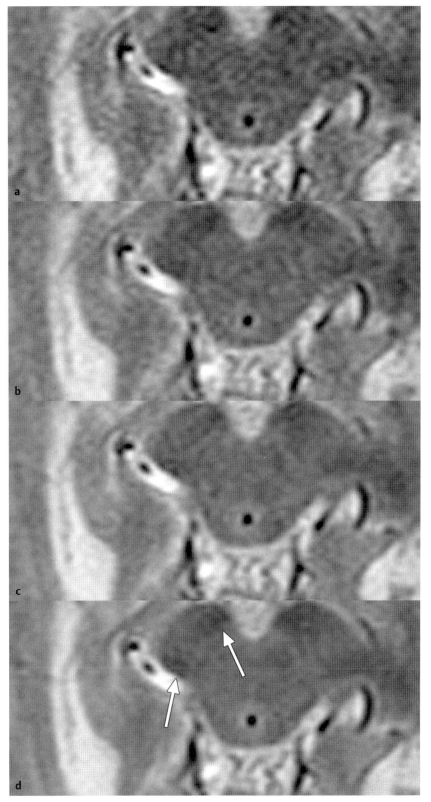

Abb. 66.1 a–d

67 Schichtdicke

Die vor dem Start der Messung festzulegende Dicke der Schichten, die zur Abbildung kommen sollen, hat einen signifikanten Einfluss auf die Bildqualität und auf die Wahlmöglichkeiten anderer Bildgebungsparameter. Wird eine große Schichtdicke gewählt, so steht zwar wesentlich mehr Signal dem gleichen Rauschen gegenüber, aber anatomische Details können schlecht abgrenzbar sein und Gewebegrenzflächen werden i.d.R. unscharf abgebildet. Dieses Phänomen ist bekannt unter dem Begriff Partialvolumeneffekt oder Volumenmittelung. Der Partialvolumeneffekt wird besonders dann kritisch, wenn die gewählte Schichtdicke die Ausdehnung der abzubildenden Struktur überschreitet. Dann besteht die Gefahr, dass sich dem Signal aus der z.B. pathologischen Region das Signal aus benachbartem gesundem Gewebe soweit überlagert, dass die Erkennbarkeit eingeschränkt ist. Aus diesem Grunde ist es natürlich anzustreben, die dünnste mögliche Schichtdicke zu wählen, um auch kleine Strukturen in ihren Details aufgelöst darzustellen. Dabei muss die Tatsache berücksichtigt werden, dass das SNR sich linear zur Schichtdicke verhält, d.h. das SNR reduziert sich proportional zur Schichtdicke. Um ein adäquates SNR bei dünner Schichtdicke zu gewährleisten, damit auch Strukturen mit niedrigem Kontrast noch identifiziert werden können, muss die Anzahl der Akquisitionen und damit die Messzeit erhöht werden.

Wird die Schichtdicke halbiert, so reduziert sich das SNR um den Faktor 2. Um diesen Verlust zu kompensieren, muss die Anzahl der Akquisitionen um den Faktor 4 erhöht werden, weil das SNR proportional zur Wurzel der Anzahl der Akquisitionen ist (s. Kap. 66).

Abb. 67.1 a–c zeigen das Ergebnis von Aufnahmen mit 8, 4 und 2 mm Schichtdicke. Für diese drei Messungen wurde das SNR durch eine entsprechende Erhöhung der Anzahl der Akquisitionen konstant gehalten. Abb. 67.1 a wurde entsprechend mit 1 Akquisition gemessen, Abb. 67.1 b mit 4 Akquisitionen und Abb. 67.1 c mit 16 Akquisitionen. Das bedeutet, dass obwohl der Gewebekontrast in Abb. 67.1 c hervorragend ist (man beachte die verbesserte Abgrenzbarkeit der anterior gelegenen kortikalen grauen Hirnsubstanz und die Gefäßabzweigungen der mittleren Zerebralarterie innerhalb der Sylvischen Furche), die Messzeit für diese Aufnahme jedoch um den Faktor 16 länger war als in Abb. 67.1 a. Aus praktischen Gesichtspunkten erlauben bestimmte Sequenzen keine dünnen Schichten, da unpraktikabel lange Messzeiten erforderlich wären, um ein adäquates SNR zu erzielen. Abb. 67.1 d zeigt das Resultat einer Schichtdickenreduktion von 8 mm auf 2 mm ohne Kompensation des einhergehenden SNR-Verlusts über eine entsprechende Erhöhung der Anzahl der Mittelungen. Das Resultat sieht entsprechend verrauscht aus. Dies beeinträchtigt in keiner Weise die Darstellung von Objekten mit hohem Kontrast, wie z.B. die Abzweigungen der mittleren Zerebralarterie mit ihren flussbedingten Signalverlusten. Vom SNR-Verlust betroffen sind alle Strukturen, die einen niedrigen Kontrast haben, wie das Putamen, Globus pallidus, Nucleus caudatus und vor allem die Differenzierung zwischen grauer und weißer Hirnsubstanz (weißer Pfeil).

Abb. 67.1 a–d

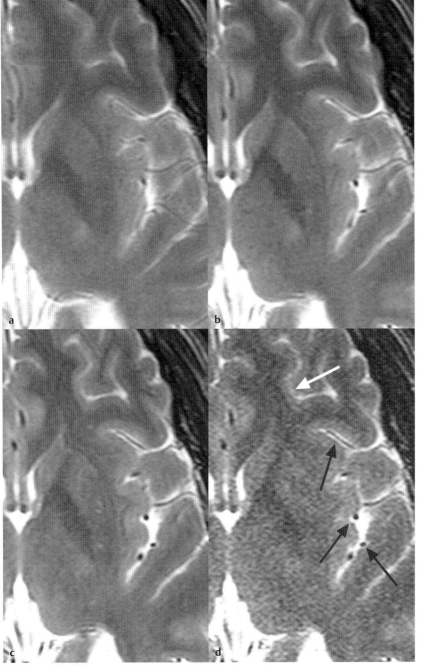

68 Schichtprofil

Idealerweise sollte ein HF-Anregungspuls eine gleichbleibende Stärke über die gesamte Schichtdicke zeigen, mit scharfen eindeutig definierten Grenzen, über die hinaus keine HF mehr auf benachbarte Schichten wirkt.

In der praktischen Umsetzung gleicht das räumliche HF-Anregungsprofil einer Glockenkurve, in der zwar die Mehr-zahl der Protonen den spezifizierten Anregungswinkel erfährt, bei der die Schichtränder aber nur dürftig definiert sind und niedrige HF-Amplituden auch noch außerhalb der spezifizierten Schichtdicke wirken. Die von einem solchen HF-Puls erzeugte Signalverteilung entlang der Schichtausdehnung charakterisiert das Schichtprofil. In der Multi-

Abb. 68.1 a–d

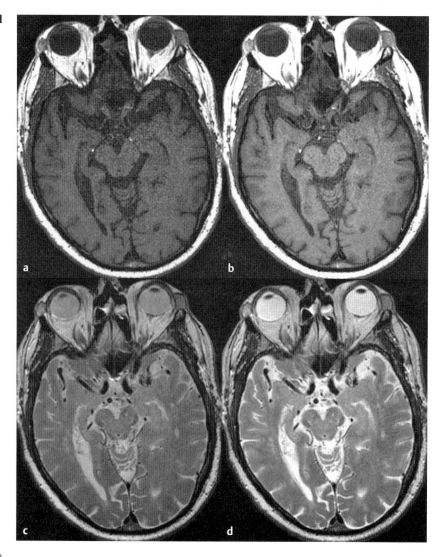

schicht-Bildgebung, welche heute klinisch hauptsächlich angewandt wird, kann eine Schicht durch Einflüsse der HF-Anregungsprofile benachbarter Schichten an Kontrast verlieren.

Abb. 68.1 a wurde innerhalb eines Schichtpaketes ohne Planung eines Abstands zwischen den angeregten Schichten akquiriert. Abb. 68.1 b wurde mit dem gleichen Protokoll gemessen, aber mit einer Schichtlücke von 100 % (d. h. Breite der Schichtlücke identisch der gewählten Schichtdicke). Der SNR-Verlust ist deutlich in dem Protokoll ohne Schichtlücke zu sehen. Nicht nur das SNR wird beeinflusst, sondern auch der Kontrast (Abb. 68.1 c ohne Schichtlücke und Abb. 68.1 d mit einer Schichtlücke von 100 %). Reduziert man die Schichtlücke, so wird die Beeinflussung durch die HF-Pulse der Nachbarschichten immer stärker. Direkt angrenzende Schichten in der 2D-Multischicht-Bildgebung sind theoretisch wie praktisch unmöglich ohne das SNR oder das CNR negativ zu beeinflussen. Die SNR- und CNR-Beeinträchtigungen skalieren um-

gekehrt proportional zur verwendeten Schichtlücke und sind bei 0 % am größten. Die besten Ergebnisse werden erzielt, wenn die Schichtlücke groß genug ist, so dass sich die Schichtprofile nicht überlappen. In der klinischen Routine werden in der 2D-Bildgebung üblicherweise Schichtlücken von 20 % bis 30 % verwendet. Bei größeren Schichtlücken besteht die Gefahr, dass kleine Läsionen zwischen den Schichten übersehen werden. Aus diesem Grund wird bei Erkrankungen wie der multiplen Sklerose (MS) und bei Hirnmetastasen (nach Kontrastmittelgabe) in mehreren Ebenen untersucht.

Mit einer Verteilung der HF-Amplitude über der Schicht ändert sich auch das Kontrastverhalten kleiner Läsionen in Abhängigkeit von ihrer Position zum Schichtprofil, weil sich mit dem Anregungs- und Refokussierungswinkel auch das Signalverhalten des angeregten Gewebes ändert (z. B. [A],[B] and [C] in Abb. 68.2, FLAIR-Bild einer MS-Erkrankung).

Abb. 68.2

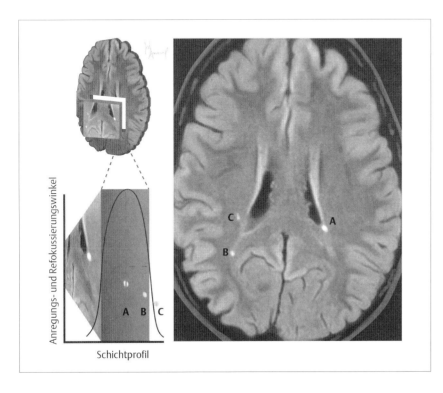

69 Reihenfolge der Schichtanregung

Ein idealer HF-Anregungspuls hat eine gleichmäßige Amplitude über die gesamte gewählte Schichtdicke mit einem sofortigen Amplitudenabfall nach Überschreiten der Schichtkante und keiner Ausdehnung über die gewählte Schicht hinaus. In der realistischen Umsetzung hat das HF-Anregungsprofil die Form einer Glockenkurve, wobei die Halbwertsbreite dieser Kurve i.d.R. als Schichtdickendefinition verwendet wird. Sind die Schichten mit einem zu geringen Abstand geplant, kommt es zu einer Überlappung dieser Glockenkurven. Zeitlich begrenzte HF-Pulse sind schon aus theoretischen Überlegungen heraus nicht in der Lage, ein rechteckiges Schichtprofil zu erzeugen. In der schnellen Spin-Echo-Bildgebung ist diese Situation besonders kritisch, weil hier das Schichtprofil nicht nur aus dem Profil des 90°-HF-Anregungspulses definiert wird, sondern auch aus der Überlagerung der zur Erzeugung des Echozuges notwendigen multiplen 180°-HF-Refokussierungspulse.

Abb. 69.1 [1] zeigt grafisch die sich überlappenden HF-Profile, welche zur Erzeugung multipler Echos notwendig sind, wie sie in der schnellen Spin-Echo-Technik Verwendung finden. Abb. 69.1 [2] illustriert eine sequenzielle Schichtakquisition. In diesem Fall werden die nichtidealen Schichtprofile sowohl vom 90°-Anregungspuls als auch von den folgenden 180°-HF-Refokussierungspulsen aufgrund ihrer Ausdehnung über die definierte Schicht hinaus zu einer Reduktion der longitudinalen Magnetisierung in den benachbarten Schichten führen. Um diesen Effekt zu minimieren, wird in der Regel mit einer verschachtelten Akquisition gemessen [3]. In diesem Fall werden z. B. erst alle ungeraden Schichtpositionen gemessen und dann die gera-

Abb. 69.1

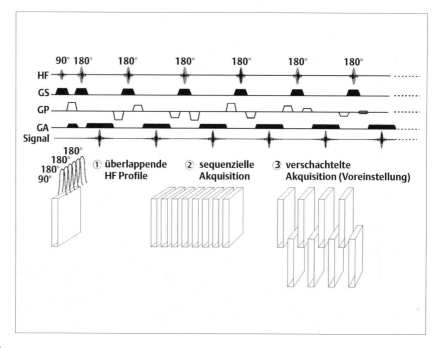

den. Mit dieser Maßnahme gibt man der longitudinalen Magnetisierung zwischen den Schichten mehr Zeit, sich von der Beeinflussung durch benachbarte HF-Anregungs- und Refokussierungspulse wieder zu erholen.

Abb. 69.2 a–d zeigt zwei Datensätze, welche mittels einer schnellen Spin-Echo-Sequenz in Multischicht-Bildgebung akquiriert wurden. Die Daten für die Abb. 69.2 a u. c bzw. 69.2 b u. d wurden in sequenzieller Anordnung (Abb. 69.1 [2]) bzw. in verschachtelter Weise (Abb. 69.1 [3]) gemessen. Der Unterschied im Bildeindruck ist nicht durch eine andere Fensterung erzeugt

– Fett hat ein ähnliches Erscheinungsbild in beiden Aufnahmen –, sondern ist eine Folge der Sättigungseffekte, die die sich überlappenden HF-Profile benachbarter Schichten bei einer sequenziellen Akquisition erzeugen. Diese Sättigungseffekte beeinflussen sowohl das SNR als auch das CNR. Das SNR im dargestellten Hirnparenchym ist in den Abb. 69.2 a u. c offensichtlich wesentlich niedriger als in den Abb. 69.2 b u. d, obwohl beide Aufnahmen mit dem gleichen Protokoll durchgeführt wurden und sich nur in der Reihenfolge der Schichtanregungen unterscheiden.

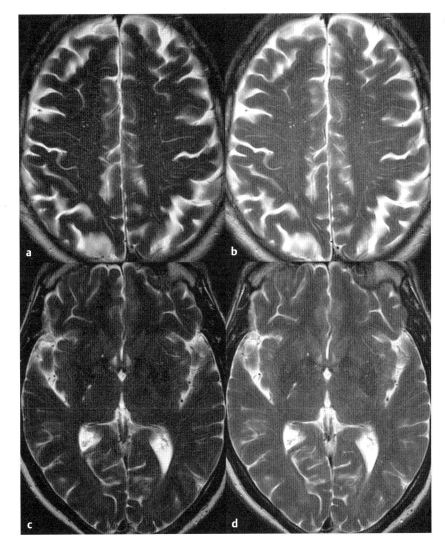

Abb. 69.2 a–d

70 Schichtorientierung

Einer der größten Vorteile der MR-Bildgebung ist die Möglichkeit der Aufnahme dünner Schichten des Patienten in jeder beliebigen Orientierung. Dabei ist die Wahl der Orientierung an keinerlei mechanische Hilfsmittel geknüpft sondern wird über den Strom durch Magnetfeldgradientenspulen gesteuert. Der Kernspin des Wasserstoffkerns zeigt in Gegenwart eines Magnetfeldes eine Eigenschaft, welche man als Resonanz bezeichnet. Bei einer Magnetfeldstärke von 1,5 T beträgt diese auch als Larmor-Frequenz bezeichnete Resonanzfrequenz für den Kern des an Sauerstoff gebundenen Wasserstoffatoms etwa 63 MHz. Die Einstrahlung eines HF-Pulses mit dieser Frequenz führt zu einer Energieaufnahme des Spin-Systems. Diese Energie wird nach der Anregung zu einem Teil in Form einer elektromagnetischen Welle – dem Kernspinsignal – wieder abgestrahlt. Man kann die relativ scharfe Resonanzbedingung ausnutzen, um mit einem HF-Puls mit einem festgelegten Frequenzspektrum eine bestimmte Schicht anzuregen. Da die Orientierung der frei wählbaren Magnetfeldgradienten beliebig ist, kann auch jede beliebige Schichtorientierung bei der Anregung gewählt werden.

MR-Systeme sind mit drei Kupferspulen ausgestattet, die orthogonal zueinander orientiert sind und aus historischen Gründen mit den Richtungen x, y und z bezeichnet sind. Für einen Patienten in Rückenlage geht die z-Richtung vom Kopf zum Fuß, die x-Richtung von rechts nach links und die y-Richtung von hinten nach vorne. Ein durch diese Spulen fließender elektrischer Strom erzeugt einen Magnetfeldgradienten in der entsprechenden Richtung, das Magnetfeld wird auf der einen Seite verstärkt und auf der anderen Seite abgeschwächt. Bei der z-Gradientenspule wird demnach z. B. je nach Lagerung des Patienten und je nach Stromrichtung das Magnetfeld am Fußende entweder verstärkt oder abgeschwächt und am Kopfende umgekehrt, entweder abgeschwächt oder verstärkt. Da die Änderungen der Resonanzfrequenzen entlang eines solchen Magnetfeldgradienten verlaufen und schichtselektiv bestimmte Resonanzbereiche angeregt werden, stehen die angeregten Schichten immer senkrecht auf den Richtungen der Magnetfeldgradienten. Ein Magnetfeldgradient in x-Richtung erlaubt die Anregung einer sagittalen Schicht, ein Magnetfeldgradient in y-Richtung eine koronare Schicht und ein Magnetfeldgradient in z-Richtung ermöglicht die Anregung einer axialen Schicht. Da sich Magnetfeldgradienten kombinieren lassen, indem man anteilig Strom durch ihre Spulen schickt, lässt sich jede beliebige Schichtorientierung einstellen. Die Schichtdicke bestimmt sich aus der Stärke des Magnetfeldgradienten und der Frequenzbandbreite des HF-Pulses. Abb. 70.1 skizziert den Effekt eines Magnetfeldgradienten in z-Richtung.

Abb. 70.2a demonstriert die Planung koronar zu akquirierender Schichten auf einem T2-gewichteten Datensatz einer sagittalen LWS-Aufnahme (Abb. 70.2b). Abb. 70.3a zeigt die Planung einer koronar nach axial gekippten Schichtführung zur Bildgebung des Sakrums mit einem Beispielbild aus diesem Schichtblock (Abb. 70.3b). Das Sa-

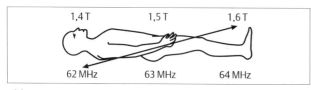

Abb. 70.1

krum und seine Foramina sind in dieser Schichtführung gut zu beurteilen. Diese Schichtführung wäre geeignet, Belastungsbrüche des Sakrums und perineurale Zysten abzubilden. Die Bildgebung der lumbalen Wirbelsäule nutzt die Möglichkeit der Schichtangulierung in der Weise, dass bei der primär axialen Schichtorientierung einzelne Schichtblöcke parallel zur abzubildenden Bandscheibe ausgerichtet werden. Auch bei primär sagittaler Schichtführung kann eine suboptimale Patientenlagerung durch eine leichte Verkippung der Schichten kompensiert werden. In der Herzbildgebung ist die doppelt angulierte Bildgebung eine Routineanwendung.

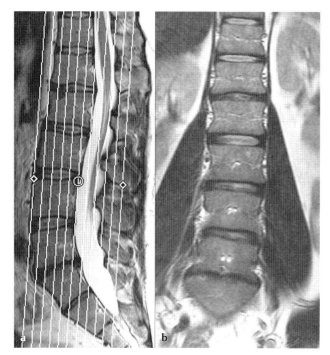

Abb. 70.2 a, b

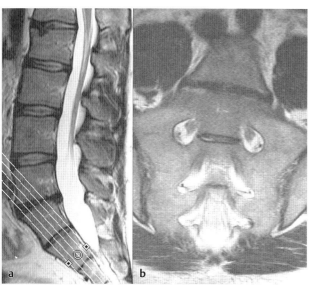

Abb. 70.3 a, b

71 *Bildbereich*

Der Bildbereich (Field of View, FOV) beschreibt die Dimensionen des geometrischen Ausschnitts aus der angeregten Schicht, der zur Darstellung kommen soll. In der MR-Bildgebung kann dieser Bildbereich quadratisch oder rechteckig sein. In Abhängigkeit vom MR-Hersteller wird seine Kantenlänge in Millimeter oder Zentimeter angegeben. Die räumliche Auflösung ist definiert durch die über die Matrixgröße vorgegebene Unterteilung des Bildbereichs. Beide Größen sind – in den vom System vorgegebenen Grenzen – frei wählbar und bestimmen die Ausdehnung des einzelnen Raumelements. Bei einem quadratischen Bildbereich von 230 mm und einer Matrix von 256 Phasenkodierschritten und 512 Datenpunkten in Frequenzkodierrichtung ist die Ausdehnung des Raumelements 0,9 mm × 0,45 mm × gewählter Schichtdicke. Die Signalintensität aus diesem Raumelement wird später einem Bildpunkt (Pixel) zugeordnet. Übliche Bildbereiche für Kopfuntersuchungen liegen bei 230 mm oder weniger. Je nach Körperumfang können axiale Schichten für Darstellungen des oberen Abdomens bis zu 400 mm betragen.

Die Auswahl der Größe des Bildbereichs erfordert große Sorgfalt, da die Wahl einer hohen räumlichen Auflösung mit einem signifikanten Verlust an SNR verbunden ist.

> Das SNR ist proportional zum Quadrat des Bildbereichs unter der Annahme, dass die Matrixgröße konstant gehalten wird. Diese Tatsache ergibt sich aus dem linearen Zusammenhang zwischen SNR und der Anzahl der Protonen in einem Raumelement.

Die Größe des Raumelements ist vorgegeben durch die Schichtdicke, die Größe des Bildbereichs in Frequenzkodierrichtung (dividiert durch die Ausdehnung der gewählten Matrix in dieser Richtung (z. B. Spalten) und der Ausdehnung des Bildbereiches in Phasenkodierrichtung (dividiert durch die Anzahl der Matrixreihen). Bei konstanter Matrixgröße gilt

$$SNR \propto FOV(r) \times FOV(p)$$

mit FOV(r) als Bildbereichsausdehnung in Frequenzkodierrichtung und FOV(p) als Bildbereichsausdehnung in Phasenkodierrichtung.

Wird ein quadratischer Bildbereich halbiert, reduzieren sich zwei Kantenlängen des Raumelementes um den Faktor 2 und das SNR reduziert sich um einen Faktor 4. In der klinischen Bildgebung stellt eine Änderung des Bildbereichs um den Faktor 4 eher eine Ausnahme dar. Aber schon eine geringfügige Verbesserung der räumlichen Auflösung durch Verkleinern des Bildbereichs um nur 20 % führt zu einem SNR-Verlust von etwa 40 %.

Oft diktiert die notwendige räumliche Auflösung die Wahl der Größe des Bildbereichs. Der größte kompensierende Faktor sind hier Oberflächenspulen, deren Anwendung i. d. R. einen Signalgewinn bringen. Andere Maßnahmen sind etwa eine Erhöhung der Anzahl der Akquisitionen (längere Messzeit) oder die Verwendung niedriger Bandbreiten (besseres SNR aber verlängerte Echozeiten bzw. Echoabstände und eine Zunahme der Anfälligkeit auf Fluss, Bewegung, Suszeptibilitätsgradienten und chemischer Verschiebung).

Die T2-gewichteten Bilder aus Abb. 71.**1 a–c** unterscheiden sich in ihrer Akquisition nur im Bildbereich (350, 250, 150 mm). Die Darstellungsgröße (Anzahl der Bildpunkte) wurde in den Abb. 71.**1 a–c** konstant gehalten. Abb.

71.1 d u. e zeigen vergrößerte Ausschnitte aus Abb. 71.1 a u. c. Der Verlust an SNR in Abb. 71.1 c ist in der etwas körnigeren Struktur des Gesamtbildes zu sehen. Auf der anderen Seite führt die verbesserte räumliche Auflösung zu einer schärferen Darstellung kleiner anatomischer Strukturen, wie die angeschnittenen Gefäße (Abb. 71.1 e schwarzer Pfeil) im Sulcus und die kleinen erweiterten perivaskulären Räume (Abb. 71.1 e weißer Pfeil). Geht das abzubildende Objekt über den Bildbereich hinaus, kommt es zu Einfaltungs-

artefakten (Abb. 71.1 c, schwarzer Pfeil). Diese lassen sich beseitigen, wenn man mehr Datenpunkte einliest als zur eindeutigen Signalzuordnung im Bildbereich notwendig sind („oversampling"). Mehr Datenpunkte in Frequenzkodierrichtung bedeuten eine Erhöhung der Abtastrate ohne Konsequenzen für den Anwender (entspricht i.d.R. der Voreinstellung). In Phasenkodierrichtung bedeutet die Messung zusätzlicher Fourier-Zeilen eine Verlängerung der Messzeit.

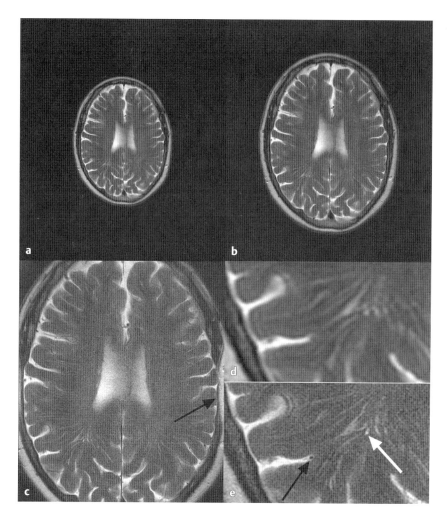

Abb. 71.1 a–e

72 *Asymmetrischer Bildbereich*

Der Bildbereich definiert den Ausschnitt aus einer angeregten Schicht, der zur Darstellung kommen soll. Er wird vor der Messung festgelegt, weil sich aus ihm die zu messende räumliche Auflösung ergibt und er muss nicht unbedingt quadratisch sein. Bei bestimmten Fragestellungen kann ein in einer Richtung reduzierter Bildbereich von Vorteil sein. Bei gleich bleibender räumlicher Auflösung müssen bei einer Reduktion des Bildbereichs in Phasenkodierrichtung weniger Fourier-Zeilen gemessen werden. Mit einer solchen Maßnahme lässt sich somit die Messzeit verkürzen.

In den Abb. 72.1 a–c wurde der Bildbereich in Phasenkodierrichtung (in diesem Fall von rechts nach links) von 100 % (Abb. 72.1 a) auf 75 % (Abb. 72.1 b) und in Abb. 72.1 c auf 50 % heruntergesetzt. Die Bilder sind so dargestellt, wie sie akquiriert wurden, ohne abzuschneiden oder zu vergrößern. Mit Beibehaltung der räumlichen Auflösung wurden für die Akquisition der Darstellung in Abb. 72.1 b nur 75 %, für die Abb. 72.1 c nur 50 % der Anzahl der Phasenkodierschritte benötigt, wie für Abb. 72.1 a. Da die Messzeit direkt proportional zu der Anzahl der Phasenkodierschritte ist, war die Messzeit für Abb. 72.1 b nur 75 % und die Messzeit für die Abb. 72.1 c nur 50 % der Messzeit für die Akquisition der Abb. 72.1 a.

Es gibt zwei prinzipielle Konsequenzen bei der Verwendung eines rechteckigen Bildbereichs (rectangular Field of View, recFoV). Erstreckt sich das abzubildende Objekt über den definierten Bildbereich hinaus, so kommt es zu Einfaltungsartefakten (s. Kap. 102). Wie in Abb. 72.1 c ersichtlich, wird ein Teil der rechten Seite des Kopfes der Abbildung der anatomisch linken Seite überlagert und umgekehrt (s. Pfeile).

Eine weitere Konsequenz ist ein Verlust an SNR. Jede gemessene Fourier-Zeile enthält Informationen vom ganzen Objekt und kann als zusätzliche Akquisition interpretiert werden. Damit ist das SNR proportional zur Wurzel der Anzahl der Phasenkodierschritte (p).

$$SNR \propto \sqrt{p}$$

Setzt man das SNR für Abb. 72.1 a auf den relativen Wert von „1", so ist das SNR für Abb. 72.1 b 0,87 und für Abb. 72.1 c 0,71. In Abb. 72.1 d wurde zwar der gleiche Bildbereich eingehalten wie für Abb. 72.1 c, aber die Anzahl der Akquisitionen wurde verdoppelt, um den SNR-Verlust von Abb. 72.1 c gegenüber Abb. 72.1 a wieder auszugleichen. In diesem Fall ist das SNR in Abb. 72.1 d identisch mit dem SNR in Abb. 72.1 a bei gleicher Messzeit und gleicher räumlicher Auflösung, aber mit reduziertem Bildbereich

Abb. 72.1 e u. f vergleichen vergrößerte Ausschnitte aus Abb. 72.1 c u. d, um den SNR-Verlust besser zu veranschaulichen. Einfaltungsartefakte können durchaus toleriert werden, wenn der interessierende Darstellungsbereich artefaktfrei bleibt. In den vergrößerten und zugeschnitten Bildern sind die Einfaltungsartefakte kaum zu erkennen.

Ein rechteckiger Bildbereich wird üblicherweise in der axialen Kopfbildgebung verwendet – ohne die Anzahl der Akquisitionen zu verändern –, was zu einer reduzierten Messzeit und zu einem entsprechend zu akzeptierendem Verlust an SNR führt. In Abb. 72.1 b wurde der rechteckige Bildbereich der Anatomie des Kopfes angepasst. Ähnliche Anwendungen bieten sich auch bei der Darstellung anderer Körperregionen an wie z. B. bei der axialen Bildgebung des Handgelenks. Neben der Verwendung eines rechteckigen Bildbereichs ist natürlich auch die Verwendung eines rechteckigen Raumelements zur Messzeitverkürzung zulässig. Es besteht die Möglichkeit, in Frequenzkodierrichtung eine andere räumliche Auflösung zu wählen als in Phasenko-

dierrichtung. Bei der Wahl dieser Parameter sind lediglich zwei Faktoren zu beachten:

- Das SNR ist proportional zur Wurzel der Anzahl der gemessenen Fourier-Zeilen, einschließlich der Anzahl der Wiederholungen (d. h. Akquisitionen),
- das SNR ist proportional zum Volumeninhalt des Raumelements.

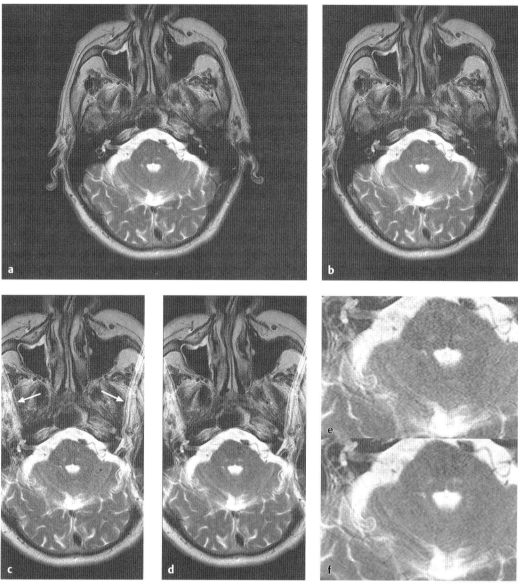

Abb. 72.1 a–f

73 Matrixgröße – Frequenzkodierung

Die hier gezeigten Bilder zeigen den Effekt, den eine Änderung der Akquisitionsmatrix in Frequenzkodierrichtung d.h. Ausleserichtung hat. Alle T2-gewichteten Aufnahmen der lumbalen Wirbelsäule wurden mit einer schnellen Spin-Echo-Sequenz erzeugt. Die Akquisitionsmatrix (Anzahl der Phasenkodierschritte × Anzahl der Datenpunkte in Frequenzkodierrichtung) war 256 × 1024 für Abb.73.**1a**, 256 × 512 für Abb.73.**1b** und 256 × 256 für die Abb. 73.**2a** u. **b**. Abb.73.**2b** zeigt eine interpolierte Darstellung von 512 × 512, d.h. die tatsächlich gemessene räumliche Auflösung entspricht der Darstellung von Abb.73.**2a**. Mit Hilfe einer Interpolation (s.Kap. 76) wird hier der Eindruck einer höheren räumlichen Auflösung erzeugt.

In der MR-Bildgebung erfolgt die Datenakquisition, d.h. das Auslesen der Daten, in Gegenwart eines Magnetfeldgradienten. Dieser Gradient erzeugt eine Frequenzkodierung des Signals in Abhängigkeit vom Ort der Signalquelle. Deshalb wird dieser Gradient auch Frequenzkodiergradient genannt. Da dieser Gradient während der Auslesephase aktiv ist, nennt man ihn auch Auslesegradient. Das empfangene MR-Signal (Echo) wird digitalisiert und die Datenpunkte in Form einer Fourier-Zeile im k-Raum abgelegt. Die minimal notwendige Anzahl von Datenpunkten ist bestimmt aus der Anzahl der zu kodierenden Bildpunkte in Frequenzkodierrichtung. Soll die Messung in Frequenzkodierrichtung mit 512 Bildpunkten repräsentiert werden, so ist

Abb. 73.1 a, b

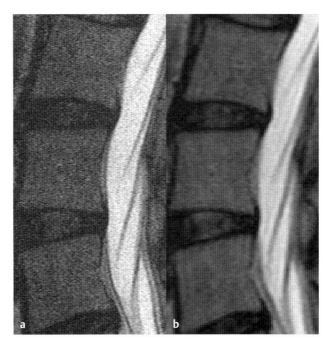

die Digitalisierung der Fourier-Zeile auf 512 Datenpunkten notwendig. Die Anzahl der Datenpunkte in Frequenzkodierrichtung ist in der klinischen MR-Bildgebung immer gleich oder größer als die Anzahl der Datenpunkte in Phasenkodierrichtung (die Anzahl der zu messenden Fourier-Zeilen), weil die Messzeit unabhängig von der Anzahl der Datenpunkte in Frequenzkodierrichtung, aber direkt proportional zu der Anzahl der zu messenden Fourier-Zeilen ist. Bei der schnellen Spin-Echo-Bildgebung verlängert sich die Messzeit ebenfalls bei Wahl einer größeren Anzahl von Fourier-Zeilen, aber nicht mehr proportional, sondern unter zusätzlicher Berücksichtigung der ETL (s. Kap. 17). Obwohl eine Verfeinerung der Akquisitionsmatrix in Frequenzkodierrichtung keinen Einfluss auf die Messzeit hat, so hat sie doch Konsequenzen für das SNR. Eine größere Matrix in Frequenzkodierrichtung bedeutet eine bessere räumliche Auflösung und eine Reduktion der Raum-

elementdimension in Ausleserichtung. Das SNR ist jedoch direkt proportional zum Volumen des gemessenen Raumelements. Abb. 73.**1 a** (256 × 1024) zeigt eine bessere räumliche Auflösung aber auch ein niedrigeres SNR (körniges Erscheinungsbild) als Abb. 73.**1 b** (256 × 512). Eine weitere Reduktion der Matrixgrösse in Frequenzkodierrichtung (256 × 256) führt zwar zu einer weiteren Erhöhung des SNR (Abb. 73.**2 a, b**), aber zu Lasten der räumlichen Auflösung.

MR-Bilder werden üblicherweise zur Darstellung auf eine größere Matrix interpoliert. Diese Interpolation verbessert aber nicht die gemessene räumliche Auflösung, sondern führt nur zu einer geglätteten Darstellung (Abb. 73.**2 a** im Vergleich zu **b**). Der Grad der Interpolation und die verwendeten Algorithmen sind abhängig vom MR-Hersteller. Die räumliche Auflösung ist vorgegeben durch die Größe der gemessenen Matrix, nicht die der Darstellungsmatrix.

Abb. 73.2 a, b

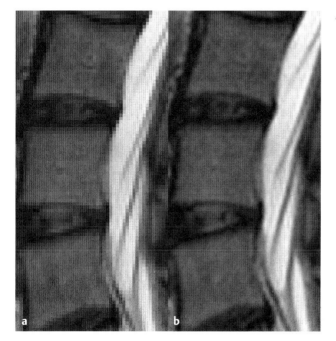

74 *Matrixgröße – Phase*

Abb. 74.**1 a** u. **b** zeigen T2-gewichtete Aufnahmen des mittleren Abschnitts der lumbalen Wirbelsäule mit moderat degenerativem Erscheinungsbild der Bandscheiben. Abb. 74.**2 a** u. **b** sind T1-gewichtete Aufnahmen des unteren thorakalen Wirbelsäulenbereichs und des oberen Lumbalbereichs eines anderen Patienten mit einer Deckplattenimpression von LWK1.

Die Wahl der Matrixgröße in Phasenkodierrichtung bestimmt die Anzahl der darzustellenden Bildpunkte (Pixel) in dieser Richtung innerhalb des festgelegten Bildbereichs. Diese Anzahl legt fest, wie viel unterschiedlich kodierte Fourier-Zeilen notwendig sind, um den k-Raum zu füllen. Die Anzahl der Phasenkodierschritte bestimmt die Auflösung in Phasenkodierrichtung und geht direkt in die Messzeit ein. Da Fluss und Bewegung sich hauptsächlich auf die Phasenlage der transversalen Magnetisierung auswirken, propagieren Fluss- und Bewegungsartefakte immer in Pha-

senkodierrichtung. Beschränkt man sich auf die absolut notwendige Anzahl von Phasenkodierschritten für die Zuordnung innerhalb des vorgegebenen Bildbereichs, so kommt es zu Einfaltungsartefakten, wenn sich das abzubildende Objekt über diesen Bildbereich hinaus erstreckt (s. Kap. 102). Einfaltungen lassen sich eliminieren, wenn man mehr Datenpunkte als notwenig akquiriert (sog. Oversampling). In Phasenkodierrichtung bedeutet dies eine entsprechende Verlängerung der Messzeit. Bei Single-Shot- und Multiecho-Techniken lässt sich der Einfluss auf die Messzeit über die Verwendung längerer Echozüge abschwächen oder gar kompensieren.

Abb. 74.**1 a** wurde unter Verwendung einer 128 (Phase) × 256 (Frequenz) Matrix gemessen. Abb. 74.**1 b** zeigt eine Akquisition mit einer symmetrischen 256 × 256 Matrix. Die Richtung der Phasenkodierung war in beiden Fällen kraniokaudal mit einem Oversampling von

Abb. 74.1 a, b

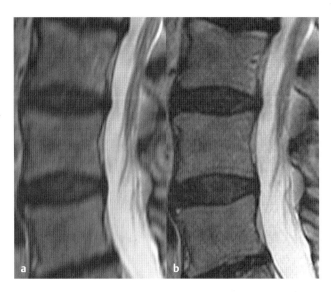

100 %, d. h. gemessen wurde das Doppelte des in Phasenkodierrichtung dargestellten Bildbereichs.

Die Messzeit für Abb. 74.1 a betrug 2 min und 8 s und für Abb. 74.1 b 4 min und 8 s. Während die Messzeit für Abb. 74.1 b etwa doppelt so lang war wie für Abb. 74.1 a, lagen die Bildpunktgrößen in Phasenkodierrichtung bei einem Bildbereich von 280 mm bei 2,2 mm (Abb. 74.1 a) bzw. 1,1 mm (Abb. 74.1 b). Abb. 74.1 b zeigt daher die bessere räumliche Auflösung. Die Wahl einer kraniokaudalen Phasenkodierrichtung für sagittale T2-gewichtete Aufnahmen mit schnellen Spin-Echo-Sequenzen kann hilfreich sein, um Liquor-Pulsationsartefakte zu reduzieren.

Abb. 74.2 a wurde mit einer asymmetrischen 256 (Phase) × 512 (Frequenz) Matrix, Abb. 74.2 b mit einer symmetrischen 512 × 512 Matrix akquiriert. Die Messzeiten betrugen 3 min und 38 s bzw. 7 min und 15 s. Mit der höheren Matrixgröße für Abb. 74.2 b in Richtung Phasenkodierung ist die Raumelementdimension in dieser Richtung reduziert, was die räumliche Auflösung in Abhängigkeit von der Abnahme des Raumelementvolumens verbessert. Die Raumelementdimension in Phasen- und Frequenzkodierrichtung lag für Abb. 74.2 b etwas über 0,5 mm. Eine Reduktion der gemessenen Raumelementgröße führt zu einem reduzierten SNR und damit zu einer körnigen Darstellung.

Hält man die Raumelementgröße konstant und erhöht die Anzahl der Phasenkodierschritte durch Oversampling, verbessert sich das SNR. Jede Fourierzeile beinhaltet Informationen zur gesamten Schicht und kann hinsichtlich der SNR-Verbesserung als zusätzliche Akquisition betrachtet werden. Das SNR ist damit proportional zur Wurzel aus der Anzahl der Phasenkodierschritte.

$$SNR \propto \sqrt{[\text{Anzahl Phasenkodierschritte}]}.$$

Die räumliche Auflösung lässt sich durch Erhöhung der Anzahl der Phasenkodierschritte verbessern, was zu einer kleineren Raumelementdimension innerhalb des Bildbereichs in Richtung Phasenkodierung führt. Eine erhöhte Anzahl von Phasenkodierschritten bedeutet jedoch eine größere Anzahl an zu messenden Fourierzeilen und damit eine Verlängerung der Messzeit.

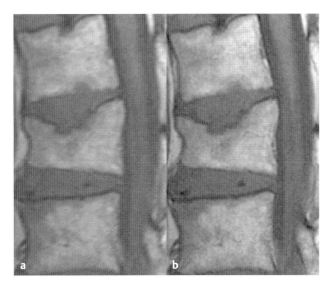

Abb. 74.2 a, b

75 *Partial Fourier*

Abb. 75.**1a** u. **b** zeigen eine Gegenüberstellung axialer T1-gewichteter Kopfaufnahmen, akquiriert mit der Half-Fourier-Technik bzw. mit der konventionellen Fourier-Technik. Abb. 75.**1a** wurde im Vergleich zu Abb. 75.**1b** in fast der halben Messzeit akquiriert. Bei einer Partial-Fourier-Akquisition wird nur ein Teil der eigentlich notwendigen Phasenkodierschritte tatsächlich gemessen. Abb. 75.**1c** zeigt, über eine künstliche Grauwertskalierung, welche Rohdaten gemessen wurden und

welche gespiegelt wurden, um eine vollständige k-Raum Matrix zu erhalten, aus denen Abb. 75.**1a** letztlich rekonstruiert wurde.

Im Gegensatz dazu werden in der konventionellen Fourier-Bildgebung alle k-Raum-Zeilen akquiriert (Abb. 75.**1d**) bevor mit der Fourier-Transformation begonnen und ein Bild rekonstruiert wird. Die räumliche Auflösung wird bei Anwendung der Partial-Fourier-Akquisition Technik nicht beeinflusst. Die Abgrenzung benachbarter Strukturen

Abb. 75.1 a–d

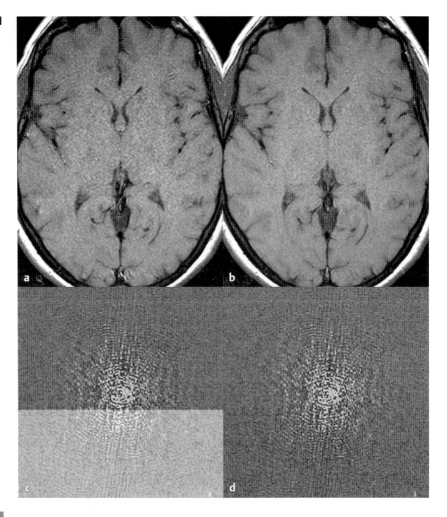

unterschiedlicher Signalintensität ist in beiden Bildern in gleicher Weise gegeben. Lediglich das SNR ist kompromittiert (s. Kap. 12), ersichtlich aus dem verrauschten Bildeindruck in Abb. 75.**1 a**.

Die Fourier-Transformation ist der Algorithmus, der die im k-Raum auf einer Zeitachse abgelegten Daten auf eine Frequenzachse im Bildraum überträgt. Im Prinzip werden die auf einer Zeitachse vorliegenden Amplitudenschwankungen des MR-Signals in Amplituden auf einer Frequenzachse umgewandelt. Frequenz- und Phaseninformation erlauben eine räumliche Zuordnung des Signals. Die Amplitudenschwankungen des Zeitsignals werden auf Frequenzkomponenten untersucht und die Amplituden dieser Komponenten bestimmen entsprechend der räumlichen Zuordnung der Frequenz die Helligkeit eines Bildpunktes. Fourier-Analysen werden multidimensional angewendet, wie z. B. eindimensional in der Spektroskopie, zweidimensional in der 2D-, oder dreidimensional in der 3D-Bildgebungstechnik.

Wie schon früher bei der Einführung des k-Raums (s. Kap. 10) diskutiert, beinhalten die vertikalen und horizontalen Achsen die räumlichen Informationen über Phasenkodierung und Frequenzkodierung (s. Kap. 73 und 74). Bei einer 256×256 Matrix gibt es 256 Phasenkodierschritte mit den Adressen – 127 bis + 128. Es ist nicht notwendig, alle 256 Fourier-Zeilen zu messen, weil theoretisch (mathematisch) eine Symmetrie vorliegt. Die erste Fourier-Zeile entspricht theoretisch konjugiert komplex (gespiegelt) der letzten Fourier-Zeile. Anders formuliert handelt es sich bei der unteren Hälfte des k-Raums um ein Spiegelbild der oberen Hälfte. Es ist somit möglich, mit nur einem Teil, aber mindestens der Hälfte des k-Raums ein vollständiges Bild zu rekonstruieren. Diese Methode nennt man Partial-Fourier, bei Erfüllung der Mindestanforderung (halber k-Raum gemessen) auch Half-Fourier.

In der praktischen Umsetzung sind i. d. R. Wahlmöglichkeiten für den Anwender implementiert, wie z. B. die Fraktionierung auf einen bestimmten Bruchteil (⅘, ⅝, ...) des k-Raums.

Die Theorie der Symmetrie bezieht sich auf ein ideales System. Störungen dieser Symmetrie sollten in erster Linie nur die Grobstrukturen betreffen. Aus diesem Grunde werden in der Half-Fourier-Technik 8 zusätzliche Fourier-Zeilen in der anderen Hälfte des k-Raums gemessen, um diese Abweichung von der idealen Symmetrie zu korrigieren. Der Vorteil dieser Technik besteht in einer Messzeitreduktion, die proportional ist zur Größenordnung der Reduktion in Phasenkodierschritten. Bleiben alle anderen Protokollparameter konstant, so verändert sich bei Wahl einer Partial-Fourier-Technik nichts an der räumlichen Auflösung (s. Kap. 11). Die Technik führt in ihrer Anwendung jedoch zu einem SNR-Verlust als Folge der Reduktion der Anzahl der Phasenkodierschritte. Jede gemessene Fourier-Zeile beinhaltet Informationen aus der gesamten Schicht und kann aus diesem Grunde als zusätzliche Akquisition angesehen werden. Eine gemessene Fourier-Zeile beinhaltet Artefakte (als Folge von Fluss und Bewegung) und Rauschen. Bei Spiegelung einer Fourier-Zeile werden diese Fehler in die Bildrekonstruktion doppelt eingebracht. Wird die Akquisitionszeit unter Verwendung einer Partial-Fourier-Technik (fast) halbiert, so führt dies aus den oben angeführten Gründen zu einer Verschlechterung des SNR um den Faktor 1,4. In der schnellen Spin-Echo-Bildgebung ist die Verwendung einer Partial-Fourier-Technik nicht unbedingt mit einer verkürzten Messzeit verbunden, weil hier zunächst die Echozuglängen (Echo Train Length, ETL) verkürzt werden. Von einem SNR-Verlust sind v. a. die Niedrigkontrast-Läsionen betroffen wie z. B. bei der multiplen Sklerose. Die Diagnostik von Hochkontrast-Läsionen bleibt von dieser Technik unbeeinflusst.

Bildinterpolation – Fourier-Interpolation

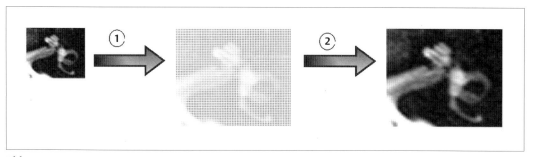

Abb. 76.1

Die übliche Darstellung eines MR-Bildes auf dem Bildschirm hat eine Auflösung von 512 × 512 Bildpunkten. Die Größe der in der MR-Bildgebung akquirierten Matrix ist i. d. R. kleiner und muss entsprechend (automatisch) interpoliert werden.

Ein einfacher Ansatz ist in Abb. 76.**1** skizziert. Um die Darstellungsgröße zu verdoppeln, wird die gemessene Intensität der Bildpunkte auf alle ungeraden Positionen der neuen Darstellungsmatrix (Schritt [1]) verteilt, woraufhin die Intensität der Bildpunkte auf den geraden Positionen als Mittelwert ihrer di-

Abb. 76.2

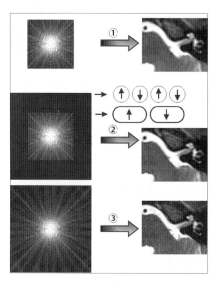

rekten Nachbarn bestimmt wird (lineare Interpolation, Schritt [2]).

In der Praxis werden komplexere Algorithmen wie die bikubische Spline-Interpolation angewandt, bei der mehr als nur die direkten Nachbarn einen Einfluss auf die neu zu berechnende Bildpunktintensität haben. Das Resultat ist ein rauscharmes Bild, welches den trügerischen Eindruck einer Messung mit hoher räumlicher Auflösung vortäuscht.

In der MR-Bildgebung benötigt eine Messung mit niedriger räumlicher Auflösung auch einen relativ kleinen k-Raum. In jeder k-Raum-Matrix entsprechen die äußeren Datenpunkte einer Situation, in der die transversalen Magnetisierungen benachbarter Raumelemente ein entgegengesetztes Vorzeichen haben (Fourier-Bedingung). Denkt man sich ein homogenes Phantom, so dürfte diese Fourier-Zeile gar kein Signal zeigen, weil sich entgegengesetzte gleich große Magnetisierungen aufheben. Verwendet man einfach einen auf Null gesetzten größeren k-Raum und füllt nur das Zentrum mit einer Messung mit niedriger räumlicher Auflösung, so führt dies zwar nicht zu einer Messung mit besserer räumlicher Auflösung, aber Partialvolumeneffekte werden reduziert und der Eindruck einer hochaufgelösten

Messung wird vorgetäuscht. Das Auffüllen des k-Raums mit Nullen (sog. „zero filling" oder Fourier-Interpolation) entspricht einer Interpolierung zwischen zwei Bildern mit einem um jeweils ein halbes Raumelement verschobenen Rekonstruktionsraster, welche auch Voxel Shifted Interpolation genannt wird.

Abb. 76.**2** skizziert eine solche Interpolation. [1] zeigt die Größe des tatsächlich gemessenen k-Raums (128× 128 Matrix) und die entsprechende Rekonstruktion der angewandten Fourier-Transformation. In Schritt [2] ist der k-Raum in jeder Dimension verdoppelt, die Werte des gemessenen k-Raums werden ins Zentrum übertragen und die Randbereiche werden auf Null gesetzt. Vergleicht man das auf diese Weise erzielte Bild mit einer rekonstruierten Auflösung von 256× 256 mit dem Bild einer echten 256× 256-Akquisition [3], so realisiert man in Letzterem die bessere räumliche Auflösung bei gleichzeitiger Zunahme des Bildrauschens.

In den Abb. 76.**3a–c** sind T2-gewichtete axiale Aufnahmen des Gehirns auf der Höhe der Pons gezeigt, die mit einer 256×256 Matrix (Abb. 76.**3a**) gemessen wurden. Abb. 76.**3b** wurde auf eine 512×512 Matrix unter Verwendung der Zero-Filling-Technik (Fourier-Interpolation) erzeugt. Abb. 76.**3c** stellt eine Rekonstruktion unter Verwendung einer tatsächlich gemessenen 512×512 Rohdatenmatrix dar.

Die Verbesserung des Bildeindrucks und die Reduktion der Partialvolumeneffekte bei diesem trivial anmutendem Ansatz (Auffüllen mit Nullen) lässt sich an folgendem Beispiel verstehen: Ein kleines Gefäß, welches gerade die Dimension eines Raumelementes einnimmt, liegt in seiner Lage genau zwischen zwei Raumelementen. In einer ToF-MRA werden sich die beiden benachbarten Raumelemente die Signalintensität aus diesem Gefäß teilen. Theoretisch würde das Ergebnis besser aussehen, wenn die Rekonstruktionsmatrix genau um ein halbes Raumelement verschoben wäre, weil dann die gesamte Signalintensität aus diesem Gefäß genau einem Raumelement zugeordnet werden könnte. Mit einer Interpolation zwischen diesen beiden Bildern wäre man schon einen Schritt weiter: Die räumliche Auflösung wäre zwar nicht verbessert, der Partialvolumeneffekt wäre aber reduziert. Das Auffüllen des k-Raums mit Nullen ist äquivalent zu einer solchen sog. Voxel Shifted Interpolation.

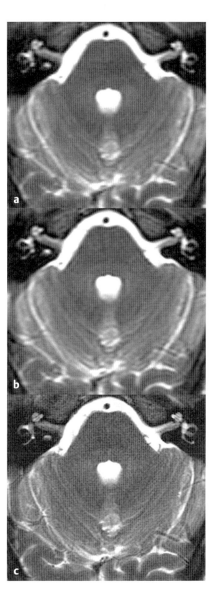

Abb. 76.3 a–c

77 *Phasenbilder*

Phasenbilder werden i.A. verwendet, um den Blut- oder Liquorfluss zu quantifizieren. Wie bereits erwähnt, beschreibt die Phase die Position der Magnetisierung in der Transversalebene. Magnetfeldgradienten werden während der schichtselektiven Anregung und zum Zwecke der räumlichen Kodierung verwendet (s.Kap. 10). Magnetfeldgradienten verursachen eine Verteilung von Resonanzfrequenzen entlang einer Richtung, mit einer damit verbundenen Dephasierung der transversalen Magnetisierung. Für die Schichtselektionsrichtung (GS) und die Frequenzkodierung (GA) ist dies ein unerwünschter Effekt und mit entsprechend vor- oder nachgeschalteten korrelierenden Gradientenpulsen wird die transversale Magnetisierung rephasiert.

Diese Rephasierung funktioniert nur, wenn die transversale Magnetisierung nicht in der Zwischenzeit ihre Position ändert. Im Fall einer Bewegung stimmt die Phasenhistorie nicht mehr und es kommt zu einer Unter- oder Überkompensation der Phasenverschiebung. Bei Verwendung einer berechenbaren zeitlichen Abfolge der Gradienten (3 statt 2 Pulse) lassen sich durch konstante Geschwindigkeiten verursachte Phasenverschiebungen kompensieren. Solche Sequenzen nennt man flussinsensitiv oder flusskompensiert.

Abb.77.1 zeigt die zeitliche Abfolge einer solchen Sequenz, wie sie zur Flussquantifizierung oder für eine 2D-Phasenkontrast-MRA eingesetzt wird. Es handelt sich dabei um zwei verschachtelte Sequenzen, die zuerst ein flusskompensiertes ([1]) und mit der nächsten Wiederholung ein flusskodiertes Kernspinsignal aufnehmen. ([2], s.Kap. 99). Eine entsprechend berechnete Gradientenanordnung in Schichtselektionsrichtung erzielt eine gewollte Phasenverschiebung der sich bewegenden transversalen Magnetisierung und erlaubt damit die Dokumentation und Quantifizierung einer Objektbewegung durch die Schichtebene.

Die transversale Magnetisierung in einer Flüssigkeit, die sich durch die Schicht bewegt, zeigt in der zweiten Messung eine andere (geschwindigkeitsabhängige) Phasenlage, als in der ersten (flusskompensierten) Messung.

Der Unterschied zwischen diesen beiden Phasen $\Delta\varphi$ ist direkt proportional zur Flussgeschwindigkeit. Die Länge des Vektors ΔM zwischen den beiden transversalen Magnetisierungen (Abb. 77.1, [1]–[2]) bestimmt in der Phasenkontrast-MRA die Bildpunkthelligkeit.

Abb.77.1

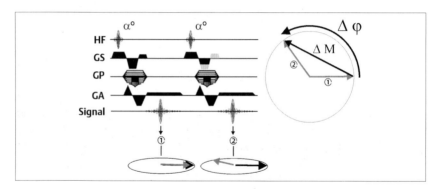

Abb. 77.**2 a–d** zeigen Aufnahmen eines Patienten mit einer signifikanten Insuffizienz der Aortenklappe (Regurgitation). Abb. 77.**2 a** u. **b** präsentieren Bilder (mit Bildausrichtung senkrecht zur Klappenfläche und parallel auf der Ebene der Aortenklappe), die mit einer trueFISP-Sequenz aufgenommen wurden. Es wurde eine flusssensitive Gradienten-Echo-Sequenz angewendet, um die Signifikanz der Stenose beurteilen zu können. Abb. 77.**2 c** zeigt das Absolutbild mit der Information ΔM der flusssensitiven Akquisition, aufgenommen an der gleichen anatomischen Position und in gleicher Orientierung wie Abb. 77.**2 b**. Das in Abb. 77.**2 d** dargestellte Phasenbild derselben Messung zeigt mit der extrahierten Information Δφ nicht nur den quantifizierbaren Wert der Flussgeschwindigkeit, sondern enthält auch die Information zur Flussrichtung. Die Blickrichtung zur Klappe ist kaudokranial. Der Fluss in Richtung des Beobachters erscheint hyperintens, der Fluss weg vom Beobachter erscheint hypointens. Eine eindeutige Zuordnung von Flussgeschwindigkeit und -richtung ist bis zu einer Phasenänderung von ±180° möglich. Überschreitet die tatsächliche Flussgeschwindigkeit die gewählte Flusssensitivität der Messung, kommt es zu einer Phasenänderung über 180° (π) hinaus mit einer damit verbundenen falschen Zuordnung von Flussrichtung und -geschwindigkeit. Eine ausgedehnte hypointense Region am Gefäßrand mit einem zentralen hyperintensen Gefäßkern zeigt an, dass es sich bei der Bildhelligkeit in der Gefäßmitte um einen Artefakt handelt und die eingestellte Flussempfindlichkeit unterhalb der tatsächlichen Flussgeschwindigkeit liegt.

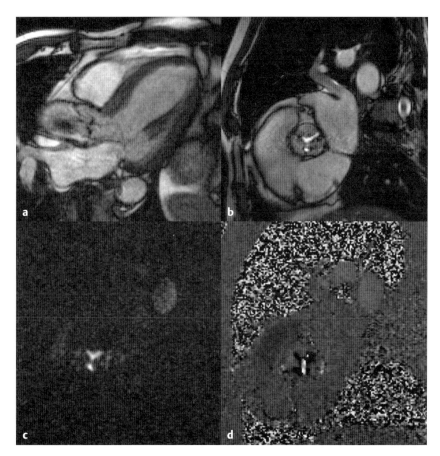

Abb. 77.2 a–d

78 *Bildfilterung – Artefaktreduktion*

Es gibt eine Vielzahl von Filtern, die in der MR-Bildgebung verwendet werden, um das Erscheinungsbild von Aufnahmen zu verbessern und die Auffälligkeit von Artefakten zu minimieren. Obwohl die einzelnen Filtercharakteristiken herstellerabhängig sind, gibt es doch grundsätzliche Ähnlichkeiten. Filter, die sich auf die Rohdatenmatrix (k-Raum) beziehen, heißen entsprechend Rohdatenfilter. Filter, die auf die Bilddaten angewendet werden, heißen entsprechend Bildfilter.

Nachfolgend sollen einige Beispiele von Filtern beschrieben werden, die reduzierend auf Artefakte wirken sollen, welche im Zusammenhang mit der Bildakquisition und durch Systemlimitierungen entstehen. In der MR-Bildgebung kann nur eine limitierte Anzahl von Raumfrequenzen gemessen werden. Dadurch fehlen bei der Rekonstruktion einer Objektkante im Bild Detailinformationen, die sich besonders bei einem starken Kontrast zwischen Objekt und Umgebung bemerkbar machen. Den dadurch bedingten Bildfehler in der Objektabbildung nennt man auch Abbruchartefakt (s. Kap. 103). Dieser Artefakt, das sog. Gibbs Ringing, zeigt sich in Kantenoszillationen an den Ecken von Objekten mit großem Kontrast zur Umgebung (z. B. Schädelbasis, Liquor des Rückenmarks). Die Fourier-Transformation einer scharfen Kante beinhaltet sehr hohe räumliche Frequenzen mit einer signifikanten Amplitude. Die zu messenden räumlichen Frequenzen sind aber mit der gewählten räumlichen Auflösung nach oben begrenzt. Die Rücktransformation mit fehlenden höheren Frequenzen führt zu einer Darstellung mit entsprechenden Intensitätsvariationen im Bereich der Kante. Mit dieser Erklärung ist auch verständlich, dass die Kanten-

oszillationen auffälliger werden, wenn die räumliche Auflösung der Messung herabgesetzt wird. Da in Phasenkodierungrichtung oft eine niedrigere räumliche Auflösung gewählt wird, treten auch die beobachteten Kantenoszillationen bevorzugt in dieser Richtung auf. Die Filterung dieser Kantenoszillationen erfolgt im k-Raum (Rohdatenfilter) unter Verwendung eines glockenförmigen Filters vom Typ Hanning oder Gauss, welche, multipliziert mit dem MR-Signal, einen Datenverlauf simulieren, der zu Beginn und zum Ende der Fourier-Zeile sukzessive auf Null geführt wird. Dadurch werden hochfrequente Signalanteile gedämpft und damit die nach der Fourier-Transformation sichtbaren Kantenoszillationen abgeschwächt.

Ein anderer Filtertyp dient der Korrektur der geometrischen Verzerrungen, die durch eine Limitierung des Gradientensystems im Randbereich des spezifizierten Bildvolumens auftreten (s. Kap. 97). Das Gradientenspulendesign ist immer ein Kompromiss zwischen guter Linearität (d. h. die lineare Veränderung des Magnetfeldes in Abhängigkeit vom Abstand zum Isozentrum) und der Ausdehnung der Gradientenspule (d. h. die Länge des MR-Systems und der Durchmesser der Patientenöffnung). Im Randbereich des Bildgebungsvolumens sind solche Gradientensysteme nicht linear. Die Konsequenz soll anhand eines fiktiven Zahlenbeispiels demonstriert werden. Bei einer gewählten Frequenzbandbreite von 1700 Hz/Pixel und einer räumlichen Auflösung von 1 mm Kantenlänge in Frequenzkodierrichtung schaltet das System während der Datenakquisition einen Magnetfeldgradienten von 40 mT/m ein. Im Randbereich des spezifizierten Bildgebungsvolumens schafft das System aber konstruktionsbedingt z.B. nur 36 mT/m. Die dem System vorgegebene Bandbreite von 1700 Hz für die Kantenlänge des Raumelements ist damit erst bei 1,1 mm erfüllt. Damit kommen im Aussenbereich des Bildgebungsvolumens liegende Raumelemente verkleinert zur Darstellung. Die Darstellungsgröße von 1 mm entspricht einer tatsächlich vorliegenden Größe von 1,1 mm. Diese Nichtlinearität ist berechenbar und man kann die Raumelemente an den entsprechenden Orten in ihrer wahren Größe durch Anwendung eines entsprechenden Bildfilters darstellen. Was sich mit einem solchen Filter nicht korrigieren lässt ist der Verlust an räumlicher Auflösung im Randbereich des vom Hersteller angegebenen maximalen Bildvolumens. Bei unkorrigierten Daten kommt es zu einer entsprechend verzerrten Darstellung der Anatomie. So erhalten z.B. bei koronaren Beckenaufnahmen die Oberschenkel eines Patienten in der Darstellung eine Krümmung zur Innenseite.

Eine andere Filterklasse soll die artifiziellen räumlichen Signalvariationen kompensieren oder abwächen, die sich bei der Verwendung von aus mehreren Elementen zusammengesetzter Spulenmatrizen ergeben. Diese Filterklasse nimmt an Bedeutung zu, da sich die Anwendungen mit Spulenmatrizen oder Bildmatrizen im Zuge der Ausnutzung paralleler Bildgebungstechniken immer mehr durchsetzen (s. Kap. 83). Oberflächenspulen, wie auch das einzelne Element einer Spulenmatrix, haben ein limitiertes Sensitivitätsprofil, damit das generierte Kernspinsignal in der angrenzenden interessierenden Geweberegion optimal ausgenutzt wird und nur die lokal vorliegenden Rauschquellen sich störend überlagern, nicht aber die weiter entfernt im Patientenkörper vorliegenden sonstigen Störquellen. In der parallelen Bildgebungstechnik ist man auf die räumliche Variation der Signalempfindlichkeit angewiesen, um Anatomie und Artefakte bei der Rekonstruktion voneinander

unterscheiden zu können. Besonders bei der abdominellen Bildgebung aber auch bei Kopfbildern fallen die unkorrigierten Signalanhebungen in der Nähe und der Signalabfall distal einzelner Spulenelemente auf. Dieser Signalabfall ist spulenbedingt und lässt sich entsprechend korrigieren. Mit einer Justagemessung lassen sich die Spulensensitivitätsprofile vor der eigentlichen Bildgebung ermitteln. Diese Profile lassen sich bedingt auch aus den Bilddaten abschätzen. Mit dieser gemessenen oder abgeschätzten Intensitätsverteilung lässt sich dann ein Bild normalisieren, d.h. die Signalintensität in hellen Bereichen wird abgeschwächt und in dunklen Bereich angehoben. Damit wird ein gleichmäßiger Signaleindruck im Gesamtbild erzielt.

Abb. 78.**1a** u. **b** zeigen fettunterdrückte FLAIR-Bilder unter Verwendung einer 8 Elemente umfassenden Kopfspule ohne (Abb. 78.**1a**) bzw. mit (Abb. 78.**1b**) Normalisierungsfilter. Die Signalverteilung im nicht normalisierten Bild erschwert die Fensterung der postoperativen Gliose im rechten Hinterhauptslappen. Das normalisierte Bild (Abb. 78.**1b**) zeigt eine insgesamt homogenere Intensitätsverteilung.

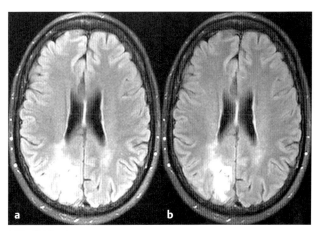

Abb. 78.1 a, b

Bildfilterung – SNR-Verbesserung

Bestimmte Bildfilter in der MR-Bildgebung dienen der Verbesserung des Signal-Rausch-Verhältnisses (Signal-to-Noise-Ratio, SNR). Auch bei diesem Filtertyp gibt es k-Raum basierte und Bild basierte Varianten. Abb. 79.**1a** illustriert den k-Raum einer einzelnen Schicht vor der Anwendung eines Filters. Abb. 79.**1b** präsentiert die gleichen Daten nach Anwendung eines sog. elliptischen Filters. Dieser wurde konstruiert, um bei minimaler Beeinflussung der Kantenauflösung das Bildrauschen zu reduzieren. Diese oder ähnlich einfache Filterformen können das SNR um bis zu 20% anheben. Der Benutzer hat je nach Hersteller mehr oder weniger Kontrolle über die Verwendung dieser Filter und ihrer Einstellungen, seien sie k-Raum basiert oder Bild basiert. Sind die Filter wählbar, müssen die k-Raum basierten Filter vor der Bildakquisition festgelegt werden, da sie auf die Rohdaten angewendet werden.

Bild basierte Filter (Bildnachbearbeitung), die das Bildrauschen reduzieren und damit das Erscheinungsbild verbessern sollen, werden nach der Datenakquisition und Bildrekonstruktion angewendet. Im Zusammenhang mit adäquaten Parametern führen diese Filter zu einer Verbesserung des SNR und der globalen Bildqualität. Abb. 79.**2a–d** veranschaulichen die Anwendung eines Rauschfilters, welcher die Zufälligkeit der Signalschwankungen angrenzender Strukturen analysiert, um Rauschanteile zu eliminieren, was zu einem verbesserten SNR führt und den Gesamteindruck des Bildes verbessert. Dieses Filterprogramm geht von einer Gewebekontinuität und von einer homogenen Signalintensität aus. Abb. 79.**2a–d** zeigen axiale T1-gewichtete Kopfaufnahmen nach Kontrastmittelgabe. Abb. 79.**2a–c** sind Bilder aus der gleichen Akquisition, die sich nur hinsichtlich ihrer Nachbearbeitung voneinander unterscheiden. Abb. 79.**2a** zeigt die Originalakquisition ohne Anwendung eines Filters. In Abb. 79.**2b** und 79.**2c** sind ein schwacher bzw. starker Filter zur Anwendung gekommen. Abb. 79.**2d** zeigt das Ergebnis einer zusätzlichen Aufnahme mit der doppelten Anzahl von Akquisitionen und damit doppelten Messzeit. Die einfache Nachbearbeitung des Originalbildes (Abb. 79.**2a**) mit einem schwa-

Abb. 79.1a, b

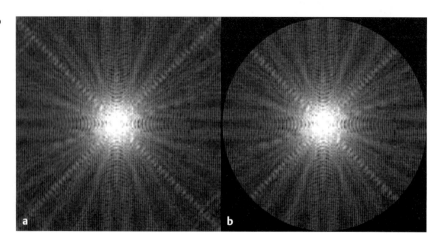

chen Filter führt zu einer Verbesserung des SNR und damit der Bildqualität (Abb. 79.2 b) in ähnlichem Maße wie bei einer Verdopplung der Akquisitionen (Abb. 79.2 d), jedoch ohne eine Erhöhung der Messzeit zu verursachen. Die Reduktion der „Körnigkeit" zwischen Abb. 79.2 a u. b ist bemerkenswert.

Mit der Anwendung eines starken Filters findet man zwar eine weitere Reduktion im Rauschen, aber das Bild wird künstlich geglättet (Abb. 79.2 c). Die Anwendung von Filtern auf die Rohdaten (k-Raum basiert) oder nach der Bildrekonstruktion auf die Bilddaten ist wie bei allen Filtern abhängig vom Hersteller des MR-Systems, sowohl was die Entscheidung betrifft überhaupt einen Filter anzuwenden, als auch die Wahl der Methode oder

die Stärke des Filters. Einige Hersteller erlauben dem Anwender die Wahl, ob und welche Filter mit welcher Stärke zur Anwendung kommen sollen. Andere Hersteller verwenden voreingestellte Filter, ohne dem Anwender diese Filterung anzuzeigen oder ihm eine Kontrollmöglichkeit zu geben. Die wohlüberlegte Anwendung eines Nachbearbeitungsfilters kann die generelle Bildqualität verbessern. Bei einer Erhöhung der Anzahl der Akquisitionen zwecks Verbesserung des SNR gibt es neben der Verlängerung der Messzeit noch den Nachteil, dass mit Zunahme der Messzeit die Gefahr von Bildgeistern und Bildunschärfen als Folge von Patientenbewegungen wächst. Hier bieten Bildfilter eine willkommene Alternative zur SNR Verbesserung.

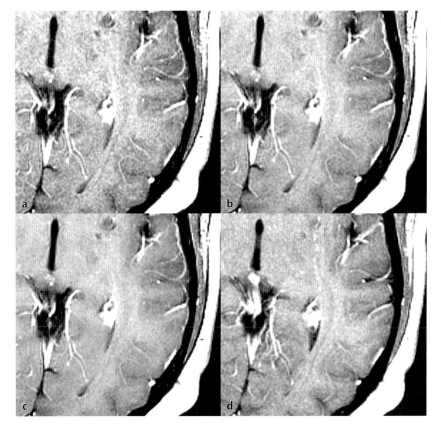

Abb. 79.2 a–d

3D-Darstellungen – Bildnachbearbeitung

Dreidimensionale Bildaufnahmetechniken erzeugen Bilddatensätze, die für zusätzliche Darstellungsmöglichkeiten der Anatomie oder Pathologie noch weiter verarbeitet werden können.

Multiplanare Rekonstruktion

Bei einer 3D-Akquisition mit isotroper räumlicher Auflösung kann eine unbegrenzte Anzahl von Bildern nachträglich in jeder beliebigen Schichtorientierung rekonstruiert werden. Solche multiplanaren Rekonstruktionen (MPR) sind nicht notwendigerweise auf Ebenen beschränkt, sondern können auch einer beliebigen Schnittführung folgen. Abb. 80.1 a zeigt eine T1-gewichtete sagittale Aufnahme aus der Mitte eines 3D-Datensatzes, akquiriert mit einer 3D-MP-RAGE-Sequenz nach Kontrastmittelgabe mit einer eingezeichneten Schnittführung entlang des Aquaeductus mesencephali, des vierten Ventrikels und parallel zum Rückenmark für eine parakoronare Rekonstruktion, dargestellt in Abb. 80.1 b.

Projektion der maximalen Intensität

Bei einem mit einer Projektion der maximalen Intensität (MIP) erzeugten Bild wird per Definition einem Bildpunkt die höchste Signalintensität zugeordnet, die entlang einer Trajektorie durch den 3D-Datensatz gefunden wird. Der Anwender spezifiziert diese Trajektorie oder Perspektive, die eine 2D-Projektion des 3D-Datensatzes darstellt. Üblicherweise wird eine Serie von Bildern aus unterschiedlichen Perspektiven generiert, um bei serieller Betrachtung einen räumlichen Eindruck zu generieren. Bei einer selektiven MIP (auch „targeted" MIP genannt) kann der Anwender Teile des 3D-Datensatzes definieren, die verworfen werden, d. h. die nicht in der Perspektive berücksichtigt werden sollen (wie z. B. alle Volumina, die nicht den interessierenden Gefäßbaum repräsentieren). Ein Nachteil der MIP-Methode ist, dass jeweils die größte Signalintensität entlang der Trajektorie der Bildpunkthelligkeit zugeord-

Abb. 80.1 a, b

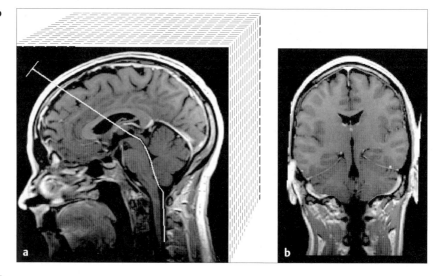

net wird. Das kann auch zufälligerweise die größte Signalamplitude des Rauschens sein, Fett, oder eine andere uninteressante Struktur. Die selektive MIP hilft an dieser Stelle durch Verwerfen der Daten dieser Volumina die Bildqualität signifikant zu verbessern.

Oberflächenschattierte Darstellung – Surface Shaded Display

Mit der oberflächenschattierten Darstellung (SSD) wird der Eindruck räumlicher Oberflächen erzeugt. Der Anwender definiert mit einer unteren und oberen Grenze auf der Signalskala ab und bis zu welchem Wert eine Objektgrenze erkannt werden soll. Jedes Über- oder Unterschreiten dieses Wertes entlang einer ebenfalls vom Benutzer zu definierenden Trajektorie wird vom Programm als Oberfläche deklariert. Eine virtuelle Lichtquelle – Intensität und Beleuchtungswinkel sind ebenfalls vom Anwender frei wählbar – führt zu einer definierten Zuordnung

eines Grauwertes zu der Oberfläche und erzeugt damit einen 3D-Eindruck. Abb. 80.2a zeigt das Ergebnis einer MIP und Abb. 80.2b das Resultat einer SSD von einer ceMRA, wobei die hochgradige Stenose in der linken A. subclavia in beiden Methoden zur Darstellung kommt.

Volumendefinition – Volume Rendering Technique

Bei der Volumendefinitionsmethode (Volume Rendering Technique, VRT) wird ein bestimmter Bereich an Signalintensitäten (Bildpunktwerten) einem bestimmten Volumen zugeordnet. Die Volumendarstellung erfolgt i.d.R. mit einer Farbe und unterschiedlicher Transparenz, so dass vor- oder nachgelagerte Strukturen in ihrem Verlauf ebenfalls beurteilt werden können. Ein räumlicher Effekt wird dadurch erzielt, dass Farbverlauf und Schattierung entweder von der Position oder vom räumlichen Verhältnis zu einer virtuellen Lichtquelle abhängen.

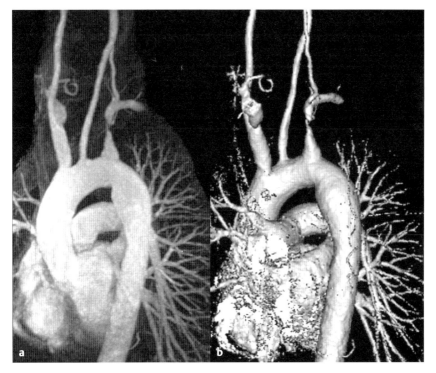

Abb. 80.2 a, b

81 Parallele Bildgebung – k-Raum basierte Rekonstruktion

Abb. 81.1 illustriert das Basisprinzip der k-Raum basierten parallelen Akquisitionstechnik. Die Fourier-Bedingung besagt, dass man benachbarte Raumelemente voneinander unterscheiden kann, wenn ihre transversalen Magnetisierungen entgegensetzte Vorzeichen haben. Diese Situation liegt in Phasenkodierrichtung bei der Aufnahme der ersten Fourier-Zeile vor. Da die transversale Magnetisierung des übernächsten Nachbarn die gleiche Phasenlage hat und somit nicht unterschieden werden kann, müssen weitere Kodierschritte folgen. Für eine eindeutige Zuordnung werden sukzessive mit niedrigeren Phasenkodieramplituden größere Strukturen gemessen, was letztlich

erlaubt, die einzelnen Signalbeiträge räumlich korrekt zuzuordnen [1]. Verzichtet man, um Messzeit zu sparen, z.B. auf die Messung jeder zweiten Fourier-Zeile, so ist die eindeutige Zuordnung nicht mehr möglich und Einfaltungen sind die Konsequenz ([2], s. Kap. 102). Der Verzicht auf die Messung jeder zweiten Fourier-Zeile entspricht der Wahl eines rechteckigen Bildbereichs, oder wie in diesem Fall, der Deselektion eines 100 %igen Phasenoversamplings (s. Kap. 74).

Die räumliche Verteilung multipler Oberflächenspulen kann dazu verwendet werden, die Information wiederzugewinnen, die mit dem Verzicht der Messung von z. B. jeder zweiten Fou-

Abb. 81.1

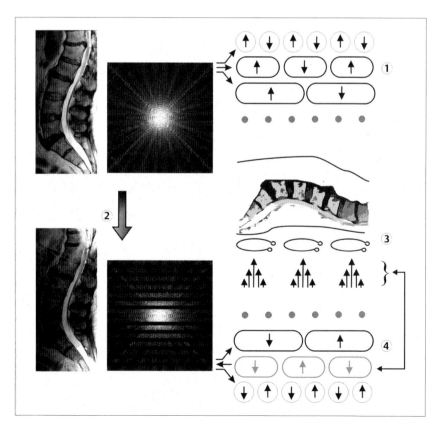

rier-Zeile verloren gegangen ist. Wie in Abb. 81.1 [3] skizziert, variiert die Signalintensität, die von einer Oberflächenspule detektiert wird, entsprechend dem Sensitivitätsprofil der Spule und der Position zur Signalquelle. Diese Amplitudenvariation enthält damit die gleiche räumliche Information, wie die Modulation der Phase mit Hilfe eines Phasenkodiergradienten. Unter Verwendung dieser parallel von multiplen Oberflächenspulen empfangenen amplitudenmodulierten Signale lassen sich, wie in [4] skizziert, die fehlenden Fourier-Zeilen rekonstruieren, womit eine eindeutige Intensitätszuordnung wieder möglich ist und Einfaltungsartefakte eliminiert sind. Dies ist das grundlegende Prinzip der k-Raum orientierten parallelen Akquisitionstechniken wie SMASH (Simultaneous Acquisition of Spatial Harmonics), PILS (Parallel Imaging with Localized Sensitivities) und GRAPPA (Generalized Autocalibrating Partially Parallel Acquisition).

Abb. 81.2a u. b zeigen mit einer schnellen Spin-Echo-Sequenz aufgenommene T2-gewichtete Aufnahmen der lumbalen Wirbelsäule, ohne bzw. mit Anwendung der parallelen Akquisitionstechnik GRAPPA (Abb. 81.2a bzw. 81.2b). In der letzteren Messung wurde auf die Akquisition jeder zweiten Fourier-Zeile verzichtet (integrated Parallel Acquisition Technique, iPAT-Beschleunigungsfaktor von 2). Damit wurde gegenüber Abb. 81.2a die Messzeit fast um den Faktor 2 reduziert. Da jede gemessene Fourier-Zeile auch zu einer Verbesserung des SNR beiträgt, ist ein entsprechender SNR-Verlust in Abb. 81.2b zu finden. Die Spulensensitivitätsprofile werden i.d.R. parallel zur Messung mit zusätzlichen sog. Referenz-Zeilen bestimmt.

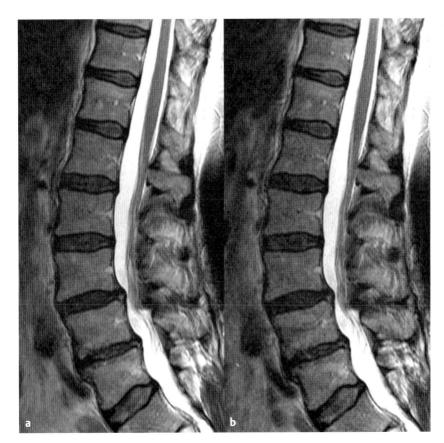

Abb. 81.2 a, b

82 Parallele Bildgebung – Bild basierte Rekonstruktion

Der vorhergehend geschilderte Fall verwendet die parallele Bildgebung im Zusammenhang mit einer k-Raum basierten Rekonstruktionsmethode. Die in der parallelen Bildgebung potenziell auftretenden Artefakte lassen sich auch mit einer Bild basierten Rekonstruktionsmethode eliminieren. Diese Methode ist jedoch nicht so zuverlässig wie die k-Raum basierte Methode, wie noch gezeigt wird.

Parallele Bildgebungstechniken brauchen eine Verteilung von Oberflächenspulen in Phasenkodierrichtung. Bei einer Bild basierten Rekonstruktion

werden für jede dieser Spulen Einzelbilder rekonstruiert, mit allen Einfaltungsartefakten (s. Kap. 102), wie sie bei der Wahl eines asymmetrischen Bildbereichs (s. Kap. 72, Messung einer geringeren Anzahl von Fourier-Zeilen) auftreten können. Art und Intensität dieser Einfaltungsartefakte sind aber abhängig von der Position der Spule (Abb. 82.1). Zum Beispiel zeigt die Spule [1] kaudale Strukturen mit einer hohen Signalintensität (Symphyse, Blase, Sakrum) aufgrund ihrer Nähe zur Spule. Die zugehörigen Einfaltungsartefakte auf der gegenüberliegenden

Abb. 82.1

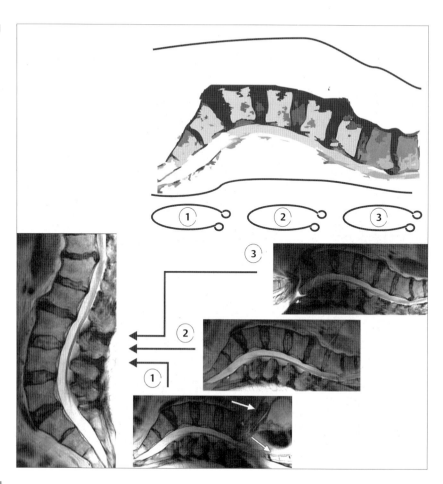

Seite des Bildes sind entsprechend dominant (Pfeile). Derselbe Einfaltungsartefakt ist in Spule [2] nur schwach und im Bild der Spule]3] gar nicht zu erkennen. Dieser Unterschied wird in Bild basierten Rekonstruktionsmethoden wie SENSE (Sensitivity Encoding) zur Beseitigung der Einfaltungsartefakte verwendet. Dazu benötigt man eine prospektive Bestimmung der Spulensensitivitätsprofile um dann mathematisch den Signalbeitrag der Einfaltung herauszurechnen.

Abb. 82.**2a** u. **b** zeigen eine Anwendung der SENSE-Rekonstruktion. Abb. 82.**2a** ist eine sagittale T2-gewichtete Aufnahme einer lumbalen Wirbelsäule, welche mit Hilfe einer schnellen Spin-Echo-Technik ohne Anwendung einer parallelen Akquisitionstechnik entstand. Abb. 82.**2b** zeigt die gleiche Anatomie und das gleiche Protokoll unter Anwendung einer parallelen Akquisitionstechnik (iPAT-Faktor von 2) und Verwendung eines SENSE-Rekonstruktionsalgorithmus. Damit ist die Messzeit in Abb. 82.**2b** gegenüber Abb. 82.**2a** um fast die Hälfte verkürzt. Das SNR ist ebenfalls wie erwartet als Folge der Reduktion der Phasenkodierschritte reduziert. Zeigt der Bildbereich schon vor der Anwahl Einfaltungsartefakte, so sind verbleibende Artefakte (Pfeil) ein charakteristischer Nachteil von Bild basierten Rekonstruktionsalgorithmen. Wie auch bei der k-Raum basierten Rekonstruktionsmethode werden die Spulensensitivitätsprofile i. d. R. parallel zur Messung mit zusätzlich sog. Referenz-Zeilen bestimmt.

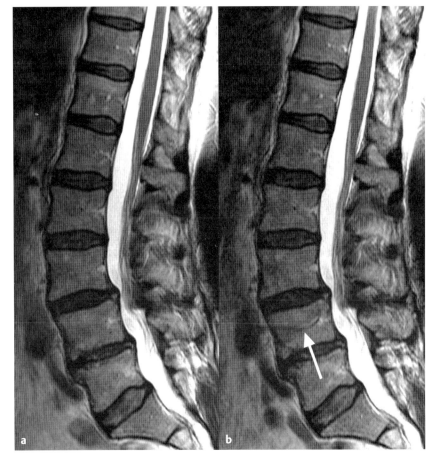

Abb. 82.2 a, b

83 Parallele Bildgebung und Mehrkanalspulen

Akquisitionszeit und SNR stehen in einem engen Zusammenhang und sind kritische Parameter in der Aufgabe, diagnostisch verwertbare Aufnahmen in der MR-Bildgebung zu erzielen. Seit der klinischen Einführung der MRT Anfang der 1980er Jahre haben eine kontinuierliche Weiterentwicklung von Mechanik und Programmtechniken dazu geführt, dass Aufnahmen in immer kürzerer Zeit und in immer besserer Bildqualität (hohe räumliche Auflösung und SNR) möglich sind. Ein sehr früher Fortschritt bestand in der Einführung von Oberflächenspulen, deren kontinuierliche Weiterentwicklung zu den aktuellen Mehrkanal-Phased-Array-Systemen geführt hat.

> Oberflächenspulen bieten ein verbessertes SNR auf Kosten einer kleineren Volumenabdeckung. Letzteres lässt sich durch die Verwendung vieler kombinierter Oberflächenspulen kompensieren.

Diese Oberflächenspulen müssen dabei geometrische und elektronische Randbedingungen erfüllen, damit die vielen Einzelspulen nicht wie eine große Spule wirken und dabei der Vorteil des Phased Array verloren geht (Spulenkopplung). Der Begriff Phased Array, der im Zusammenhang mit Oberflächenspulen verwendet wird, kommt aus der Radartechnik und der Sonographie, in denen er in ähnlicher Weise Verwendung findet. Um eine Spulenkopplung zu vermeiden, muss die gegenseitige Induktanz minimiert werden. Dies erzielt man durch eine entsprechende Spulenüberlappung, durch alternative Spulenkonstruktionen wie Orthogonal Modes (CP mode) und durch Isolation der Spulen gegeneinander über separate Vorverstärker. Bei einem perfekten Orthogonal Mode ist der Kopplungseffekt eliminiert, die Rauschkorrelation ist gleich Null und man könnte auf separate Vorverstärker verzichten. Oberflächenspulen lassen sich zu bestimmten Konfigurationen (Modi) zusammenschalten.

Das Ziel solcher Zusammenschaltungen von Oberflächenspulen ist eine Maximierung des SNR, eine Optimierung der Volumenabdeckung oder die Anwahl von Eigenschaften, wie sie in der parallelen Bildakquisition gebraucht werden. Dabei hat die Wahl der Konfiguration auch Einfluss auf das erreichbare SNR. Das induzierte Signal aus Gewebeanteilen in Spulennähe ist sehr viel größer, als für Signalquellen, die weiter entfernt liegen. Was sich durch ein gutes SNR in Spulennähe als vorteilhaft erweist, wirkt sich nachteilig aus auf die Homogenität der Helligkeitsverteilung im rekonstruierten Bild. Dieser Nachteil wird über sogenannte Normalisierungsfilter abgeschwächt (s. Kap. 78). Dabei wird die Helligkeit in der Nähe der Spule reduziert und distal von der Spule angehoben. Dadurch erscheint die Signalverteilung gleichmäßiger. Normalisierungsfilter verbessern nicht die Verteilung des SNR, sondern heben lediglich die Signalintensität für Raumelemente an, die weiter entfernt von der Spule liegen.

Die Variation in der Signalintensität für jedes einzelne Spulenelement kann dazu verwendet werden, die Spulenposition zu erkennen. Dieser Effekt ist Grundlage der parallelen Bildgebungstechniken. Hierbei wird in einem Prescan, oder aber integriert in der Messung selber Referenzzeilen über die Intensitätsverteilung eines gemessenen Bildes das Sensitivitätsprofil der Spulen bestimmt. Dieses Sensitivitätsprofil wird benötigt, um Einfaltungsartefakte herauszurechnen, die bei der parallelen

Bildgebung durch die Reduktion der Anzahl der gemessenen Fourier-Zeilen entstehen (s. Kap. 7, 81, 82 und 102).

Abb. 83.1 zeigt 6 Aufnahmen, wie sie von den einzelnen Spulenelementen einer 6-Kanal-Phased-Array-Körperspule geliefert werden. Im Zentrum der Darstellung befindet sich das zusammengesetzte Bild. In der Routinebildgebung wird i. d. R. nur das zusammengesetzte Bild gezeigt. Die Einzelbilder werden nicht dargestellt. Die Zwischenschritte laufen im Hintergrund ab. Bei der für diese Darstellung verwendeten Bildgebungsmethode handelt es sich um eine Gradienten-Echo-Sequenz mit Spoiling, mit Fettsättigung, in Atemanhaltetechnik und einem T1-gewichteten Protokoll. Bei den Bildern der Einzelelemente findet man eine starke Signalvariation, mit einer hohen Signalintensität und daraus folgend einem hohen SNR in der Nähe der Spule und einem Signalabfall in größerer Entfernung von der Spule.

Um eine parallele Bildakquisition anwenden zu können, braucht man mindestens 2 unabhängige Spulenelemente in Richtung der Phasenkodierung. Neuere MR-Systeme wurden darauf konzipiert, dass die verwendete Spulentechnologie nicht nur eine Ganzkörperbildgebung unterstützt, sondern auch eine parallele Bildgebung in allen Raumrichtungen ermöglicht. Die Verwendung von Oberflächenspulen in dieser Form kompensiert manchmal den SNR-Verlust, den der Verzicht auf Messungen von Fourier-Zeilen mit sich bringt (was letztlich zu einer signifikanten Messzeitverkürzung führt). Im Zusammenhang mit echoplanaren Sequenzen (wie z. B. bei diffusionsgewichteten Aufnahmen) erlaubt die parallele Bildgebung eine Verkürzung der Echozuglänge. Dies führt zu einer Abnahme der Sensitivität auf Suszeptibilitätsgradienten und zu einem erhöhten SNR.

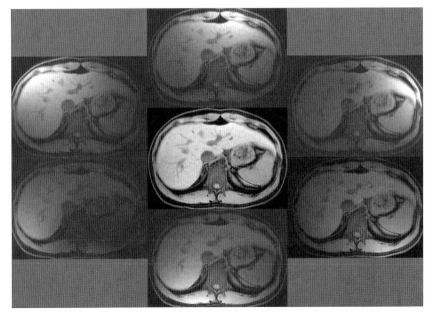

Abb. 83.1

84 Extrazelluläre Kontrastmittel – Gadoliniumchelate

In der MR-Bildgebung bilden die Gadoliniumchelate die wichtigste Klasse der Kontrastmittel. Es sind klare, farblose Flüssigkeiten ohne bakteriostatische Zusätze und für eine intravenöse Injektion geeignet. Die Standarddosierung (mit Ausnahme der Anwendung in der ceMRA) liegt bei 0,1 mmol/kg, entsprechend 15 ml für einen 75 kg schweren Patienten (alle Kontrastmittel mit einer Ausnahme sind 0,5 molare Lösungen). Dieses Kontrastmittel verteilt sich im extrazellulären Raum.

Eine Läsionsanreicherung ergibt sich über 2 Mechanismen:

- Zerstörung der Blut-Hirn-Schranke (bei intraaxialen Läsionen),
- Läsionsvaskularität.
- Relatives Volumen des Extrazellulärraums.

Gadolinium ist paramagnetisch und hat ein starkes magnetisches Moment. Dies führt zu einer Verkürzung sowohl der T1- als auch der $T2^*$-Zeit für das kontrastmittelaufnehmende Gewebe. In der T1-gewichteten Bildgebung erscheinen solche Areale hyperintens. Abb. 84.1 a

u. **b** zeigen T1-gewichtete dünnschichtige Aufnahmen auf der Ebene des Innenohrs mit dem Erscheinungsbild einer Raumforderung (Akustikusneurinom) vor Kontrastmittelgabe (Abb. 84.1 a), welches sich nach Kontrastmittelgabe signalstark präsentiert (Abb. 84.1 b, weißer Pfeil). Normale vaskuläre Anatomien, die ebenfalls anreichern, sind die Nasenmuscheln (schwarzer Pfeil) und der Plexus choroideus. Klinisch wird die Kontrastmittelanreicherung sowohl für eine verbesserte Läsionsdetektion als auch für eine Läsionscharakterisierung verwendet.

Die hauptsächlichen Indikationen sind:

- Neoplastische Erkrankungen,
- Infektionen,
- arteriovenöse Malformationen,
- und (zu einem geringeren Anteil) Infarkte.

In den letzten Jahren hat sich die Verwendung von Gadoliniumchelaten in der ceMRA als zusätzliches Anwendungsgebiet etabliert.

Abb. 84.1 a, b

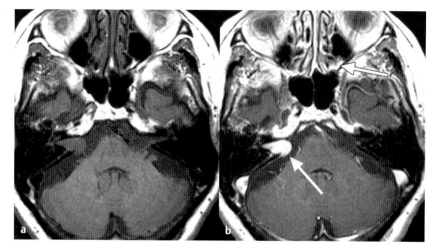

Das Wort Chelat hat griechische Wurzeln und ist abgeleitet von „chelos", die Klaue. Die Sicherheit von Gadoliniumchelaten liegt in der Fähigkeit, das Gadoliniumion fest einzuschliessen und eine 100%ige Ausscheidung zu garantieren. Gadolinium gehört zur Gruppe der Schwermetalle (Ordnungszahl 64) und ist in elementarer Form (Gd^{3+}) extrem toxisch. Gadoliniumchelate werden zu 100% renal ausgeschieden, mit der Ausnahme zweier Typen (MultiHance und Primovist), welche sowohl renal als auch hepatobiliär ausgeschieden werden und somit strenggenommen keine extrazellulären Kontrastmittel sind.

Die derzeit klinisch angewandten Gadoliniumchelate können auf der Basis ihrer Ladung (ionisch oder nichtionisch), Struktur (linear oder zyklisch) und ihrer Stabilität voneinander differenziert werden. Das Gadoliniumion ist 3-fach positiv geladen. Bei einem Liganden wie in Abb. 84.2 (HP-DO3A, der Ligand für ProHance), ist das Metallchelat elektrisch neutral. Unter den Gadoliniumchelaten, die zu 100% renal ausgeschieden werden, findet man derzeit zwei ionische Kontrastmittel (Magnevist und Dotarem) und drei nichtionische (ProHance, Omniscan, und Gadovist).

Die Struktur der Chelate kann linear oder zyklisch sein, wobei zyklische Chelate eine höhere in vivo Stabilität zeigen und damit theoretisch eine höhere Sicherheit bieten. ProHance ist das einzige in den USA erhältliche zyklische Chelat. Weltweit gibt es zwei weitere, häufig eingesetzte zyklische extrazelluläre Gadoliniumchelate; Dotarem (ionisch) und Gadovist (nichtionisch).

Die Gadoliniumchelate sind in ihrer Verträglichkeit ähnlich. Derzeitig vorliegende Berichte dokumentieren nach Kontrastmittelgabe eine Wahrscheinlichkeit von 1,5% für Übelkeit und 0,5% für Urtikaria. Im Gesundheitswesen tätige Personen sollten die seltene Möglichkeit einer anaphylaktoiden Reaktion berücksichtigen. Die therapeutischen Maßnahmen sind dabei identisch der Aktionen bei Unverträglichkeitsreaktionen auf jodhaltige Kontrastmittel. Patienten mit Asthma, Allergien und bekannter Medikamentenunverträglichkeit (einschließlich Allergien auf jodhaltige Kontrastmittel) haben ein erhöhtes Risiko für schwerwiegende anaphylaktische Reaktionen.

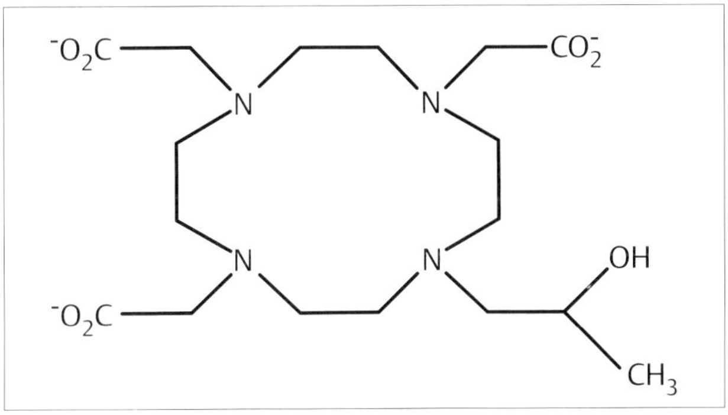

Abb. 84.2

85 Kontrastmittel – Andere Gadoliniumchelate

Durch geringfügige Änderungen der Struktur wurden weitere Kontrastmittel mit größerer Relaxivität (die Effektivität die T1-Relaxationszeit zu verkürzen) und veränderten Verteilungsmechanismen entwickelt. MultiHance z.B. hat eine um 40% höhere Relaxivität (äquivalent zu einer doppelten Dosis) und eine teilweise hepatobiliäre Ausscheidung aufgrund des zusätzlichen Phenylrests (C_6H_5-). Die Abb. 85.1 a u. b zeigen eine größere Signalanreicherung einer Gehirnmetas-tase mit MultiHance (Abb. 85.1 b) im Vergleich zu einem konventionellen Gd^{3+}-Chelat (Abb. 85.1 a).

Abb. 85.2 a–c zeigen Lebermetastasen vor, direkt nach und eine Stunde nach einer MultiHance-Injektion. Hepatobiliäre Aufnahme und Ausscheidung des Kontrastmittels sind dokumentiert mit anhaltender Signalanreicherung in normalem Leberparenchym, Kontrastfüllung der Gallenblase und einer leicht verbesserten Erkennbarkeit der Lebermetastase (Pfeil) im später aufgenom-

Abb. 85.1 a, b

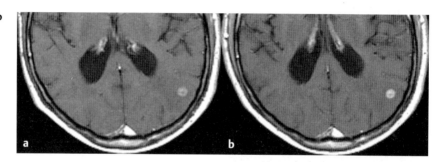

Abb. 85.2 a–d

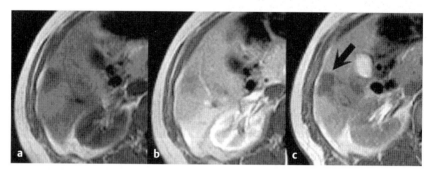

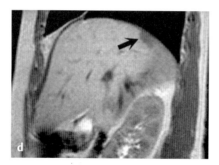

menen Bild. Aufnahmen in Atemanhaltetechnik sind in allen 3 Ebenen während der hepatobiliären Phase in guter Qualität möglich und zeigen eine bessere Detektion von Lebermetastasen, wie jene unterhalb des Zwerchfells im vorliegenden Beispiel (Abb. 85.2 d, Pfeil). Kontrastmittel mit sehr hoher hepatobiliärer Ausscheidungsrate (z. B. Gd-EOB-DTPA, ~50%) und einer

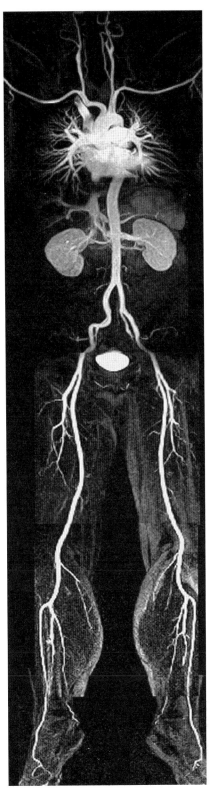

großen Verweildauer im Blut aufgrund der Albuminbindung (z.B. MS-325, mittlere Halbwertszeit von 16,3 h), werden derzeit von den entsprechenden Gesundheitsbehörden in Europa und den USA geprüft. (MS-325) Vasovist ist mittlerweile zugelassen.

Einige der neueren Gadoliniumchelate bieten in Zusammenhang mit der kontrastmittelgestützten MR-Angiographie (ceMRA) Vorteile. So hat sich z.B. für MultiHance im Vergleich zu konventionellen Kontrastmitteln eine erhöhte Signalintensität der Gefäßstrukturen gezeigt. Diese Verbesserung, zusammen mit den technologischen Fortschritten in der Gerätetechnologie, haben hochaufgelöste 3D-ceMRA des ganzen Körpers ermöglicht (Abb. 85.**3** wurde aufgenommen in 5 leicht überlappenden Stufen mit direkt aneinander gereihten Aufnahmen nach einer einzigen intravenösen Kontrastmittelinjektion. Mit freundlicher Genehmigung von Mathias Goyen, MD). Abb. 85.**4** skizziert die Patientenpositionierung und die Bildakquisition für 3 solcher Akquisitionen.

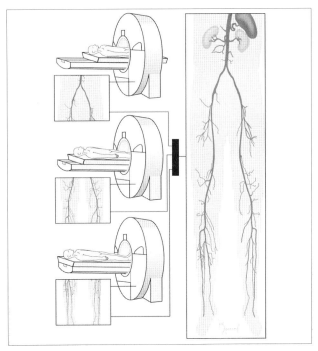

Abb. 85.3   **Abb. 85.4**

Nicht-gadolimiumhaltige Kontrastmittel

Für die MR-Bildgebung sind nicht nur gadoliniumhaltige Kontrastmittel entwickelt worden. Superparamagnetische Eisenpartikel werden nach intravenöser Gabe selektiv von den Kupfferzellen in der Leber aufgenommen. Zwei solcher eisenoxidbasierten Kontrastmittel sind inzwischen zugelassen: Endorem (in den USA als Feridex vertrieben), mit einer Partikelgröße von 50–180 nm, und Resovist mit einer Partikelgröße von etwa 60 nm. Der grundlegende Relaxationseffekt dieser größeren Partikel bezieht sich auf die Verkürzung der $T2^*$-Relaxationszeit im anreichernden Gewebe (aufgrund der erzeugten Suszeptibilitätsgradienten, welche zu einem Verlust an Signal führen). Die Aufnahmen nach Kontrastmittelgabe erfolgen zeitlich verzögert, um genügend Zeit für die Aufnahme in die Leber zu erlauben. Resovist ist auch zur Bolusinjektion für dynamische Aufnahmen mit T1-gewichteten Protokollen und einer positiven Kontrastanreicherung (Signalanhebung als Folge einer T1-Verkürzung) zugelassen. Das Sicher-

heitsprofil von Endorem ist nicht vergleichbar mit dem der Gadoliniumchelate. Allergische Reaktionen treten hier wesentlich häufiger auf. Resovist hat ein besseres Sicherheitsprofil.

Abb. 86.1 a u. b zeigen dynamische Aufnahmen mit Resovist von einer hypervaskularisierten Läsion in der dynamischen Aufnahme (Abb. 86.1 a) und einer adenom-typischen Eisenanreicherung in der späten Phase (Abb. 86.1 b, weißer Pfeil).

Abb. 86.2 a zeigt eine zirrhotische noduläre Leber in einer T1-gewichteten In-Phase-Gradienten-Echo-Aufnahme vor der Kontrastmittelinjektion. Abb. 86.2 b zeigt die späte Phase nach Kontrastmittelgabe (Resovist) mit einem subkapsulären hepatozellulären Karzinom (weißer Pfeil) und multiplen Leberknoten niedriger Signalintensität (mit freundlicher Genehmigung von Dr. Schoenberg, Dr. Michaely und Dr. Zech, Klinikum Großhadern, Universität München)

Teslascan, ein Kontrastmittel auf Manganbasis, wurde Ende der 90er-

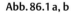

Abb. 86.1 a, b

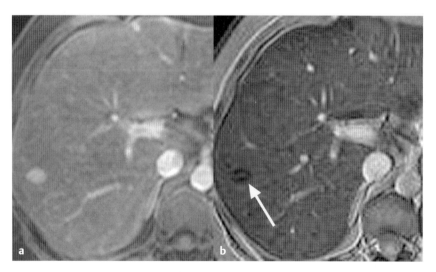

Jahre zugelassen. Im Gegensatz zu Gadoliniumchelaten dissoziiert dieses Kontrastmittel nach intravenöser Injektion und setzt das Manganion frei. Auch hier ist das Vorkommen von Unverträglichkeitsreaktionen wesentlich höher, so dass immer noch Sicherheitsbedenken bestehen. Die Zulassung des Kontrastmittels ist beschränkt auf späte Anreicherungsphasen in der T1-gewichteten Leberbildgebung. Mangan zeigt dabei paramagnetische Eigenschaften ähnlich dem Gadolinium, aber von kleinerer Größenordnung.

Orale MR-Kontrastmittel sind entsprechend des beobachteten Signalverhaltens klassifiziert. Es gibt positive („bright" lumen), negative („dark" lumen), oder zweiphasische Kontrastmittel. Mehrere solcher Kontrastmittel sind in einigen aber nicht allen Ländern kommerziell verfügbar. Die allgemeine Anwendungshäufigkeit ist niedrig. Zu den positiven Kontrastmitteln zählten früher verdünnte Gadoliniumchelate, speziell kreiert für die orale Gabe (diese sind nicht mehr kommerziell erhältlich) sowie Lösungen von Eisen oder Mangan. Einige natürliche Substanzen wie Milch, Pflanzenöl, Eiskrem, grüner Tee und Blaubeersaft können auch als positive orale Kontrastmittel verwendet werden aufgrund des hohen Fett-

oder Mangangehalts. Manganhaltige Kontrastmittel haben typischerweise einen biphasischen Charakter mit hoher Signalintensität in der T1-gewichteten Bildgebung und einer niedrigen Signalintensität in der T2*- gewichteten Bildgebung. Negative Kontrastmittel, welche sowohl in der T1-gewichteten als auch in der T2*-gewichteten Bildgebung eine Signalauslöschung verursachen, enthalten Eisenpartikel (z. B. Lumirem). Wasser lässt sich ebenso als orales Kontrastmittel verwenden. Diese Anwendung ist aber limitiert durch die intestinale Resorption. Bariumsulfat kann auch zur Kontrastierung von Lumen verwendet werden, mit einer niedrigen Signalintensität in der T1-gewichteten Bildgebung und je nach Konzentration und folgender Verdünnung niedriger oder hoher Signalintensität in der T2*-gewichteten Bildgebung.

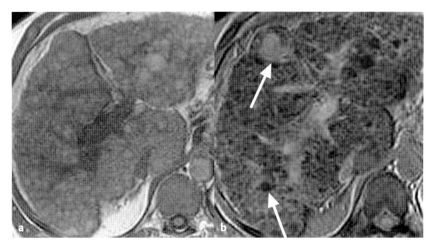

Abb. 86.2 a, b

87 *Herzbildgebung – Morphologie*

Die MR-Bildgebung von Objekten, die sich schnell bewegen, wie z.B. das schlagende Herz, erfordert eine Anpassung konventioneller Methoden, um die Bewegung „einzufrieren" bei gleichzeitiger Beibehaltung der hohen räumlichen Auflösung. Schnelle Bildgebungstechniken wie HASTE (Abb.87.**1a**, s.Kap. 22) und trueFISP (Abb.87.**1b**, s.Kap. 30) erlauben eine gute Unterdrückung von Bewegungsartefakten bei guter räumlicher Auflösung. Leider stellen diese schnellen Bildgebungsmethoden nicht immer den optimalen T1- oder T2-Kontrast zur Verfügung, um eine kardiale Pathologie diagnostizieren zu können.

Die konventionelle und selbst die schnelle Spin-Echo-Bildgebung würden ohne weitere Maßnahmen als Folge der räumlichen Positionsänderung des kardialen Gewebes während eines normalen Herzzyklus ein unscharfes Bild des Herzens erzeugen. Da der normale Herzzyklus aber konsistent ist und Zeitperioden mit wenig Bewegung zeigt (z.B. in der Diastole), kann man Standardprotokolle so modifizieren, dass sie nur in dieser Zeit Daten akquirieren. Dies lässt sich mit einer sog. kardialen Triggerung erreichen, bei der jeweils eine Fourier-Zeile (in der SE-Bildge-

bung) oder mehrere Fourier-Zeilen mit einem Echozug (in der TSE-Bildgebung) während einer diastolischen Phase akquiriert werden. Der Prozess wird so oft wiederholt, bis alle Zeilen des k-Raums für alle gewünschten Schichten akquiriert wurden. Auflösung und sowohl T1- als auch T2-Kontrast sind bei dieser Methode nicht limitiert.

Bei bestimmten diagnostischen Fragestellungen kann das hohe Signal des Blutes sich als störend erweisen. Um dieses Signal bei der morphologischen Herzbildgebung zu eliminieren, wird eine Technik angewandt, die man als doppelte Inversion (Inversion Recovery, IR) bezeichnet. Der Ablauf dieser Methode ist in den Abb.87.**2a–e** skizziert und beinhaltet die Anwendung zweier Inversionspulse vor dem Anregungspuls der eigentlichen Bildgebungssequenz, was zu einer Signalunterdrückung im Blut führt. Der 1. Inversionspuls ist nichtselektiv und invertiert die gesamte longitudinale Magnetisierung im Bildgebungsvolumen (Abb.87.**2b**). Der kurz darauf folgende 2. Inversionspuls ist selektiv und zwingt alle longitudinalen Magnetisierungen in der Schicht wieder in die Parallelausrichtung (Abb.87.**2c**). Die Inversion und Rückkehr erfolgt zum Zeit-

Abb.87.1a, b

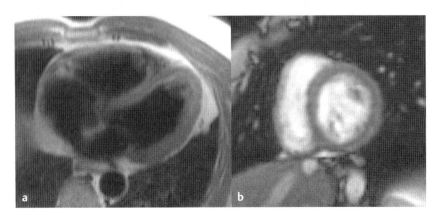

punkt der Enddiastole mit dem Trigger durch das EKG-Signal. Die Bildakquisition erfolgt nach einer Wartezeit in der Diastole. In dieser Zeit wird das reinvertierte Blut aus der Schicht herausgeschwemmt und durch invertiertes ersetzt (Abb. 87.2 d). Das Ergebnis ist eine morphologische Darstellung der Ventrikel ohne Signalbeitrag vom Blut (Abb. 87.2 e).

Abb. 87.3 a u. b zeigen T1-gewichtete Kurzachsenschnitte akquiriert mit einer segmentierten TSE-Sequenz mit einem vorbereitenden Doppelinversionspuls zur Unterdrückung des Blutsignals. Abb. 87.3 b wurde mit dem gleichen Protokoll aber unter zusätzlicher Verwendung eines Fettsättigungspulses akquiriert.

Abb. 87.4 a u. b zeigen den linksventrikulären Ausflusstrakt (Abb. 87.4 a) und die thorakale Aorta (Abb. 87.4 b), ebenfalls akquiriert mit einer segmentierten TSE-Sequenz und einer doppelten Inversion.

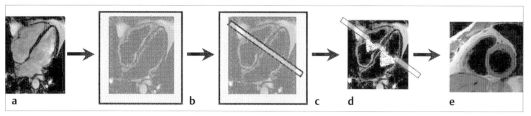

Abb. 87.2

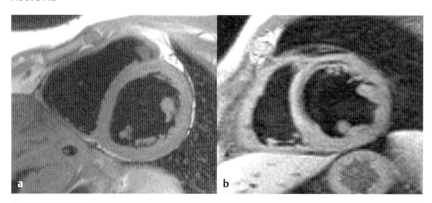

Abb. 87.3 a, b

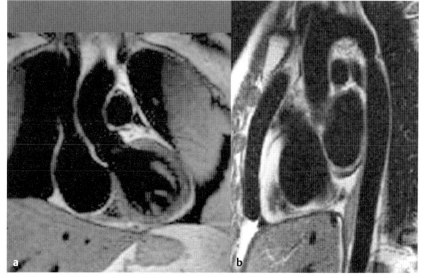

Abb. 87.4 a, b

88 Herzbildgebung – Funktion

Fall 87 zeigt das Potential der MRT, in der Herzbildgebung strukturelle und morphologische Informationen zu akquirieren und darzustellen. Die Bilder haben einen guten Gewebekontrast und eine adäquate räumliche Auflösung. Die Unterdrückung des Blutsignals oder die Verwendung flussinsensitiver Sequenzen (s. Kap. 99) sind dabei hilfreiche Methoden zur Vermeidung von blutflussbedingten Artefakten. Für eine vollständige Analyse des Herzens werden weitere Informationen benötigt, um die Effizienz der Herzfunktion beurteilen zu können. Die funktionelle Bildgebung des schlagenden Herzens verlangt einen weiteren Satz von speziell zugeschnittenen Sequenzen und Nachbearbeitungsprogrammen.

In der morphologischen Bildgebung werden in der diastolischen Phase eine bestimmte Anzahl phasenkodierter Echos gemessen, jedes assoziiert mit einer bestimmten Fourier-Zeile. Dieser Vorgang wird über mehrere Herzzyklen wiederholt bis alle Fourier-Zeilen akquiriert wurden. Sequenzen für die funktionelle Bildgebung gehen nach einem ähnlichen Schema vor. In der funktionellen Herzbildgebung wird der Herzzyklus in Zeitfenster eingeteilt, auch Phasen genannt. In jeder dieser Phasen wird eine bestimmte Anzahl phasenkodierter Echos generiert, die jeweils eine Fourier-Zeile repräsentieren. Dieser Vorgang wird mit den nächsten Herzschlägen fortgeführt bis alle Fourier-Zeilen für alle Phasen gemessen wurden. Zu jeder Phase wird danach ein Bild rekonstruiert, das i. d. R. in einer Darstellungsschleife ablaufend eine dynamische Darstellung des schlagenden Herzens ermöglicht (Abb. 88.1 a).

Aus diesen multiplen Schichten akquiriert in multiplen Herzphasen lassen sich mit Hilfe eines Volumenanalyseprogramms spezielle funktionelle

Abb. 88.1 a–c

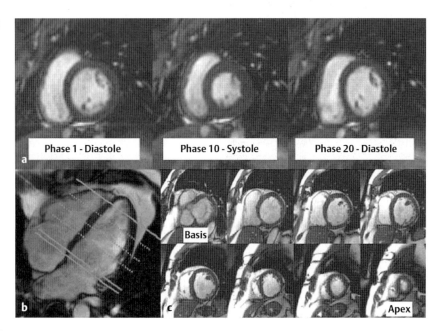

Phase 1 - Diastole | Phase 10 - Systole | Phase 20 - Diastole

a

b | c

Basis

Apex

Informationen wie Herzleistung und Auswurfsfraktion bestimmen. Dabei ist es notwendig, dass die gemessenen Schichten geometrisch lückenlos das Gesamtvolumen des linken oder rechten Ventrikels abdecken und zeitlich verteilt über den gesamten Herzzyklus gemessen wurden (Abb. 88.1 b u. c).

Das Blutvolumen wird in jeder Einzelschicht für jede Phase, bzw. zumindest für den Zeitpunkt der Enddiastole (ED) und der Endsystole (ES), berechnet (Abb. 88.2 a). Die Volumina aller Schichten über dem vollständig gemessenen Ventrikel werden addiert und ergeben

damit die Möglichkeit einer quantitativen Analyse über das gesamte Blutvolumen innerhalb des Ventrikels während der Systole und Diastole. Abb. 88.2 b skizziert die Schichtvolumina der enddiastolischen Phase (ED) und der endsystolischen Phase (ES). Das Restvolumen in der ES (ESV) wird von dem Ventrikelvolumen in der ED (ESD) subtrahiert und ergibt das Schlagvolumen (Abb. 88.2 c). Dies ist ein Parameter, der zur Berechnung der Herzleistungsfähigkeit herangezogen wird (Abb. 88.2 d).

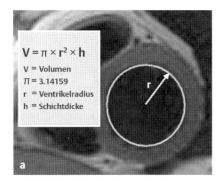

$$V = \pi \times r^2 \times h$$

V = Volumen
π = 3.14159
r = Ventrikelradius
h = Schichtdicke

a

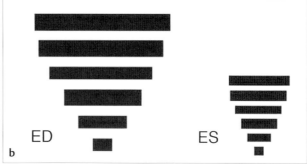

ED   ES

b

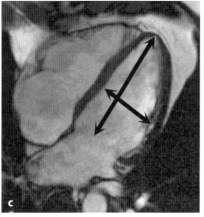

c

Schlagvolumen = EDV – ESV

Herzleistung = SV × HR

$$EF = \frac{EDV - ESV}{EDV}$$

EDV = enddiastolisches Volumen
ESV = endsystolisches Volumen
SV = Schlagvolumen
HR = Herzrate
EF = Auswurffraktion

d

Abb. 88.2 a–d

Herzbildgebung – Myokardperfusion

Ein Verschluss oder eine Einengung der den Herzmuskel versorgenden Koronararterien führt zu einer Reduzierung oder zum Versiegen des sauerstoffführenden Blutes zum Myokard, womit die Versorgung mit notwendigen Nährstoffen für eine normale Zellaktivität und normale Herzfunktion nicht mehr gewährleistet ist. Der Ansatz der MR-Bildgebung, die Ausdehnung und Gleichmäßigkeit der mikrovaskulären Blutversorgung zu untersuchen, wird als Herzperfusionsbildgebung bezeichnet. Dabei werden mehrere Schichten des linken Ventrikels mit einem T1-gewichteten Protokoll vor, während und nach der Bolusgabe eines T1-verkürzenden Kontrastmittels, wie z. B. eines Gadoliniumchelats, aufgenommen. Diese Methode erlaubt eine dynamische Betrachtung der Geschwindigkeit und des Volumens von T1-verkürztem Blut bei der Perfusion des linken Ventrikels sowohl visuell als auch quantitativ mit einem entsprechenden Nachbearbeitungsprogramm.

Abb. 89.1 a–d zeigen Bilder zu vier Zeitpunkten aus einem Perfusionsdatensatz, welche im Kurzachsenschnitt durch die Mitte des linken Ventrikels aufgenommen wurden. Abb. 89.1 a zeigt wenig strukturelle Information, da die Bildgebungsparameter so eingestellt sind, dass primär der Bolus und die Anreicherung zur Darstellung kommen. Abb. 89.1 b u. c zeigen eine dramatische Signalanhebung nach Einstrom des Kontrastmittels in den rechten Ventrikel und wenig später die Ankunft im linken Ventrikel. Zu diesem Zeitpunkt hat das kontrastmittelangereicherte Blut noch nicht den linksventrikulären Muskel erreicht, der aus diesem Grunde noch hypointens erscheint. Abb. 89.1 d zeigt letztlich eine Signalanhebung im linksventrikulären Myokard als Indiz für eine Muskelperfusion durch das mit Gadoliniumchelat angereicherte Blut. Der gesamte Datensatz wird auf Myokardabschnitte, die ein abnormales Verhalten in der zeitlichen Abfolge der Signaländerung während dieser Perfusionsstudie zeigen, untersucht.

Es gibt eine Reihe von Nachbearbeitungsprogrammen zur Perfusionsanalyse, wobei Handhabung und Methoden herstellerabhängig sind. Das folgende Beispiel präsentiert einen einfachen Ansatz. Abb. 89.2 a zeigt einen Zeitpunkt aus einem Perfusionsdatensatz mit drei eingezeichneten interes-

Abb. 89.1 a–d

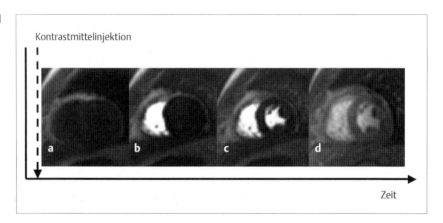

sierenden Arealen (Region of Interest, ROI). Die ROI werden automatisch auf alle gemessenen Zeitpunkte dieser Schicht übertragen. Änderungen in der Signalintensität der jeweiligen Region werden auf einer Zeitachse graphisch angezeigt (Abb. 89.2 b).

Die Perfusionsmessung verwendet ein kurzes Akquisitionsprotokoll unter Verwendung einer Gradienten-Echo-Sequenz, bei der mit jedem Herzschlag eine oder mehrere Schichten gemessen werden können. Die mögliche räumliche Auflösung muss dabei der Herzrate des Patienten angepasst werden. Diese Prozedur wird oft doppelt durchgeführt, einmal unter Ruhebedingung und danach unter pharmakologisch induziertem Stress. Durch letztere Maßnahme erhöht sich die Leistungsanforderung an das Herz und mit einer

damit verbundenen notwendigen Steigerung in der koronaren Blutversorgung kommen Defizite in der kardialen Perfusion zur Darstellung, die erst im Belastungsfall deutlich werden.

Abb. 89.3 a zeigt eine frühe Phase der Perfusion des linken Ventrikels in einem sog. Vierkammerblick. Abb. 89.3 b demonstriert das Perfusionsdefizit bei einem anderen Patienten aus einer Kurzachsenperspektive. Die untere, hintere Herzwand zeigt eine signifikante Verzögerung der Perfusion (hypointense Region als Zeichen einer fehlenden Perfusion mit Gadolinium angereichertem Blut zum Zeitpunkt dieser Aufnahme [Pfeil]).

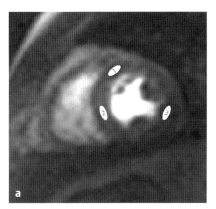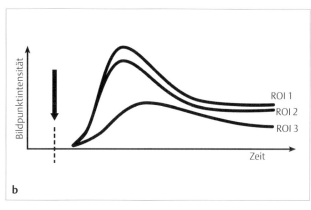

Abb. 89.2 a, b

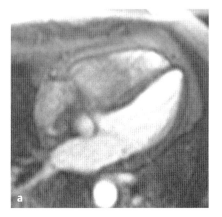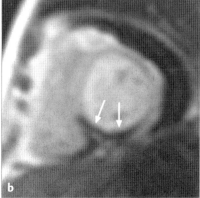

Abb. 89.3 a, b

90 *Herzbildgebung – Myokardiale Vitalität*

Ischämisch geschädigtes Myokard lässt sich in 3 Kategorien einteilen. Die 1. Kategorie wird als „stunned" bezeichnet. Hierbei handelt es sich um lebensfähiges Gewebe, welches nur für kurze Zeit einer mangelhaften Blutversorgung ausgesetzt war. In den meisten Fällen kehrt dieses „stunned" Myokard im Laufe der Zeit wieder auf den normalen Leistungsstand zurück. Die 2. Kategorie, das „hibernating" Myokard, ist längere Zeit mangelhaft mit Blut versorgt worden und braucht interventionelle Maßnahmen, um die normale Herzfunktion wieder herzustellen. Die 3. Kategorie ist nekrotisches, nicht mehr lebensfähiges Myokard, das keine lebenden myokardialen Zellen mehr enthält und damit nicht in der Lage ist, zu seiner normalen Funktion zurückzukehren. Patienten mit einer bekannten ischämischen Kardiomyophathie als Folge eines reduzierten Blutflusses zum Myokard profitieren von einer interventionellen Maßnahme, wenn der fragliche Bereich noch lebensfähig ist. Ist das Gewebe nicht mehr lebensfähig, so bringt eine Revaskularisierung keine Besserung und beinhaltet für den Patienten nur das im Rahmen einer Intervention immer vorliegende zusätzliche Risiko. Die Unterscheidung zwischen lebensfähigem und nichtlebensfähigem Myokard ist der Schwerpunkt bei der auf die myokardiale Vitalität ausgerichteten Herzbildgebung.

Nach intravenöser Injektion von Gadoliniumchelaten verteilen sich diese im extrazellulären Raum und damit auch im gesunden Myokard. Die Kontrastmittelkonzentration nimmt dabei als Folge der renalen Ausscheidung und Verteilung im kardiovaskulären System nach einem Maximum direkt nach der Injektion rapide ab. In nichtlebensfähigem Myokard kommt es zu einer ver-

späteten Anreicherung des Kontrastmittels durch ein verzögertes Herauswaschen. Nichtlebensfähiges myokardiales Gewebe erscheint nach einer intravenösen Kontrastmittelgabe als Folge der noch bestehenden Akkumulation von Gadoliniumchelaten hyperintens auf verzögert aufgenommenen T1-gewichteten Aufnahmen. Eine Signalanhebung sieht man sowohl bei akuten als auch bei chronischen Infarkten, nicht aber in Bereichen mit reversibler ischämischer Schädigung. Histologisch präsentieren sich die anreichernden Bereiche als devitalisierte Muskelzellen und kollagenhaltiges Narbengewebe.

Die T1-gewichtete Bildgebung besteht aus einer Gradienten-Echo-Sequenz mit einem HF-Inversionspuls vor der Gesamtmessung. Dabei ist die Inversionszeit so gewählt, dass kein Signal im normalen Myokardgewebe erzeugt wird. In Verbindung mit der Gabe eines Kontrastmittels und dem Ziel die späte Anreicherung darzustellen, muss diese Inversionszeit noch weiter verkürzt werden (im Vergleich zu der Aufnahme vor Kontrastmittelgabe), um der als Folge von verbliebenem Kontrastmittel verkürzten T1-Relaxationszeit im normalen Myokard Rechnung zu tragen. Je nach Messzeitpunkt nach Kontrastmittelinjektion muss die Inversionszeit ständig angepasst werden, um immer die gleiche Signalunterdrückung im Myokard zu erreichen. Die Bildgebung beginnt ungefähr 10 bis 20 min nach der Kontrastmittelinjektion, um dem Kontrastmittel genügend Zeit zu geben, im nichtvitalen Myokard zu akkumulieren. Als Resultat erhält man einen signifikanten Unterschied in der Signalintensität zwischen unterdrücktem Signal in normalem Myokardgewebe im Vergleich zum angehobenen Signal im nekrotischen Bereich oder im Narbengewebe.

Abb. 90.1 a zeigt subendokardial eine Signalanhebung (Pfeile) innerhalb der Seitenwand des linken Ventrikels in einem horizontalen Längsachsenschnitt. Abb. 90.1 b zeigt nichtvitales Gewebe in einer anderen Studie mit Signalanhebung in der Herzspitze und in der Vorder- und Hinterwand des linken Ventrikels, dargestellt in einem Zweikammerblick. In Abb. 90.1 c ist ein septaler Infarkt dargestellt, mit entsprechender Hyperintensität im nichtvitalen Myokardgewebe. Abb. 90.1 d zeigt in einem Dreikammerblick eine Hyperintensität im Apex des linken Ventrikels mit entsprechender Ausdünnung der Herzwand und einen apexassoziierten Thrombus.

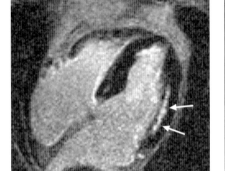
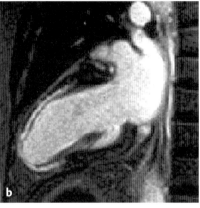

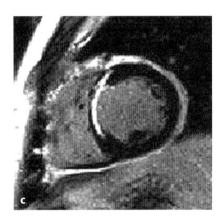
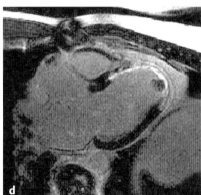

Abb. 90.1 a–d

91 MR-Mammographie – Dynamische Bildgebung

Bei gutartigen und bösartigen Prozessen der weiblichen Brust gibt es eine signifikante Überlappung der T1- und T2-Werte in der MR-Bildgebung. Damit liefern diese Parameter keine brauchbare Differenzierungsmöglichkeit. Erst die Einführung dynamischer Kontrastmittelaufnahmen führte zu einem Durchbruch in der MR-Diagnostik von Brusttumoren. Dieser Ansatz erfordert jedoch bestimmte Gerätevoraussetzungen und Programmtechniken. Spezielle Brustspulen sind (vorzugsweise beidseitig) erforderlich, wobei die neueren Konstruktionen auch eine MR-geführte stereotaktische Biopsie erlauben. Mit dem gewählten Bildvolumen müssen beide Brüste vollständig abgedeckt und zeitaufgelöst gemessen werden. Eine Schichtdicke von ~2 mm und eine Auflösung innerhalb der Schichtebene von ≤1 mm sind eine Herausforderung für ein MR-System und die entsprechende Bildgebungssequenz.

Üblicherweise werden nach einer intravenösen Injektion eines Gadoliniumchelats 3D-Gradienten-Echo-Sequenzen mit einer zeitlichen Auflösung von ~1 min bei einer Bildgebungsdauer von ~5 min angewendet. Durch Subtraktion der Vorkontraststudie von den Bildern nach Kontrastanreicherung kommt Fettgewebe nicht zur Darstellung

Alternativ lässt sich natürlich auch eine Fettsättigung oder eine Wasseranregung anwenden. Bei Frauen, die noch prämenopausal sind, sollte die Bildgebung zwischen dem 6. und 16. Tag des Menstruationszyklus durchgeführt werden, da ansonsten normales Gewebe als Folge hormoneller Stimulation Kontrastmittel aufnimmt und Läsionen maskiert oder simuliert werden können. Zeichen für maligne Läsionen in der MR-Bildgebung sind:

- Eine irreguläre Läsionskontur,
- Anreicherungen, die entlang der Milchgänge verlaufen oder in der Peripherie beginnen,
- früh anreichernde Läsionen mit plateauartigem Charakter der Anreicherung oder Auswaschung.

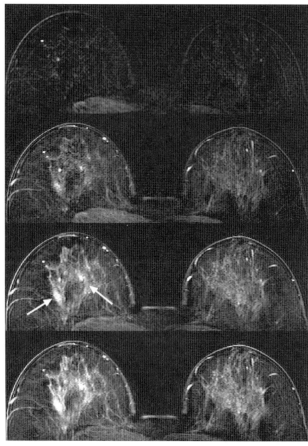

Abb. 91.1

In Abb. 91.1 sind 4 dynamische Aufnahmen dargestellt (unmittelbar zum Zeitpunkt der Injektion und 1, 3 bzw. 5 min später). In der rechten Brust finden sich Bereiche mit einer schnellen Anreicherung (Pfeile) und mit einem zeitlich plateauförmigem Verlauf. Beide Kriterien sind Hinweise für Malignität. Es handelt sich in diesem Fall um ein histologisch bestätigtes duktales Karzinom.

In Abb. 91.2 finden sich 3 dynamische Aufnahmen eines malignen Lymphknoten (Pfeil, unmittelbar zum Zeitpunkt der Injektion und 1 bzw. 3 Minuten später), mit allen für eine Malignität typischen Anzeichen. Es handelt sich um eine fokale Läsion mit früher und starker Anreicherung und einem schnellen Auswaschen des Kontrastmittels. Die verdächtige Region wird i.d.R. in Bezug auf den zeitlichen Verlauf der Kontrastmittelanreicherung quantitativ analysiert, wie in Abbildung 91.3 dargestellt.

Da es im Anreicherungsverhalten eine Überlappung zwischen benignen und malignen Läsionen gibt, muss die Interpretation einer MR-Untersuchung immer mit einer konventionellen Mammographie korreliert werden.

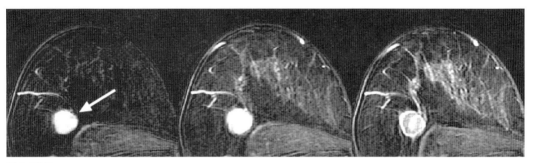

Abb. 91.2

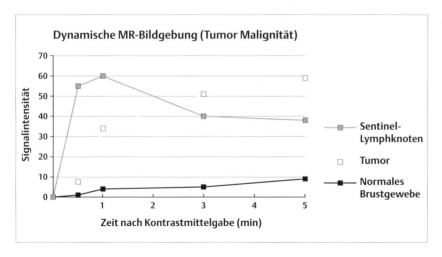

Abb. 91.3

92 MR-Mammographie – Silikonbildgebung

Abb. 92.1 zeigt mehrere aneinandergrenzende transversale Schnittbilder einer MR-Untersuchung an einem Silikonbrustimplantat sowie eine sagittale Darstellung der linken Brust. Die Bildgebungssequenz beinhaltete sowohl eine Wasser- als auch eine Fettunterdrückung, so dass das Silikon signalstark zur Geltung kommt. Beide Implantate zeigen Faltungen der Implantathüllen mit Silikon außerhalb der Hülle aber innerhalb der fibrösen Kapseln, Anzeichen einer bilateralen intrakapsulären Ruptur. Als sicherstes Zeichen eines intrakapsulären Defekts gilt die hypointense, häufig geschlängelt verlaufende lineare Struktur innerhalb des Implantats, das sog. Linguini-Zeichen. In der linken Brust zeigen sich multiple Linguini-Zeichen als Hinweis für eine kollabierte Implantathülle umgeben von signalreichem Silikongel.

Die primäre Indikation für die MR-Bildgebung eines Brustimplantats ist die Untersuchung einer potentiellen Ruptur einer Silikonprothese. Wird eine

Abb. 92.1

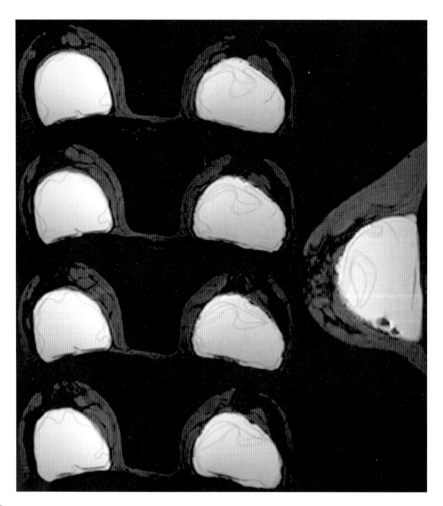

Ruptur des Implantates diagnostiziert, sollten Größenordnung und Verteilung des Silikons im Weichteilgewebe dokumentiert werden.

Bei der Implantatbildgebung kommen üblicherweise 2D-TIRM-(Turbo Inversion Recovery unter Berücksichtigung des Absolutsignals [Magnitude] = TSE-Sequenzen [s. Kap. 17] mit vorgeschaltetem Inversionspuls) Sequenzen zur Anwendung. Die Wahl der Inversionszeit (TI) entspricht entweder einer Fettunterdrückung (TI ≈ 150 ms bei 1,5 T) oder einer Unterdrückung des Silikonsignals (TI ≈ 400 ms bei 1,5 T). Um nur Silikon zur Darstellung zu bringen (wie in Abb. 92.1), muss sowohl das Wassersignal als auch das Fettsignal unterdrückt werden. Dies erreicht man unter Verwendung einer Inversion-Recovery-Technik (mit einem TI für eine Fettunterdrückung, s. Kap. 54) in Kombination mit einer spektralen Unterdrückung des Wassersignals (ähnlich dem Fall 52 für eine Fettunterdrückung, aber mit einem spektralen Sättigungspuls auf der Resonanzfrequenz des Wassers). Eine gute Magnetfeldhomogenität ist eine Voraussetzung für den Erfolg dieser Methode.

Abb. 92.2 zeigt das für die Aufnahme eines Silikonimplantats typische Spektrum. Von links nach rechts sind die Resonanzlinien des Silikons, des Fettgewebes und des Wassers aufgetragen. Die Resonanzfrequenz für Fettgewebe liegt bei etwa 3,3 ppm, die des Silikons bei etwa 4,5 ppm unterhalb der Resonanzlinie für Wasser. Die Silikonresonanz überlappt normalerweise etwas mit den Resonanzfrequenzen des Fettgewebes. Die Wasserunterdrückung ist nur erfolgreich, wenn der Anwender das MR-System auf die Resonanzlinie des Wassers justiert hat.

Abb. 92.2

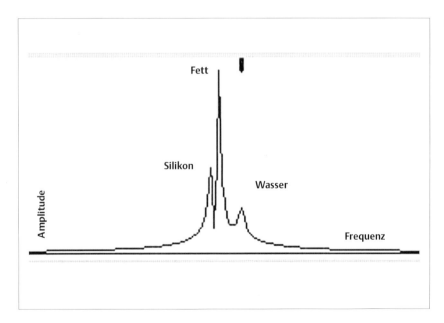

93 MR-Artefakte – Magnetische Suszeptibilität

Jede Materie besteht aus Atomen mit Elektronenhüllen, auf denen sich die Elektronen bewegen. Diese Elektronenströme erzeugen eine Magnetisierung innerhalb der Materie. Das Zusammenspiel dieser Magnetisierung mit einem externen Magnetfeld ist gekennzeichnet durch die magnetische Suszeptibilität. Ist das Magnetfeld innerhalb des Gewebes niedriger als das äußere Magnetfeld, so spricht man von einem diamagnetischen Material. Die magnetische Suszeptibilität ist in diesem Fall negativ. Ist die Magnetfeldstärke innerhalb des Materials größer als die Stärke des externen Feldes, so spricht man von Paramagnetismus, wenn die Verstärkung bis zu 1% ausmacht und von Ferromagnetismus, wenn eine noch größere Verstärkung vorliegt. Die magnetische Suszeptibilität ist in diesem Fall positiv. Ferromagnetische Materialien zeigen ein nichtlineares Verhalten zwischen Magnetisierung und externer Magnetfeldstärke, mit einer potenziellen permanenten Magnetisierung und einer signifikanten Feldverstärkung. Den Unterschied in der magnetischen Suszeptibilität zwischen angrenzenden Gewebearten nennt man auch einen Suszeptibilitätsgradienten. Dieser Gradient führt zu einer lokalen Magnetfeldinhomogenität mit einer korrespondierenden nichtlinearen Verteilung der Resonanzfrequenzen. Da Magnetfeldgradienten zur räumlichen Kodierung verwendet werden, führt eine nichtlineare Verteilung zu einer Verzerrung der dargestellten Geometrie und zu artifiziellen Signalvariationen.

Abb. 93.1 a–c illustrieren die Konsequenz einer signifikanten Änderung in der magnetischen Suszeptibilität. Abb. 93.1 a zeigt das normale Erscheinungsbild mit vernachlässigbarer Variation der magnetischen Suszeptibilität an den Gewebegrenzen und einer linearen Abhängigkeit zwischen Resonanzfrequenzen und Ortszuordnung als Folge eines angelegten Feldgradienten. Abb. 93.1 b zeigt den Effekt, den eine ferromagnetische Büroklammer, die mit den Zähnen gehalten wird, auf die Bildgebung hat. Die Feldverzerrung des sich formenden magnetischen Dipols geht weit über den Ort der Büroklammer hinaus. Oder anders ausgedrückt, wird das Magnetfeld signifikant am Ort des ferromagnetischen Objekts und weit darüber hinaus verstärkt. Der Algorithmus der Bildrekonstruktion geht von einem linearen Zusammenhang zwischen gemessenen Resonanzfrequenzen und Ortszuordnung aus. Ein lokal artifiziell verstärktes Magnetfeld führt aufgrund der damit verbundenen höheren Resonanzfrequenzen der Kernspinsignale zu einer örtlichen Fehlzuordnung und damit zu einer fehlerhaften Abbildung der Anatomie.

Ein ferromagnetisches Objekt führt zu einem stärkeren Magnetfeldgradienten innerhalb seiner Umgebung, d.h. die Raumelemente werden nicht nur im Ort verschoben, sondern sind auch in ihrer Abbildungsgeometrie verkleinert. Das Signal wird durch diese Verzerrung der Raumelementgeometrie abgeschwächt und kommt mit wenig Intensität zur Darstellung. Auf der anderen Seite findet sich eine Überlagerung von ungestörten Kernspinsignalen mit Signalen artifiziell angehobener Resonanzfrequenzen. Solche Bereiche kommen entsprechend hyperintens zur Darstellung.

Die Nichtlinearität des Magnetfeldes, verursacht durch ferromagnetische Materialen, hat Konsequenzen, die weit über die Frequenzkodierung hinausgehen. Der für die schichtselektive Anregung verantwortliche Magnetfeldgra-

Abb. 93.1a–c

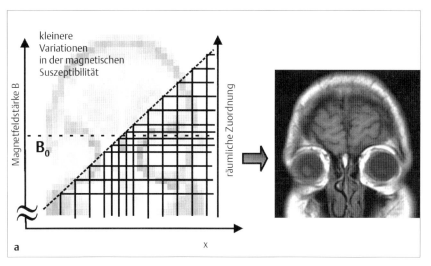

kleinere
Variationen
in der magnetischen
Suszeptibilität

Magnetfeldstärke B

B_0

räumliche Zuordnung

a   X

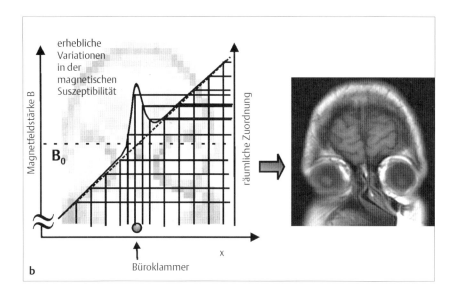

erhebliche
Variationen
in der
magnetischen
Suszeptibilität

Magnetfeldstärke B

B_0

räumliche Zuordnung

b

Büroklammer

X

dient ist in ähnlicher Weise betroffen und eine lokal signifikante Störung des Schichtprofils ist zu erwarten.

In der Gradienten-Echo-Bildgebung führt eine durch Suszeptibilitätsgradienten verursachte Verteilung unterschiedlicher Resonanzfrequenzen innerhalb eines Raumelements zu einer schnellen Phasendispersion und damit zu einem großen Signalverlust (Abb. 93.1 c).

Die Sensitivität von Gradienten-Echo-Sequenzen auf Suszeptibilitätsgradienten (z.B. innerhalb hämorrha-

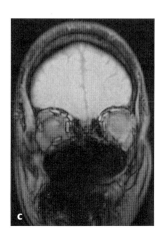

gischer Läsionen) lässt sich durch Verwendung langer Echozeiten noch steigern. Längere Echozeiten sind vereinbar mit der Verwendung niedriger Frequenzbandbreiten (längerer Akquisitionsfenster), was wiederum zu einer Verbesserung des SNR führt.

Abb. 93.2 illustriert den Effekt, den die Verwendung einer niedrigen Frequenzbandbreite auf den zeitlichen Ablauf einer Sequenz hat. Bei gegebenem Schichtselektionsgradienten, HF-Puls und Phasenkodiergradienten führt die Verwendung einer niedrigeren Frequenzbandbreite zu einer Verlängerung des Akquisitionsfensters und damit zu einer Verlängerung der minimal möglichen Echozeit. Die Angabe der Frequenzbandbreite wird von Herstellern unterschiedlich gehandhabt. Einige Hersteller bezeichnen als Bandbreite den Frequenzabstand zwischen 2 Raumelementen mit der Maßeinheit in Hz/Bildpunkt. Andere Hersteller verwenden die maximale Abweichung der Resonanzfrequenz des äußersten Raumelements im Bildbereich von der Larmor-Frequenz im Isozentrum des Magneten in der Maßeinheit kHz. Die Umrechnung auf Hz/Bildpunkt erfolgt durch Division des so angegebenen Frequenzbereichs durch die halbe Matrixgröße in Frequenzkodierrichtung. Die Wahl der Frequenzbandbreite hat direkten Einfluss auf das Bildrauschen. Letzteres ist proportional zur Wurzel aus der verwendeten Bandbreite.

> Die Wahl eines Bildgebungsprotokolls mit niedriger Bandbreite bei der Frequenzkodierung führt zu Bildern mit geringerem Rauschen und damit besserem SNR.

Die Kompartimentierung von paramagnetischem Desoxyhämoglobin oder Methämoglobin innerhalb der intakten

Abb. 93.2

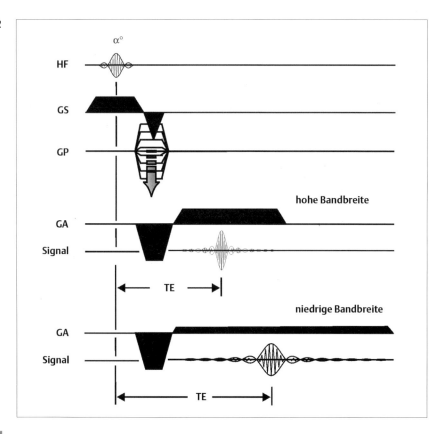

Erythrozyten sowie die Gegenwart von Hämosiderin im Weichteilgewebe führt zu signifikanten Suszeptibilitätsgradienten zur ansonsten diamagnetischen Umgebung. Die daraus resultierenden unterschiedlichen Resonanzfrequenzen manifestieren sich in einer signifikanten Verkürzung der T2*-Relaxationszeit. Die Empfindlichkeit einer Sequenz auf solche Effekte steigt mit zunehmender Echozeit. Eine Sequenz mit niedriger Bandbreite hat zwangsläufig eine verlängerte Echozeit und ist damit auf magnetische Suszeptibilitätsgradienten sensitiver. Die Verwendung einer niedrigen Bandbreite garantiert gleichzeitig eine Reduktion des Rauschanteils.

Abb. 93.**3a** u. **b** zeigen das Ergebnis der Verwendung einer Gradienten-Echo-Sequenz mit unterschiedlicher Bandbreite und damit verknüpft auch unterschiedlicher Echozeit. Abb. 93.**3a** wurde mit einer hohen Bandbreite ak-

quiriert, Abb. 93.**3b** mit einer niedrigen. Bilateral ist ein ausgedehntes subakutes subdurales Hämatom dokumentiert. Die Gegenwart von Blutabbauprodukten und die damit verbundenen Suszeptibilitätseffekte zeigen bei der Aufnahme mit einer niedrigen Bandbreite lokale Signalauslöschungen innerhalb der subduralen Ansammlung. Dieses Verhalten ist bei der Verwendung einer hohen Bandbreite nicht zu beobachten.

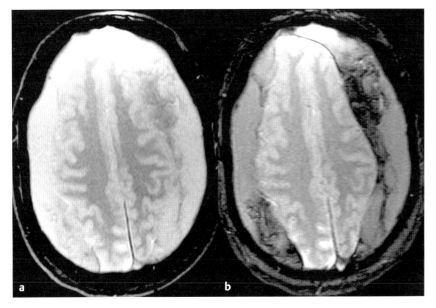

Abb. 93.3 a, b

94 Sensitivität auf Unterschiede in der magnetischen Suszeptibilität

Abb. 94.**1 a–d** zeigen Aufnahmen eines kavernösen Hämangioms unter Verwendung verschiedener Aufnahmetechniken. Auf der T1-gewichteten SE-Aufnahme (Abb. 94.**1 a**) zeigt sich eine heterogene Signalintensität (Pfeil) aufgrund des gleichzeitigen Vorhandenseins unterschiedlicher Desoxygenierungsstadien des Hämoglobins. Die T2-gewichtete TSE- (Abb. 94.**1 b**) und die FLAIR-Aufnahme (Abb. 94.**1 c**) zeigen Signalauslöschungen im Bereich der linksfrontalen weißen Substanz als Folge von Hämosiderin-Ablagerungen. Der Signalverlust ist auf den 2D-Gradienten-Echo-Aufnahmen deutlicher zu erkennen (Abb. 94.**1 d**, Pfeil). Die T2*-Sensitivität der GRE-Sequenzen führt zu einem eindeutigen Signalverlust als Folge der Dephasierung durch lokale Suszeptibilitätsgradienten.

Das Erscheinungsbild hämorrhagischer Läsionen verändert sich mit der Zeit, beginnend mit dem hyperakuten Status (innerhalb von weniger als 24 h) bis zum chronischen Zustand (älter als 14 Tage). Es ist auch abhängig von der anatomischen Lage. Innerhalb einer parenchymalen Blutung geht der zeitliche Ablauf über Oxyhämoglobin zu Desoxyhämoglobin, intrazellulärem Methämoglobin, extrazellulärem Methämoglobin und letzten Endes zu Hämosiderin. Hyperakute und akute Blutungen erscheinen auf T1-gewichteten Aufnahmen isointens bis hypointens aufgrund der langen T1-Relaxationszeiten, bedingt durch den hohen Wasseranteil. Die Umwandlung von Desoxyhämoglobin zu Methämoglobin geht mit einer T1-Verkürzung einher (helles Erscheinungsbild in T1-gewichteten Bildern), da Wasser mit dem paramagnetischen Ferritin innerhalb des Methämoglobins wechselwirken kann. Die Darstellung von Blutungen in der T2-gewichteten Bildgebung ist weniger eindeutig. Im Bereich der Blutung kommt es als Folge der paramagnetischen Blutabbauprodukte zu unterschiedlichen magnetischen Suszeptibilitäten und damit zu lokalen Magnetfeldinhomogenitäten.

> Die magnetische Suszeptibilität ist die Eigenschaft von Materie das Magnetfeld abzuschwächen, zu verstärken oder selber magnetisch zu werden.

Variiert die magnetische Suszeptibilität innerhalb eines Raumelements, kommt es zu einer schnellen Dephasierung der transversalen Magnetisierung. Bei GRE-Sequenzen führt dies zu einer Verkürzung der T2*-Relaxationszeit. In der SE-Bildgebung kommt es ebenfalls zu einer Signalminderung im Bereich der Blutung, verursacht durch die Diffusion von Wassermolekülen, die sich in diesem Fall im Bereich lokaler Feldinhomogenitäten bewegen. Dies erklärt auch die geringe Sensitivität von schnellen SE-Sequenzen auf Blutabbauprodukte. Bei TSE-Sequenzen ist die Diffusionszeit zwischen den multiplen 180°-HF-Pulsen zu kurz, um einen vergleichbaren Signalverlust zu erzeugen. Die Änderung der magnetischen Suszeptibilität für akute (Desoxyhämoglobin), frühe subakute (intrazelluläres Methämoglobin) und chronische Blutungen (Hämosiderin, Ferritin) führt zu einer Verkürzung der T2*-Relaxationszeiten und damit zu einer Signalauslöschung.

Ähnlich der Darstellung von Metallartefakten (s. Kap. 95) hängt das Ausmaß der Signalauslöschung von der verwendeten Sequenz und den gewählten Bildgebungsparametern ab. Im Falle einer Blutung ist es erstrebenswert, den Signalverlust zu verstärken, um die

Erkennbarkeit der Läsionen zu verbessern. TSE-Sequenzen sind nicht hilfreich, da die Diffusionszeit zu gering ist, um Blutungen als Signalminderung zu identifizieren. SE-Sequenzen erlauben eine Darstellung über die Diffusion von Wassermolekülen zwischen den lokal inhomogenen Feldern. GRE-Sequenzen sind mit ihrer T2*-Abhängigkeit die sensitivsten Sequenzen zur Darstellung von Blutabbauprodukten. Dieser Effekt lässt sich durch die Wahl langer Echozeiten oder einer niedrigen räumlichen Auflösung noch verstärken. Bei identischem Suszeptibilitätsgradi-enten skaliert der Unterschied in Resonanzfrequenzen mit der verwendeten Feldstärke. Daher führen auch Aufnahmen unter Verwendung einer hohen Feldstärke zu einer stärkeren Ausbildung des blutungsbedingten Suszeptibilitätsartefaktes. Bei ausgedehnten Signalverlusten als Folge lokaler Feldinhomogenitäten besteht die Gefahr, dass sich der Artefakt angrenzenden Strukturen überlagert. Aus diesem Grunde werden in der klinischen Routine bei der Darstellung von Blutungen schnelle SE-Sequenzen und GRE-Sequenzen komplementär verwendet.

Abb. 94.1 a–d

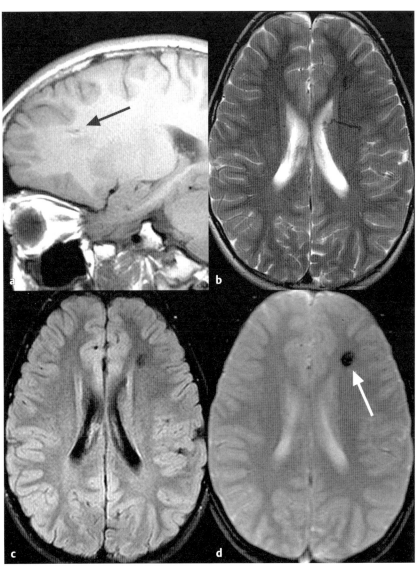

95 Metallartefakte

Die dargestellten Bilder zeigen einen Artefakt, welcher durch einen schwach ferromagnetischen Aneurysmaclip verursacht wurde. Spin-Echo- (Abb. 95.1 a) und schnelle Spin-Echo-Sequenzen

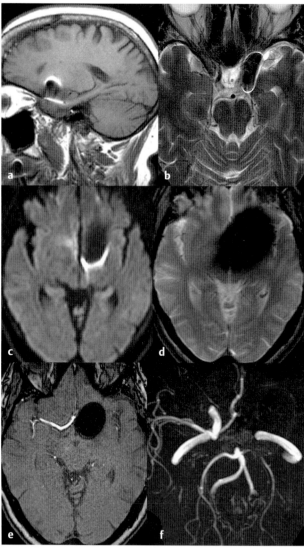

Abb. 95.1 a–f

(Abb. 95.1 b) zeigen die geringsten geometrischen Verzerrungen in der Abbildung, da hier die Dephasierung der transversalen Magnetisierung als Folge lokaler Magnetfeldinhomogenitäten durch die 180°-HF-Refokussierungspulse eliminiert wird. Im Gegensatz dazu finden sich signifikante Signalauslöschungen bei Gradienten-Echo-Sequenzen (Abb. 95.1 d). Abb. 95.1 c zeigt ein diffusionsgewichtetes Bild (Diffusion-weighted Imaging, DWI, s. Kap. 59). Bei dieser Sequenztechnik (DW-SE-EPI) sind die größten geometrischen Verzerrungen und Signalauslöschungen zu erwarten. Der Effekt lässt sich durch die Verkürzung der Echozuglängen unter Verwendung der parallelen Bildgebung vermindern. Die Ausgangsbilder (Abb. 95.1 e) der 3D-TOF MRA (s. Fall 42) des Circulus Willisii (MIP, Abb. 95.1 f) wurden unter Verwendung kurzer TE und einer hohen räumlichen Auflösung erzielt, was beides, im Vergleich zu der 2D-GRE-Aufnahme (Abb. 95.1 d), zu einer Verminderung der Artefaktgröße führt. Die linke A. cerebri anterior, die linke A. cerebri media und die linke A. cerebri posterior kommen nicht zur Abbildung (Abb. 95.1 f). Ohne die Betrachtung der Ausgangsbilder (Abb. 95.1 e) ist nicht offensichtlich, dass die fehlende Darstellung der Gefäße auf einen Artefakt zurückzuführen ist.

Sowohl ferromagnetische als auch nichtferromagnetische Metalle können signifikante Artefakte in der MR-Bildgebung verursachen. Die Dominanz des Artefakts ist dabei abhängig von dem Grad des Ferromagnetismus. Metallartefakte können 3 Erscheinungsformen haben:

- Geometrische Bildverzerrung besonders an den Grenzflächen des Objektes,
- gradueller oder eindeutiger Signalverlust in der Umgebung des Objektes,
- scharf begrenzte Bereiche von hoher Signalintensität in der Nachbarschaft des Objektes.

Ferromagnetische Materialien verzerren global das magnetische Feld in der Umgebung des Metalls. Diese Feldverzerrung überlagert sich nichtlinear mit dem Magnetfeldgradienten der räumlichen Kodierung. Dies führt zu einer räumlichen Fehlzuordnung der Signale und damit zu einem Artefakt. Nichtferromagnetische, aber leitende Metalle führen ebenfalls zu Signalbeeinträchtigungen. Der Unterschied in magnetischer Suszeptibilität zwischen Metall und umgebendem Gewebe führt zur lokalen d.h auf die unmittelbare Nachbarschaft begrenzten Signalauslöschung (s. Kap. 93). Zusätzlich kann die magnetische Komponente der verwendeten HF-Pulse-Wirbelströme in der metallischen Struktur induzieren. Das dadurch aufgebaute zusätzliche Magnetfeld führt direkt zu einer Störung der B_1-Komponente des HF-Feldes und damit zu einer Signalminderung in der Nähe der Stromschleife. Im Gegensatz zu dem suszeptibilitätsbedingten Artefakt kommt es in diesem Fall nicht zu einer geometrischen Verzerrung.

Metallartefakte können verstärkt oder abgeschwächt werden, je nach verwendeter Bildgebungssequenz und gewählten Protokollparametern. Die beobachtete Signalauslöschung hängt von der Größe des Bereichs unterschiedlicher Resonanzfrequenzen innerhalb eines Raumelements ab. Eine bessere räumliche Auflösung führt zu kleineren Raumelementen, zu kleineren Frequenzbereichen und damit zu einer Artefaktminderung.

Eine Signalauslöschung wird durch Verwendung langer Echozeiten oder Echozuglängen wahrscheinlicher. Metallartefakte kommen bei der Verwendung einer hohen räumlichen Auflösung und kurzer Echozeiten (kurze Echozuglängen, verbunden mit der Wahl hoher Bandbreiten bei der Frequenzkodierung) reduziert zur Darstellung.

Metallartefakte lassen sich reduzieren durch:

- Wahl einer hohen räumlichen Auflösung,
- Wahl einer kurzen Echozeit (kurzen Echozuglänge),
- Wahl einer hohen Bandbreite.

96 Chemische Verschiebung und Bandbreite der Frequenzkodierung

Die chemische Verschiebung, ein immer gegenwärtiger Artefakt, kommt in Richtung der Frequenzkodierung zur Darstellung. Dieser Artefakt tritt v. a. an Grenzflächen mit unterschiedlichem Fett- oder Wasserbestandteil auf. In den beiden Darstellungen ist die Frequenzkodierrichtung von oben nach unten. Die Frequenzbandbreite des verwendeten Bildgebungsprotokolls, angegeben in Hz/Bildpunkt oder Pixel, bestimmt das Ausmaß des Artefakts. Je niedriger die verwendete Frequenzbandbreite, umso ausgeprägter ist der

Artefakt. Die Resonanzfrequenz fettgebundener Wasserstoffprotonen liegt um 3,5 ppm unterhalb der Resonanzfrequenz der Wasserstoffprotonen in Wassermolekülen. Da die Resonanzfrequenz als Ortsinformation in Frequenzkodierrichtung verwendet wird, kommt es zu einer relativen Verschiebung des Fettbildes gegenüber dem Wasserbild. Auf der einen Seite der Verschiebung kommt es zu einer konstruktiven Überlagerung mit dem Wasserbild und einer damit verbundenen Ausbildung einer hyperintensen Grenz-

Abb. 96.1 a, b

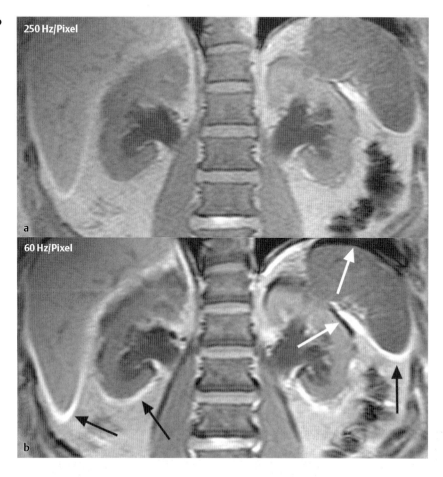

250 Hz/Pixel

a

60 Hz/Pixel

b

fläche (schwarze Pfeile, Abb. 96.1 a u. b) während auf der entgegengesetzten Seite der Abbildung des fetthaltigen Objektes zwischen Wasserbild und Fettbild eine signalfreie Lücke entsteht, dargestellt als hypointense Linie (weiße Pfeile).

Abb. 96.2 a u. b illustrieren die Verschiebung des Fettbildes relativ zum Wasserbild. In Abb. 96.2 b erscheint das Gehirn relativ zum Fett der Kopfhaut nach posterior verschoben und das innere Knochenblatt des Schädels (Abb. 96.2 a, Pfeil) ist auf dem mit der niedrigeren Bandbreite aufgenommenen Bild überlagert (Abb. 96.2 b). Je nach Hersteller wird die Bandbreite der Frequenzkodierung in Hz/Bildpunkt oder die halbe Frequenzbandbreite für den gesamten Bildbereich in ±kHz (Ny-

quist-Bandbreite) angegeben. Ein Bild mit einer Bandbreite von 130 Hz/Bildpunkt hat bei Wahl einer 256er Matrix eine Bildbandbreite ± 16 kHz (128 Bildpunkte × 130 Hz/Pixel).

Der Artefakt der chemischen Verschiebung lässt sich über die Wahl einer hohen Bandbreite reduzieren. Damit wird aber auch das Rauschen in einem breiteren Frequenzspektrum aufgenommen. Die Wahl der Bandbreite ist somit immer ein Kompromiss zwischen SNR und Artefakt der chemischen Verschiebung. Mit Wahl einer niedrigen Bandbreite verlängert sich auch das Auslesefenster und damit die Echozeit oder Echozuglänge. Damit wird die Sequenz ebenfalls empfindlicher auf Fluss-, Bewegungs- und Suszeptibilitätsartefakte.

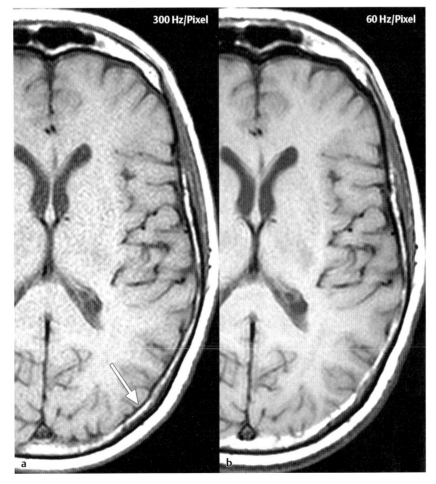

Abb. 96.2 a, b

Abb. 97.**1 a** u. **c** zeigen erhebliche geometrische Verzerrungen im Außenbereich des Bildfeldes. Dies ist eine Folge der dort vorliegenden Nichtlinearität des Magnetfeldgradienten. Alle MR-Systeme zeigen solche nichtlinearen Magnetfeldgradienten im Außenbereich des als maximal spezifizierten Bild- oder Messfeldes. Diese Nichtlinearität resultiert aus den mechanischen Randbedingungen und der angestrebten Leistungsstärke des Gradientensystems. In den meisten Fällen werden diese geometrischen Verzerrungen bei der Bildberechnung programmtechnisch korrigiert (Abb. 97.**1 b** u. **d**). Bei automatischer, im Hintergrund ablaufender Korrektur besteht für den Anwender die Gefahr, dass er die tatsächlichen geometrischen Verhältnisse während der Messung nicht einschätzen kann (s. Kap. 78).

Geometrische Verzerrungen sind charakteristisch für alle MR-Systeme. Sie stehen im Zusammenhang mit einer mangelnden Phasen- oder Frequenzentwicklung im Randbereich des definierten Messfeldes und einer entsprechenden Fehlzuordnung im Bild. Bei der räumlichen Zuordnung geht die Bildberechung von einer linearen Verteilung der Resonanzfrequenzen und der Phasenentwicklung aus. Jede Abweichung von dieser linearen Verteilung zeigt sich als Signalfehlzuordnung in Form einer geometrischen Verzerrung. Die Linearität des Magnetfeldverlaufs ist das Produkt der Feldhomogenität des Magneten und der Linearität der Gradientenspule. Geometrische, elektromechanische und wirtschaftliche Randbedingungen bei der Konstruktion eines Magneten führen zu einer Magnetfeldhomogenität, die im Isozentrum exzellent ist und erst zum Rand des definierten Messfeldes an Qualität verliert. Diese Inhomogenität wird während der Installation über einen passiven Shim in einer ersten Näherung kompensiert und kann während der Messung noch über die Aktivierung von Shimspulen weiter ausgeglichen werden. Das Magnetfeld-

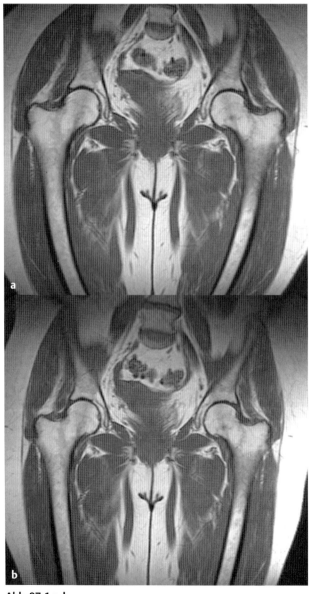

Abb. 97.1 a, b

Abb. 97.1 c–d

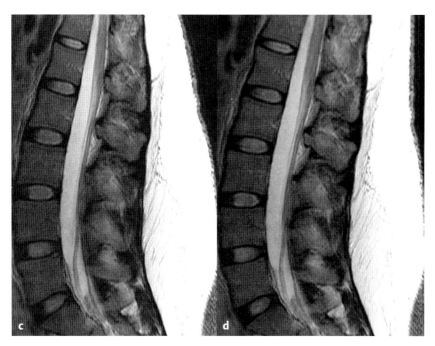

c   d

verhalten im Außenbereich des Messfeldes ist zu komplex, als dass es mit einem Bildbearbeitungsprogramm korrigiert werden könnte.

Geometrische, elektromechanische und wirtschaftliche Randbedingungen sind es auch, die bei der Konstruktion einer Magnetfeldgradientenspule zu einer Einschränkung der Gradientenlinearität im Außenbereich des als maximal spezifizierten Bild- oder Messfeldes führen. Im Isozentrum ist diese Linearität immer gewährleistet und nimmt erst im Randbereich des definierten Messfeldes ab. Diese Nichtlinearität lässt sich bestimmen und das Bild kann entsprechend korrigiert werden. Die geometrische Fehlzuordnung kann zwar korrigiert werden, nicht aber der tatsächliche Verlust an räumlicher Auflösung im Außenbereich des Messfeldes. Nichtlinearität im Außenbereich heißt, dass die gewählte Frequenzbandbreite sich erst über eine größere räumliche Distanz ergibt als tatsächlich über Bildbereich und Matrixgröße angewählt, so dass ein Raumelement im Außenbereich des Messfeldes größer ist als in der Nähe des Isozentrums.

Nur diese künstliche Vergrößerung lässt sich bei der Darstellung berücksichtigen.

Es gibt eine Reihe von Faktoren, die eine geometrische Fehlzuordnung zur Folge haben und in ihrem Einfluss und Erscheinungsbild nicht vorhersagbar sind. Solche Faktoren sind:

- Interne Verzerrungen als Folge einer chemischen Verschiebung (s. Kap. 96) und Unterschiede in der magnetischen Suszeptibilität für verschiedene Gewebearten (s. Kap. 93 und 94). Beides sind Faktoren, die von Patient zu Patient variieren,
- metallische Objekte innerhalb des Patienten oder in der Nähe des Messfeldes (s. Kap. 95),
- in leitende Strukturen induzierte Wirbelströme durch schnelles Schalten von Magnetfeldgradienten.

Geometrische Verzerrungen sind ein wichtiges Thema, das allen Radiologen bewusst sein sollte. Auch wenn die geometrische Verzerrung im Bild korrigierbar ist, nimmt die tatsächlich angeregte Schicht im Randbereich eines Messfeldes einen gekrümmten Verlauf ein, der nicht korrigiert werden kann. Hier kann es z. B. zu einer fehlerhaften geometrischen Zuordnung einer Läsion kommen.

98 Bewegungsartefakte – Geister und Verschmierungen

Geister erscheinen üblicherweise in Phasenkodierrichtung. In Abb. 98.1 a ist das die vertikale und in Abb. 98.1 b die horizontale Achse. Man erkennt diese Ausrichtung auch anhand der Einfaltungsartefakte (s. Kap. 102). Diese Geister sind die Folge einer periodischen Störung der Amplitude oder Phasenlage des Kernspinsignals, wie sie z. B. durch Blutpulsation, Atmung oder Tremor ausgelöst werden können. Unabhängig von der Richtung einer solchen bewegungsinduzierten Variation der akquirierten Signale zeigen sich die Geister immer in Phasenkodierrichtung (Abb. 98.1 a u. b, Pfeile).

Abb. 98.2 a zeigt ein T1-gewichtetes Bild ohne Bewegungsartefakte. Abb.

Abb. 98.1 a, b

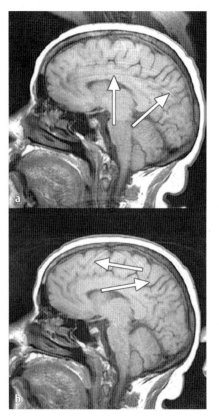

98.2 b zeigt das Ergebnis mit einer nur leichten Bewegung des Kopfes während der Aufnahme. Abb. 98.2 c zeigt das Resultat bei einer signifikanten Bewegung des Kopfes während der Datenakquisition. Je größer die Periodizität der Phasen- und/oder Signalvariation in der Rohdatenmatrix, auch k-Raum genannt, umso ausgeprägter und klarer ist die Geisterbildung des Objekts. Ein klassisches Beispiel bilden hier die Pulsationsartefakte (s. Kap. 101). Neben den diskreten Geistern kann eine langsame oder sporadische Modulation des Signals während der Datenakquisition zu einem Verlust an Kantenschärfe und damit zu einer unscharfen Darstellung der Anatomie führen. Eine verschmierte Darstellung ist das Resultat einer Signalstörung, z. B. durch Bewegung, während der Akquisition der zentralen k-Raum-Zeilen. Die Verschmierung in Richtung der Phasenkodierung geht dabei von jeder signalemittierenden Objektsstruktur aus.

Bei Geistern oder periodisch auftretenden Artefakten handelt es sich um eine entsprechend der Fourier-Transformation korrekte räumliche Zuordnung aufgenommener Signale, deren Phasen- oder Frequenzverhalten aber durch äußere Einflüsse verfälscht wurde. Das Erscheinungsbild dieser Geister hängt davon ab, in welcher Form, in welcher Stärke und zu welchem Zeitpunkt der Datenakquisition die Signalstörung erfolgte. Strukturen, die mit einer hohen Signalintensität zur Darstellung kommen, wie z. B. Fett in der T1-gewichteten Bildgebung, sind prädestiniert als Quelle für Geisterbilder.

Auch wenn es theoretisch möglich ist, in Frequenzkodierrichtung ein Geisterbild zu erzeugen, so tritt sie nur in Phasenkodierrichtung auf. Das liegt u. a.

an der relativ langen Messzeit, die für die Phasenkodierung i.d.R. benötigt wird (in der Größenordnung von 100 ms bis zu einigen min). Dabei gibt es genügend Gelegenheit für Fluss und Bewegung hier eine periodische Störung zu verursachen. Bei der Frequenzkodierung handelt es sich um einen Vorgang, der innerhalb weniger Millisekunden abgeschlossen ist. Hier ist die Wahrscheinlichkeit einer periodischen Signalmodulation äußerst gering. Würde sich die Datenakquisition in Frequenzkodierrichtung auch über einen längeren Zeitraum erstrecken, so wäre auch hier theoretisch eine Geisterbildung möglich. Im Bereich der klinischen MRT ist eine solche Situation aber nie gegeben.

Geisterbilder können pathologische Strukturen maskieren oder sogar Pathologien vortäuschen. Die Signalintensität der Geisterbilder ist aus den Bilddaten entnommen. Dies bedeutet, dass die Signalintensität des Objekts in der korrekt zugeordneten Darstellung vermindert ist oder einfacher ausgedrückt, was an einer Stelle überflüssig erscheint, muss an anderer Stelle fehlen. Das SNR ist für das entsprechende Objekt reduziert und damit ist auch die Erkennbarkeit im Sinne einer Abgrenzbarkeit zum Nachbargewebe beeinträchtigt.

Auch eine durch das MR-System verursachte periodische Schwankung der räumlichen Kodierung kann zu einer Geisterbildung führen. Das gleiche gilt für äußere Einflüsse, die eine periodische Variation im Signal während der Datenakquisition einer einzelnen Fourier-Zeile oder von Fourier-Zeile zu Fourier-Zeile verursachen. Physiologische Bewegungen wie Atmung, Herzschlag, Peristaltik, Blutpulsation (s. Kap. 101) oder Patientenbewegung sind zu langsam, um eine periodische Variation während der Akquisition einer einzelnen Fourier-Zeile zu verursachen, aber sie können zu einer periodischen Beeinflussung des Signals von Fourier-Zeile zu Fourier-Zeile und damit auch

zu einer Entstehung von Geisterbildern führen.

Je stärker die Periodizität, umso ausgeprägter die Geisterbildung. Maßnahmen zur Reduktion von Geisterbildern bestehen in einer Signalunterdrückung hyperintenser, irrelevanter Strukturen (z.B. Fettsättigung) oder durch eine Störung der Periodizität, wie sie durch mehrere Akquisitionen und Änderung in der Reihenfolge der Fourier-Zeilen-Akquisition erreicht werden können.

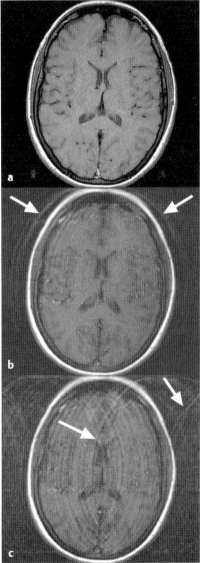

Abb. 98.2 a–c

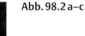

99 Flusskompensation – Gradient Moment Nulling

Abb. 99.1 a u. c zeigen T1-gewichtete Aufnahmen nach Kontrastmittelgabe und konventionell aufgenommene T2-gewichtete Aufnahmen mit ausgeprägten Bewegungsartefakten (Pfeile) in Phasenkodierrichtung. Unter Verwendung einer Flusskompensation sind diese Artefakte signifikant reduziert und ihre Signalintensität ist den Blutgefäßen (Abb. 99.1 b) und dem Liquor (Abb. 99.1 d) korrekt zugeordnet.

Bei der Frequenzkodierung während der schichtselektiven Anregung oder der Datenakquisition wird über den Unterschied in den Resonanzfrequenzen als Nebenprodukt eine ungewünschte Dephasierung verursacht. Diese Dephasierung wird bei der schichtselektiven Anregung retrospektiv, bei der Frequenzkodierung prospektiv vor der Datenakquisition rephasiert (s. Kap. 10).

Zu diesem Zweck wird ein entsprechender Gradientenpuls nach- bzw. vorgeschaltet. Dieser Ansatz funktioniert für statisches Gewebe. Da diese Gradienten nur in zeitlicher Abfolge

Abb. 99.1 a–d

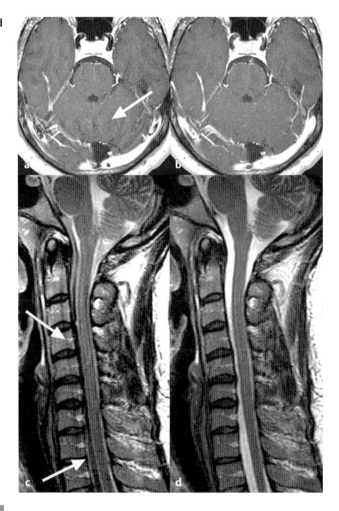

angewendet werden können, kommt es bei Fluss und Bewegung zu einer Veränderung der Phasenhistorie der sich bewegenden Signalquelle und damit zu einer ungenügenden Rephasierung. Die damit verbundenen Artefakte zeigen sich in Phasenkodierrichtung (s. Kap. 101). Im Fall einer sich bewegenden Signalquelle spielt nicht nur der verwendete Magnetfeldgradient für die Phasenentwicklung der transversalen Magnetisierung eine Rolle, sondern auch das Bewegungsverhalten der Signalquelle.

Neben der Position spielen für die Phasenentwicklung auch die konstante Geschwindigkeit, die Beschleunigung und weitere höhere Ableitungen (z. B. zeitliche Änderung der Beschleunigung) eine Rolle. In Gegenwart eines magnetischen Feldgradienten hat jede dieser Komponenten einen Einfluss auf die Entwicklung der Phasenlage der transversalen Magnetisierung. Jede dieser Komponenten trägt ein sog. Gradientenmoment. Eine konstante Geschwindigkeit wird z. B. auch als Bewegung 1. Ordnung bezeichnet und das zugehörige Gradientenmoment als Moment 1. Ordnung. Die resultierende Phasenlage der transversalen Magnetisierung für ein Raumelement ist das Ergebnis der Überlagerung aller Gradientenmomente. Mit Flusskompensation bezeichnet man die Einstellung der Gradientenmomente in der Art, dass sowohl die Dephasierung innerhalb statischen Gewebes zurückgesetzt wird als auch die Dephasierung der Gradientenmomente 1. Ordnung. In der Literatur findet man hierfür die Begriffe Gradient Moment Nulling (GMN), Gradient Moment Rephasing (GMR) und Motion Artifact Suppression Technique (MAST). Das letztere Akronym wird allerdings auch im Zusammenhang mit ferromagnetischen Implantaten verwendet (Metal Artifact Suppression Technique).

Bei der Flusskompensation kommt man nicht mit einer einfachen bipolaren Gradientenstruktur der Sequenz aus, sondern muss mindestens 3 Gradientenpulse verwenden. Daraus ergibt sich eine methodisch bedingte Verlängerung der Echozeit bei gleicher Bandbreite der Frequenzkodierung. Die Flusskompensation führt zu einer Reduzierung der flussbedingten Artefakte, die ansonsten als Geister in Phasenkodierrichtung auftreten würden, und führt die Signalintensität der Artefakte wieder an ihren Ursprungsort zurück.

Theoretisch ist auch die Kompensation von Bewegungskomponenten höherer Ordnung möglich. In der klinischen Routine hat sich jedoch herausgestellt, dass die Datenakquisition einer Fourier-Zeile einen so kurzen Zeitraum in Anspruch nimmt, dass man die Geschwindigkeit einer beliebigen Bewegung während dieser Zeit als konstant annehmen darf. Für bestimmte Anwendungen wäre vielleicht die Kompensation der Gradientenmomente höherer Ordnung von Vorteil, was aber die Anzahl und Komplexität der verwendeten Gradientenpulse erhöhen würde mit einer damit verbundenen Verlängerung der minimal möglichen Echozeit.

Eine Flusskompensation für Gradientenmomente 1. Ordnung wird i. d. R. in Schichtselektions- und in Frequenzkodierrichtung angewandt. In Phasenkodierrichtung kommt es selten zur Anwendung. Die Flusskompensation hat eine Verlängerung der minimal möglichen Echozeit zur Folge, was bei T1-gewichteten Aufnahmen eine unerwünschte Kontamination des Bildkontrastes mit der gewebespezifischen T2-Relaxationszeit nach sich zieht. Dies ist ein Nachteil der flusskompensierten T1-gewichteten Spin-Echo-Bildgebung. Die Flusskompensation ist bei der nativen MRA essenziell und bei der T2-gewichteten Bildgebung zur Reduktion der durch Liquorpulsation verursachten Artefakte ausgesprochen hilfreich.

100 *Regionale Sättigung*

Die regionale Sättigung ist eine wichtige Technik bei der Reduktion von Bewegungsartefakten, besonders bei der Geisterbildung, d. h. Wiederholung von Bildkonturen in Phasenkodierrichtung. Bei diesem Ansatz wird in Gegenwart eines Magnetfeldgradienten ein selektiver HF-Puls eingestrahlt, der eine bestimmte Region anregt. Die erzeugte transversale Magnetisierung wird sofort über Magnetfeldgradienten dephasiert und ein HF-Anregungspuls beginnt mit der eigentlichen Bildakquisition. Da die Magnetisierung in der vorher angeregten Region noch keine Gelegenheit hatte, sich zu erholen, wird in dieser Region so gut wie kein Signal generiert. Man spricht in diesem Zusammenhang von einer regionalen Sättigung.

Solche Sättigungspulse können sowohl innerhalb des Bildes (Abb. 100.**1 a** u. **b**) als auch parallel zur angeregten Schicht gesetzt werden (Abb. 100.**2 a** u. **b**). Der Unterschied zwischen den Abb. 100.**1 a** u. **b** besteht darin, dass im Fall der Abb. 100.**1 b** vor der Akquisition jeder Fourier-Zeile ein regionaler Sättigungspuls ventral der Wirbelsäule platziert und damit die Signalerzeugung in dieser fettreichen Region unterdrückt wurde. Bewegungsartefakte aus dieser Region, die sich ansonsten in Phasenkodierrichtung als Geister über das Bild erstreckt hätten, werden mit dieser Methode signifikant unterdrückt. Mit dieser räumlichen Sättigung sind die Wirbelkörper und der Rückenmarkskanal wesentlich klarer dargestellt. Eine regionale Sättigung in der

Abb. 100.1 a, b

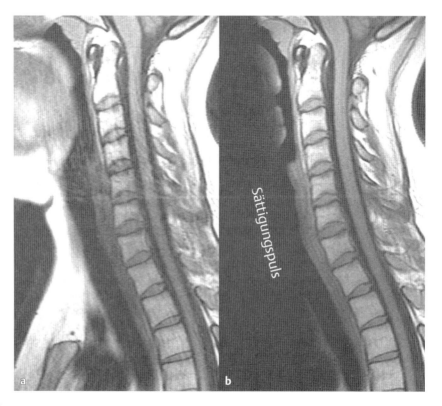

Sättigungspuls

a   b

Bildgebung ist natürlich nur dann effektiv, wenn die ansonsten erzeugte Signalintensität sich in Phasenkodierrichtung in Form von Geistern manifestiert hätte. Übliche Anwendungen finden sich bei der Darstellung der Wirbelsäule (bei sagittaler oder axialer Schichtführung mit einer von anterior nach posterior gerichteten Phasenkodierung), bei der abdominellen Bildgebung (um Geister von der ventralen Bauchwand zu unterdrücken) und bei Thoraxaufnahmen (um das schlagende Herz auszublenden).

Abb. 100.2 a u. b zeigen das Resultat einer regionalen Sättigung, die parallel zum Schichtpaket gewählt wurde. Abb. 100.2 a zeigt das Erscheinungsbild ohne Sättigung, Abb. 100.2 b das Ergebnis eines regionalen parallelen HF-Sättigungspulses. In Abb. 100.2 a führt der Pulsationsartefakt (weiße Pfeile) mit Ursprung im Sinus transversus zu einer eingeschränkten Beurteilbarkeit des Kleinhirns. Diese Einschränkung ist in Abb. 100.2 b durch die Verwendung des regionalen parallelen Sättigers

nicht gegeben. In der gleichen Darstellung ist auch die Wiedergabe der Karotiden leicht verbessert. In eine Schicht einfließendes Blut kann mit einer hohen Signalintensität dargestellt werden, so wie es in der MR-Angiographie auch angewandt wird. Sowohl ein arterieller als auch ein venöser Fluss können dabei mit erheblichen Pulsationsartefakten die Bildqualität vermindern. Durch die Anwendung regionaler Sättigungspulse parallel zum Schichtblock können diese signifikant reduziert werden. Übliche Anwendungen finden sich bei der Bildgebung der Sella turcica, bei der Darstellung des inneren Gehörgangs, bei der abdominellen Bildgebung und bei der Darstellung des Beckens (nur für Aufnahmen vor Gabe eines Kontrastmittels).

Die Verwendung von Sättigungspulsen verlängert die Zeit zur Messung einer Fourier-Zeile (geringere Anzahl möglicher Schichten bei gleicher TR) und trägt natürlich zur spezifischen Absorptionsrate des Patienten bei (s. Kap. 4).

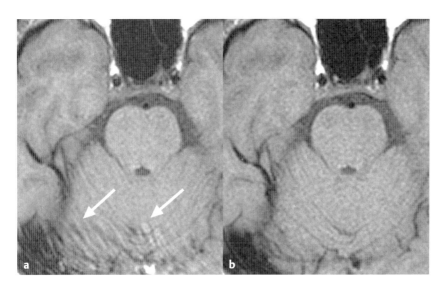

Abb. 100.2 a, b

101 Flussartefakte

Abb. 101.1a zeigt eine T1-gewichtete Gradienten-Echo-Aufnahme des Abdomens mit spektraler Fettsättigung. Die Anwendung einer parallelen regionalen Sättigung (s. Kap. 100) auf beiden Seiten der Schicht führt zu einer Beseitigung der flussbedingten Signalanhebung innerhalb der großen Venen (Abb. 101.1b), die andernfalls signalstark erscheinen würden. Abb. 101.1c zeigt in einer T1-gewichteten schnellen Spin-Echo-Aufnahme ausgeprägte Geister mit Ursprung sowohl in der V. cava inferior, als auch in der Aorta. Die Pulsationsartefakte dieser Gefäße erstrecken sich dabei in Richtung der

Phasenkodierung. Die Platzierung einer regionalen Sättigung oberhalb der Schicht beseitigt zwar den Pulsationsartefakt der Aorta, nicht aber den der V. cava inferior (Abb. 101.1d). Ein Sättigungspuls, der unterhalb der Schicht platziert wird, beseitigt wiederum den Pulsationsartefakt der V. cava inferior, nicht aber den der Aorta (Abb. 101.1e). Die Anwendung beider regionalen Sättiger ist notwendig, um sowohl arterielle als auch venöse Pulsationsartefakte zu eliminieren (Abb. 101.1f). Regionale Sättigungspulse reduzieren die longitudinale Magnetisierung an der Stelle ihrer vom Anwender bestimmten räum-

Abb. 101.1 a–f

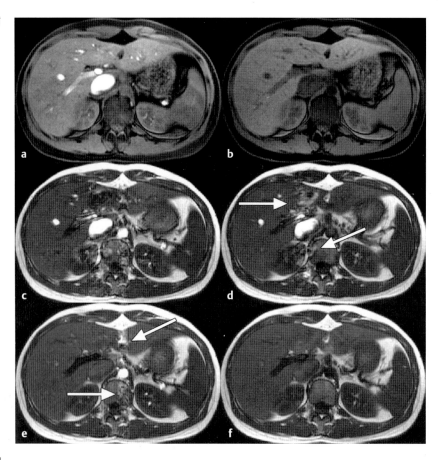

lichen Zuordnung. Handelt es sich dabei um Blut, so hat das in die Messschicht einfließende Blut eine reduzierte longitudinale Komponente der Magnetisierung und ein folgender Anregungspuls kann dementsprechend keine transversale Magnetisierung und damit auch kein Signal erzeugen. Damit sind Flussartefakte eliminiert, die erst in Gegenwart einer transversalen Magnetisierung innerhalb sich bewegender Strukturen entstehen können (s. Kap. 98).

Flussbedingt können vier Formen von Artefakten auftreten:

- Eine Phasenverschiebung oder ungenügende Rephasierung bei Vernachlässigung einer Kompensation der Gradientenmomente höherer Ordnung (s. Kap. 99),
- eine periodische Änderung der Signalintensität im k-Raum, die sich in einer entsprechenden Geisterbildung widerspiegelt (s. Kap. 98),
- eine signifikante Signalanhebung aufgrund eines Flugzeiteffekts (die volle Magnetisierung von ungesättigtem Blut tritt in die Schicht ein),
- ein graduelles Verschwinden der Abbildung eines Gefäßes durch Sättigung des in der Schicht fließenden Blutes.

Geister können sowohl hyperintens als auch hypointens erscheinen. Das hängt davon ab, welche Phasenlage sie im Vergleich zu der am Ort vorliegenden transversalen Magnetisierung haben.

Die Signalintensität im Geist fehlt entsprechend am Ort des anatomischen Ursprungs. Der Abstand zwischen den vaskulär bedingten Geistern hängt von der zeitlichen Differenz zwischen der TR und dem RR, der Dauer eines Herzschlags, ab. Sind TR und RR synchron, kommt es zu keiner Geisterbildung, weil es in dem Fall keine periodische Schwankung der Signalintensität im k-Raum gibt.

Wie vorhergehend diskutiert, führt die Bewegung von Signalquellen zwischen und während der räumlich kodierenden Magnetfeldgradienten, wie dies bei Diffusion, Fluss und Bewegung der Fall ist, zu einer Dephasierung oder unvorhersagbaren Phasenposition. Dies zeigt sich als Signalauslöschung oder als -fehlzuordnung in Phasenkodierrichtung und kann auch zu Geisterbildern beitragen. Flugzeit- (s. Kap. 41 und 42) und Sättigungsphänomene können ebenfalls zu Flussartefakten führen. Frisches, vor dem nächsten Anregungspuls in die Schicht einfließendes Blut führt zu einer flussbedingten Signalverstärkung, die man sowohl bei der Gradienten-Echo- als auch bei der Spin-Echo-Bildgebung beobachten kann. Ist die Blutflussgeschwindigkeit zu hoch und erfährt das fließende Blut einen 90°-Impuls aber nicht mehr den 180°-Impuls, so kommt es bei der Spin-Echo-Bildgebung zu keiner Signalerzeugung an dieser Stelle und zu einem entsprechenden hypointensen Erscheinungsbild.

Abb. 102.**1 a, c** u. **e** demonstrieren verschiedene Beispiele von Einfaltungs- oder Überfaltungsartefakten. Diese Artefakte entstehen durch Fehlzuordnung einer außerhalb des Bildbereiches liegenden signalgebenden Struktur in eine entgegengesetzte Position innerhalb des Bildbereichs. Die Phasenkodierrichtung ist dabei entlang der vertikalen Achse in Abb. 102.**1 a** u. **e**, und entlang der horizontalen Achse in Abb. 102.**1 c**. In Abb. 102.**1 a** wird der Nackenbereich in die obere Bildhälfte eingefaltet (Pfeil). In Abb. 102.**1 c** wird das Signal der Nasenspitze dem hinteren Kopfbereich zugeordnet (Pfeil). In Abb. 102.**1 e** wird der außerhalb des Bildbereichs gelegene superiore Teil der Wirbelsäule offensichtlich in den unteren Teil des Bildbereichs eingefaltet. Die Vergrößerung des Bildbereichs – oder eine als Oversampling bekannte Methode – führt zu einer Beseitigung dieser Artefakte (Abb. 102.**1 b, d** u. **f**).

Einfaltungen können sowohl in Frequenz-, als auch in Phasenkodierrichtung entstehen. Damit ist auch die 3D-Bildgebung mit einer Phasenkodierung in Schichtselektionsrichtung betroffen. Die Datenabtastrate in Frequenzkodierrichtung ist durch die verwendete Frequenzbandbreite vorgegeben. Die mit dieser Abtastrate höchste noch auflösbare Frequenz nennt man die Nyquist-Frequenz. Frequenzen, die über diese Nyquist-Frequenz hinausgehen, zeigen bei der vorgegebenen Abtastrate das gleiche Erscheinungsbild wie eine niedrigere Frequenz innerhalb des vorgegebenen Frequenzspektrums und es kommt zu einer entsprechenden Fehlzuordnung des Signals. Diese Fehlzuordnung lässt sich durch eine Erhöhung der Abtastrate (Oversampling) vermeiden. Da die Erhöhung der Abtastrate in Frequenzkodierrichtung keine weiteren Nachteile für den Anwender mit sich bringt, ist sie bei den meisten MR-Systemen voreingestellt. Diese Erhöhung der Abtastrate führt weder zu einer Verlängerung der Messzeit noch zu einer Änderung des SNR. Eine Verdopplung der Abtastrate entspricht einer Fähigkeit der Fourier-Transformation, den doppelten Bildbereich eindeutig zuordnen zu können.

Die Einfaltung in Phasenkodierrichtung hat die gleichen Ursachen wie die Einfaltung in Frequenzkodierrichtung. Auch hier lässt sich eine Einfaltung durch eine entsprechende Erhöhung der Anzahl der Phasenkodierschritte (Oversampling) vermeiden. Im Gegensatz zur Erhöhung der Abtastrate während der Datenakquisition (in Frequenzkodierrichtung), bedeutet ein Oversampling in Phasenkodierrichtung die Akquisition zusätzlicher Fourierzeilen und dies bedeutet eine Verlängerung der Messzeit. Als kleine Kompensation für diesen Nachteil erhält man eine Verbesserung des SNR (s. Kap. 12).

Bei der 3D-Bildgebung kann es zu Einfaltungen in den äußeren Partitionen kommen. Geht das angeregte Blockprofil über die definierte Phasenkodiergrenze hinaus, kommt es wie bei der 2D-Bildgebung zu Einfaltungen in Phasenkodierrichtung, die in diesem Fall in Richtung der Blockselektion liegt. Auch hier lassen sich mit Hilfe des Oversampling die Einfaltungsartefakte eliminieren. Alternativ lassen sich auch regionale Sättiger verwenden, um Einfaltungsartefakte zu reduzieren.

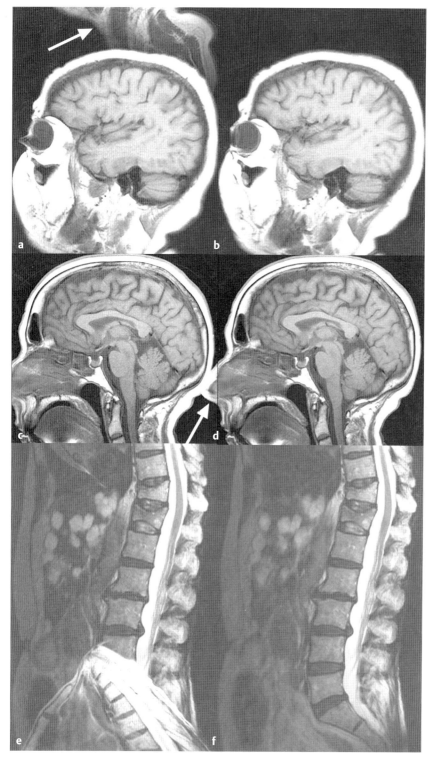

Abb. 102.1 a–f

Abb. 103.**1a** zeigt deutliche Abbruchartefakte (schwarze Pfeile) in Form von Kantenoszillationen an der Peripherie des Gehirns. Abb. 103.**2a** beinhaltet in einer sagittalen T1-gewichteten Aufnahme einer thorakalen Wirbelsäule einen klassischen Abbruchartefakt, der eine Hydromyelie vortäuschen kann (weiße Pfeile). Oft wird dieser Artefakt als Syringomyelie fehlinterpretiert. In beiden Fällen wurden die Artefakte durch die Wahl einer zu großen Raumelementgröße verursacht.

> Abbruchartefakte lassen sich durch Wahl eines kleineren Bildbereichs oder durch Verwendung größerer Bildmatrizen reduzieren.

Der letztere Ansatz wurde verwendet um in den Abb. 103.**1b** u. 103.**2b** die Eliminierung der Abbruchartefakte zu demonstrieren.

Die im k-Raum abgelegten Rohdaten (s. Kap. 10) für die Berechnung eines Bildes stellen eine begrenzte digitale Information mit einer für das MR-Signal begrenzten Abtastzeit dar. Diese Begrenzung ist unter anderem mit der Wahl der räumlichen Auflösung vorgegeben. Die Fourier-Transformation (FT) erlaubt es, ein kontinuierliches Signal in einzelne Frequenzkomponenten zu zerlegen. Eine Begrenzung bedeutet eine Vernachlässigung höherer Frequenzkomponenten. Das entspricht einem Abbruchkriterium einer FT. Unter Verwendung der gemessenen Frequenzkomponenten wird über eine FT durch Kombination der entsprechenden Sinusund Kosinuswellen der Signalintensität das Bild des signalgebenden Objektes rekonstruiert. Fehlen hochfrequente Anteile zur Repräsentation einer Kante mit einem hohen Kontrast, so machen sich die fehlenden Frequenzanteile als Kantenoszillation (helle und dunkle Streifen parallel zur Kante) bemerkbar. Die FT stößt bei der Darstellung örtlich scharf begrenzter Signalsprünge an ihre Grenzen. Sie eignet sich besser für

Abb. 103.1 a, b

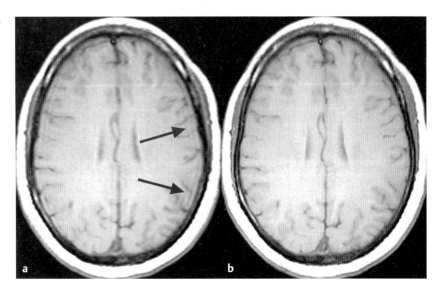

a   b

die Darstellung gradueller Übergänge der Signalintensität.

Das Erscheinungsbild der Abbruchartefakte wird oft als Gibbs Ringing oder als Kantenoszillation bezeichnet und kann vielfältige Erscheinungsformen haben:

- Kantenaufsteilung zwischen Bereichen mit niedriger und hoher Signalintensität, die sich als parallel zur Kante verlaufende, alternierend helle und dunkle Banden darstellt ("ringing"),
- unscharfe Darstellung zwischen Bereichen mit niedriger und hoher Signalintensität,
- geometrische Verzerrung von Größe und Form von Strukturen.

Abbruchartefakte können durch eine Reihe von Maßnahmen abgeschwächt werden. Reduziert man durch Verkleinerung des Bildbereichs oder durch Erhöhung der Bildmatrix die Größe des Raumelements relativ zur Größe der darzustellenden geometrischen Struktur, so vermindert sich der Abbruchartefakt. Sowohl bei einer Vergrößerung der Matrix als auch bei einer Verkleinerung des Bildbereichs kommt es natürlich auch zu einer Verschlechterung des SNR. Eine größere Matrix führt zusätzlich zu diesem Nachteil zu einer Verlängerung der Messzeit. Bei einer Verkleinerung des Bildbereichs müssen potenzielle Einfaltungsartefakte berücksichtigt werden. Diese nachteiligen Einflüsse auf die Bildqualität sollten bei den Bestrebungen, Abbruchartefakte zu reduzieren oder zu eliminieren, bedacht werden. Eine weitere Möglichkeit zur Reduktion von Abbruchartefakten besteht in der Verwendung von Rohdaten oder Bildfiltern (s. a. Kap. 78). Die damit erreichbare räumliche Auflösung bei der Bilddarstellung ist in dem Fall aber schlechter als die tatsächlich gemessene.

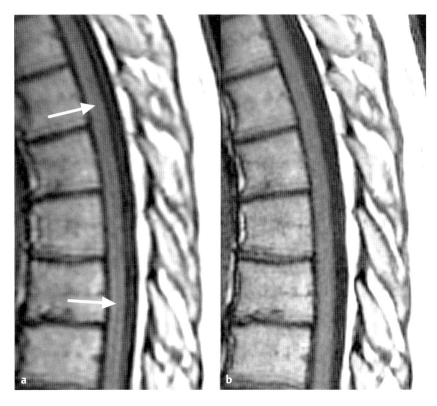

Abb. 103.2 a, b

Sachverzeichnis

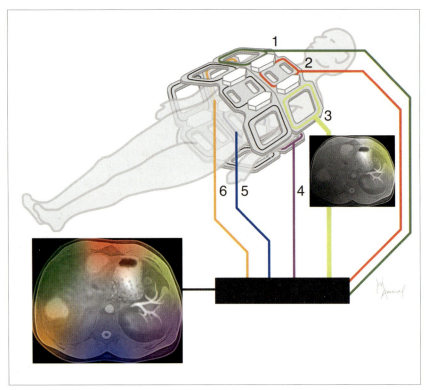

Abb. 7.1 (s. S. 14)

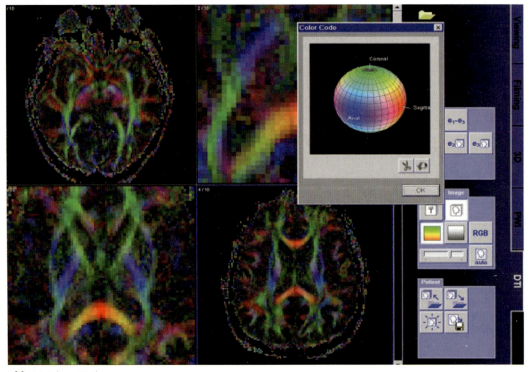

Abb. 60.3 (s. S. 128)

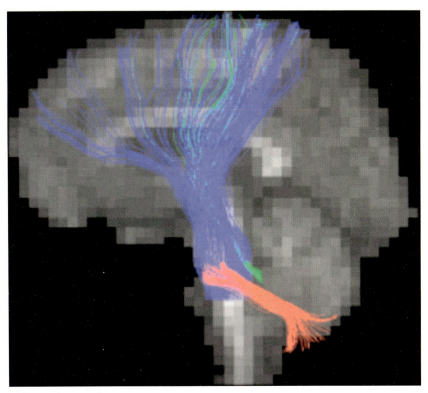

Abb. 60.4 (s. S. 129)

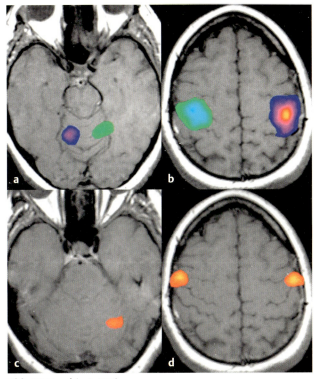

Abb. 62.2 a–d (s. S. 133)

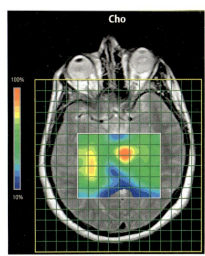

Abb. 65.4 (s. S. 139)

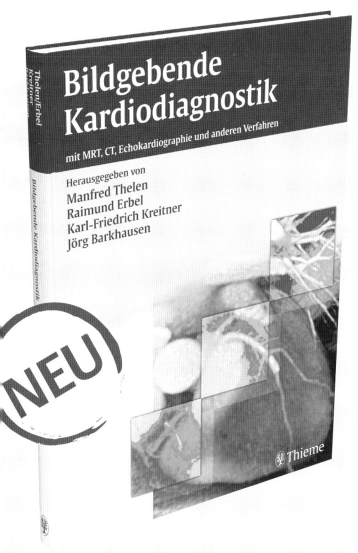
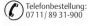

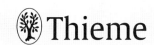

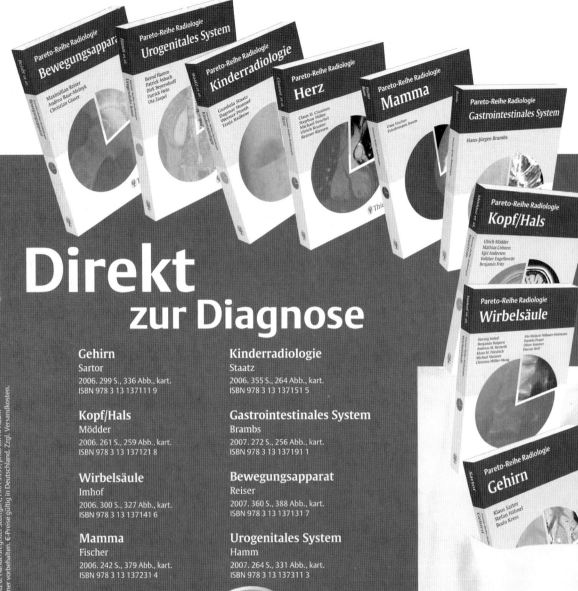

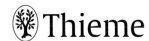